护理实务临床处置

主　编　张玲芝　周彩华

副主编　李光兰

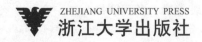

ZHEJIANG UNIVERSITY PRESS
浙江大学出版社

图书在版编目（CIP）数据

护理实务临床处置 / 张玲芝,周彩华主编. —杭州：
浙江大学出版社，2020.8
ISBN 978-7-308-20286-2

Ⅰ.①护… Ⅱ.①张… ②周… Ⅲ.①护理学—
教材 Ⅳ.①R47

中国版本图书馆 CIP 数据核字（2020）第 102803 号

护理实务临床处置

张玲芝　周彩华　主编

策　　划	阮海潮	
责任编辑	阮海潮	
责任校对	李　晓　徐　霞	
封面设计	续设计	
出版发行	浙江大学出版社	
	（杭州市天目山路 148 号　邮政编码 310007）	
	（网址：http://www.zjupress.com）	
排　　版	浙江时代出版服务有限公司	
印　　刷	杭州钱江彩色印务有限公司	
开　　本	787mm×1092mm　1/16	
印　　张	18	
字　　数	449 千	
版 印 次	2020 年 8 月第 1 版　2020 年 8 月第 1 次印刷	
书　　号	ISBN 978-7-308-20286-2	
定　　价	59.00 元	

护理实务临床处置

编写人员名单

主　　编　张玲芝　周彩华

副 主 编　李光兰

编　　者　（以姓氏笔画为序）

邬维娜（杭州医学院）

孙　丽（杭州医学院）

李光兰（杭州医学院）

张凤云（杭州医学院）

张玲芝（杭州医学院）

周彩华（杭州医学院）

盛　蕾（杭州医学院）

章小飞（浙江省人民医院）

章徐洁（浙江省中医院）

前　言

　　2018年教育部颁布实施的《护理学类教学质量国家标准》明确要求:护理学专业的培养目标是培养适应我国社会主义现代化建设和卫生保健事业发展需要的德智体美全面发展,比较系统地掌握护理学的基础理论、基本知识和基本技能,具有基本的临床护理工作能力和初步的教学能力、管理能力及科研能力,能在各类医疗卫生、保健机构从事护理和预防保健工作的专业人才。

　　本教材正是为了培养护理学专业学生的临床处置能力,提高他们的执业能力而编写的。编写内容经护理岗位分析形成。首先,组建由临床护理专家和专业教师组成的教材开发团队,并根据对近几年护理专业人才需求及毕业生岗位的调研分析,确定了护理专业的5种典型岗位:内科护士、外科护士、妇产科护士、儿科护士、急诊科护士。其次,由临床护理专家将岗位工作过程临床处置的任务一一列举出来,并与护士执业资格考试大纲相结合,确定岗位的典型工作任务,将5种典型岗位的临床处置任务按照由简单到复杂、遵循循序渐进的规律组成项目。

　　本书包括5个项目、40个任务。每个任务都包括学习目标、临床处置过程、任务实施流程图、任务完成情况评价标准、知识拓展、能力训练和练习题。

　　本教材的特色与创新之处是:

　　(1)典型任务的选取体现工学结合。通过与临床护理专家、毕业学生的座谈和研讨,完全从临床护理岗位处置能力的需要出发设置典型任务。

　　(2)临床处置过程的编写体现工学结合。编写典型任务的临床处置过程,使不同医院的临床护士对同种疾病进行处置的过程保持一致。

　　(3)编写目的符合职业教育人才培养目标。该教材的编写目的是通过学习培养学生的思维能力和临床处置能力,从而提高学生的可持续发展能力与职业迁移能力。

　　(4)编写方式独特,既有文字的叙述,又有简洁明了的图表,使内容充实而不臃肿,简洁而不失精华,读者容易接受。

2018 年,教育部《关于加快建设高水平本科教育 全面提高人才培养能力的意见》(教高〔2018〕2 号)明确指出:推动形成"互联网+高等教育"新形态。在教育信息化背景下,传统的课堂教学模式及学习方式正在悄然发生变化,仅以纸质教材为媒介的课堂教学已不能适应当前高等教育的需要,纸质教材与数字化资源一体化的新形态教材成为必然趋势。本教材在纸质教材的基础上增加了数字化资源。数字化资源包括每个任务前的"预习推送",任务实施中插有"即问即答",部分知识点配有"护理视频",帮助学生更好地预习、理解和归纳总结,从而更好地提升学生的临床处置能力,培养高素质的护理专门人才。

本教材的编写人员由临床护理专家和高校教师组成,其中包括两名临床护理专家,她们有丰富的临床经验以及很强的临床处置能力,高校教师均有临床一线工作经历,这为提高教材质量打下了扎实的基础。

本教材适用于护理学类专业学生的临床处置能力培养,也可用于临床新护士培训。建议采用本教材的教师应用教、学、做一体化教学方式,护生在模拟临床情景中自己发现问题并寻求答案,教师给予适当的引导,进行以学生为主、教师为辅的情境性教学。

作为探索,本教材在许多方面还不尽完善,敬请各位读者提出宝贵意见。

编　者

2020 年 7 月

目　　录

项目一　内科疾病的临床处置———————————————————1

　　任务一　支气管哮喘患者的临床处置　/1

　　任务二　慢性阻塞性肺疾病(COPD)患者的临床处置　/8

　　任务三　慢性充血性心力衰竭患者的临床处置　/16

　　任务四　急性心肌梗死患者的临床处置　/24

　　任务五　高血压急症患者的临床处置　/31

　　任务六　原发性肝癌患者的临床处置　/38

　　任务七　急性胰腺炎患者的临床处置　/45

　　任务八　上消化道出血患者的临床处置　/54

　　任务九　肾病综合征患者的临床处置　/61

　　任务十　肾盂肾炎患者的临床处置　/68

　　任务十一　慢性肾功能衰竭患者的临床处置　/74

　　任务十二　急性白血病患者的临床处置　/82

　　任务十三　伤寒患者的临床处置　/91

　　任务十四　蛛网膜下腔出血患者的临床处置　/98

　　任务十五　癫痫患者的临床处置　/104

　　任务十六　肺结核患者的临床处置　/111

　　任务十七　急性肾功能衰竭患者的临床处置　/119

项目二　外科疾病的临床处置———————————————————128

　　任务一　颅脑损伤患者的临床处置　/128

　　任务二　甲状腺功能亢进患者的临床处置　/134

　　任务三　乳腺癌患者的临床处置　/141

　　任务四　食管癌患者的临床处置　/147

　　任务五　二尖瓣狭窄患者的临床处置　/152

　　任务六　急性胆囊炎患者的临床处置　/159

　　任务七　消化性溃疡患者的临床处置　/164

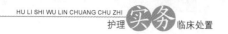
任务八　直肠癌患者的临床处置　/170

任务九　骨折患者的临床处置　/177

任务十　前列腺增生患者的临床处置　/184

项目三　妇产科疾病的临床处置　190

任务一　正常妊娠分娩的临床处置　/190

任务二　异位妊娠患者的临床处置　/200

任务三　产后出血患者的临床处置　/206

任务四　子宫肌瘤患者的临床处置　/212

项目四　儿科疾病的临床处置　220

任务一　先天性心脏病患者的临床处置　/220

任务二　小儿腹泻患者的临床处置　/226

任务三　小儿重症肺炎患者的临床处置　/232

任务四　小儿高热惊厥患者的临床处置　/238

项目五　急诊科疾病的临床处置　244

任务一　多发伤、休克患者的临床处置　/244

任务二　有机磷杀虫剂中毒患者的临床处置　/251

任务三　淹溺、心搏骤停患者的临床处置　/258

任务四　中暑患者的临床处置　/264

任务五　高血糖危象患者的临床处置　/270

参考文献　/278

项目一 内科疾病的临床处置

任务一 支气管哮喘患者的临床处置

 预习推送

■ 概述
■ 病因
■ 临床表现
■ 辅助检查

1-1-1
预习推送

 学习目标

知识目标

1. 阐述支气管哮喘的主要护理诊断及护理要点。
2. 列出支气管哮喘的临床表现和治疗原则。

技能目标

1. 熟练收集支气管哮喘患者的资料。
2. 根据收集到的具体资料初步判断所患疾病、病情状况以及存在的护理问题。
3. 根据所做的判断熟练进行相应处置。
4. 会喷雾剂的使用、动脉血气分析以及痰培养标本的采集。

任务描述

患者,男,28岁,因持续反复发作性喘憋10年,加重2天,由急诊室收住入院。作为接诊护士,请对该患者进行接诊和临床处置。

任务实施

一、接诊及评估

1. 接诊及时,态度热情。

2. 收集资料。

(1)病史。患者10年前开始出现喘憋,每次于感冒后加重,久治不愈,反复发作。2天前到公园游玩后再次出现喘憋,不能平卧,自行用药治疗,效果欠佳。急诊室以"重症哮喘"收住入院。患者无吸烟史,不喜油腻,平时生活自理;大便正常,小便量少;失眠;既往无其他病史。

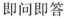 即问即答

病史主要从哪几个方面进行收集?

(2)体格检查。体温(T)36.8℃,脉搏(P)120次/分,呼吸(R)30次/分,血压(BP)130/80mmHg。青年男性,神志清醒,痛苦貌。端坐位,呼吸急促,吸气相三凹征明显。桶状胸,双肺布满哮鸣音及少许湿啰音;心音遥远,心律齐;腹软,肝脾未触及;双下肢无水肿。

即问即答

体格检查项目包括哪些?

(3)心理社会状态。患者高中文化,自由职业,性格开朗,对疾病知识有一定了解,担心预后;未婚,父母健在,家庭支持好,享有职工医疗保险。

即问即答

心理社会评估应主要从哪几个方面进行?

(4)实验室及辅助检查。白细胞计数(WBC)11.6×10⁹/L,中性粒细胞(N)9.08×10⁹/L;呼气峰流速(PEFR)变异率>20%(昼夜);血气分析:PaO_2 57mmHg,$PaCO_2$ 47mmHg,pH 7.46。

即问即答

应做哪些有针对性的辅助检查?

二、判断

1. 初步判断该患者所患的疾病及其依据、发病原因。

初步判断该患者所患的疾病:哮喘。

依据:

(1)反复发作喘息、气急、胸闷,感冒后加重。

(2)端坐呼吸,三凹征。

1-1-2
病史收集

1-1-3
体格检查

1-1-4 心理
社会评估

1-1-5
辅助检查

（3）接触变应原（花粉）后发作。

（4）发作时两肺可闻及散在以呼气相为主的哮鸣音。

（5）PEFR 变异率＞20％（昼夜）。

发病原因：患者为过敏体质，在接触过敏原后多种炎症细胞，如嗜酸性粒细胞、肥大细胞、T 淋巴细胞等释放炎症介质和细胞因子，使支气管平滑肌痉挛，气道黏膜水肿，腺体分泌增多，引起支气管广泛狭窄和阻塞，导致哮喘发作。重症哮喘指严重哮喘发作 24 小时以上，经一般支气管舒张剂治疗不能缓解者。

2. 目前患者主要存在哪些护理问题？

（1）气体交换受损。与患者气道痉挛、通气功能障碍有关。

（2）清理呼吸道无效。与支气管痉挛、痰液分泌增加、气道阻塞有关。

（3）睡眠型态紊乱。与患者呼吸困难、不能取自然的卧姿有关。

（4）自理缺陷。与患者活动后喘憋加重有关。

（5）焦虑。与呼吸困难、哮喘发作伴濒死感有关。

（6）潜在并发症。呼吸衰竭。

三、组织

立即通知医生并组织救护。

四、护理

1. 休息与体位。限制患者活动，半卧位或床上端坐卧位；避免接触过敏原。

2. 吸氧。鼻导管吸氧，2～4L/min，湿化液用温水，以防寒冷刺激气道，加重痉挛。

3. 开通 2 条静脉通道补液及用药，若无心、肾功能不全，每日补 2500～3000ml。

4. 采集血标本，做动脉血气分析，根据结果调整吸氧浓度及方式；留取血或痰标本做培养。

5. 支气管舒张剂的应用。遵医嘱应用氨茶碱、β_2 受体激动剂、抗胆碱能药物以减轻支气管平滑肌的痉挛，缓解症状。

（1）氨茶碱稀释后缓慢静脉注射，浓度不宜过高，注射时间应在 10 分钟以上，否则可引起恶心、呕吐、心律失常、血压下降，甚至抽搐、死亡，必要时监测血药浓度。氨茶碱缓释片不能嚼服，必须整片吞服。

（2）β_2 受体激动剂及抗胆碱能药物常以吸入为主，观察有无骨骼肌震颤、低血钾、心律紊乱、口干、视物模糊、排尿困难等不良反应发生。教会患者使用喷雾剂：一呼二吸三屏气。每次使用前摇匀药液，用力深呼气末张开口腔，以慢而深的方式经口吸气，在吸气开始时以手指按压喷药，只吸气末屏气 10 秒，使较小的雾粒沉降在气道远端（肺内），然后缓慢呼气，休息 3～5 分钟后可再使用一次。吸入 4 小时后可重复使用。教会患者清洗、保存和更换吸入器等的常规方法。

6. 控制感染。

（1）根据患者的细菌培养及药敏试验结果选择敏感的抗生素，并合理安排输液顺序，不与氨茶碱同一静脉通道进入。

（2）激素的应用。重症哮喘患者首选激素，要足量应用。给药途径可选吸入或静脉给药。

吸入给药全身不良反应少,用药后应漱口,以防口咽部真菌感染。全身用药应注意肥胖、糖尿病、高血压、骨质疏松、消化性溃疡等不良反应。嘱患者勿自行减量或停药,以防加重病情。

7. 若患者痰液多且不能自行咳出,帮助患者做胸部物理疗法(CPT),协助咳痰或吸痰。

8. 饮食。宜清淡、易消化、高热量、高纤维素饮食,多饮水。

9. 吸入器的正确使用。哮喘治疗中强调吸入治疗,因其易于在气道形成有效药物浓度,较小部分的药物入血后迅速被肝脏灭活,全身副作用小。正确使用吸入器是保证治疗成功的关键:① 取下保护盖,将喷雾器摇匀;② 彻底呼气;③ 将喷雾器喷口端朝向张大的嘴巴或将喷口含在嘴内,然后开始慢慢吸气,同时立刻按下喷雾器,再继续深吸气,以彻底地吸入药物;④ 吸入极量后,屏住呼吸 10 秒,再慢慢呼气;⑤ 吸入剂通常需用两次,可于半分钟至一分钟后重复第①~④步。

使用时应注意:① 应在吸气的同时按下喷雾器,以便药物进入肺的深部;② 如为糖皮质激素类气雾剂,每次用药后应漱口;③ 定期拆下药瓶,用温水清洗塑料外壳(至少每周一次),干燥后,装上药瓶;④ 可将药瓶置于一碗清水中检测药液残留量。

10. 心理护理,消除患者焦虑情绪。

五、观察

1. 监测生命体征及氧饱和度。

2. 重点观察呼吸频率、节律、深浅,听诊呼吸音,关注哮鸣音的变化。

3. 监测动脉血气分析,根据结果调整患者吸氧浓度及方式。

4. 观察药物作用及其不良反应。

六、健康教育

1. 健康指导。告知患者哮喘诱发因素,并尽量避免之;教会患者熟悉哮喘发作的先兆表现,在哮喘发作时进行简单的自我处理。

2. 告知患者药物使用注意事项;教会患者正确使用雾化吸入器及清洗、保存方法。

3. 指导患者制订适宜的锻炼计划,增强机体的抗病能力。

【任务实施流程图】

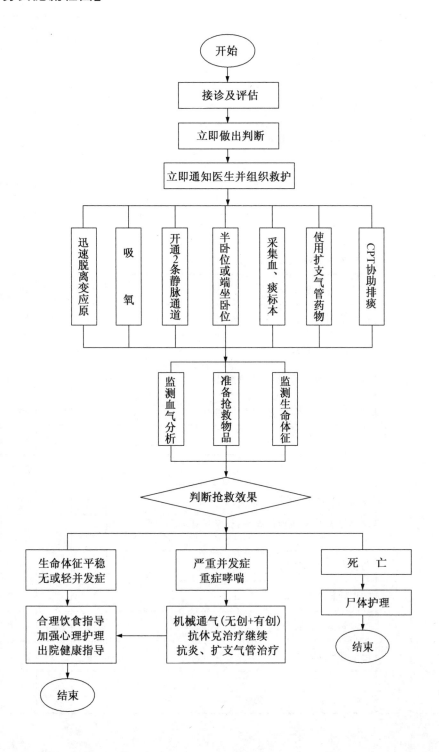

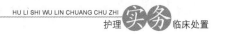

【评价标准】

项　目		项目总分	要　　求	评分等级及分值				实际得分
				A	B	C	D	
护理过程	接诊	5	接诊及时,态度热情	5	4	3	2—0	
	评估	5	评估及时,判断正确	5	4	3	2—0	
	组织	5	立即通知医生并组织救护	5	4	3	2—0	
	护理	55	取合适体位	5	4	3	2—0	
			吸氧迅速、有效,浓度、方式正确	5	4	3	2—0	
			开通静脉通道,补液	5	4	3	2—0	
			正确采集动静脉血标本及痰培养	5	4	3	2—0	
			血气分析判断正确	5	4	3	2—0	
			遵医嘱用药,用药安全、有效	5	4	3	2—0	
			喷雾剂使用宣教正确到位	5	4	3	2—0	
			协助患者做CPT,利于痰液咳出	5	4	3	2—0	
			协助患者做口腔护理,保持口腔清洁	5	4	3	2—0	
			饮食宣教到位	5	4	3	2—0	
			心理护理到位	5	4	3	2—0	
	观察	15	监测生命体征、血氧饱和度、血气分析	5	4	3	2—0	
			观察呼吸节律、频率、深浅、异常呼吸,听诊呼吸音	5	4	3	2—0	
			药物作用及副作用	5	4	3	2—0	
质量控制		15	护理处置程序正确	5	4	3	2—0	
			操作熟练,配合到位	5	4	3	2—0	
			记录准确、及时	5	4	3	2—0	
总计		100						

ZHI SHI TUO ZHAN

知识拓展

峰 流 速 仪 的 使 用 方 法

　　哮喘患者是否会自我监测病情,对于预防和及早治疗哮喘均有较大的意义。教会患者利用峰流速仪来监测最大呼气峰流速(PEFR),以识别哮喘发作及加重的早期情况。峰流速仪是一种可随身携带、能测量 PEFR 的小型仪器。利用该仪器对 PEFR 进行监测,教会患者记好哮喘日记,可为疾病预防和治疗提供很好的参考资料。

　　峰流速仪正确的使用方法是:取站立位,尽可能深吸一口气,用唇齿部分包住口含器后以最快的速度、用一次最有力的呼气吹动游标滑动。游标最终停止的刻度,就是此次峰流速值。峰流速测定是发现早期哮喘最简便易行的方法,在没有出现症状之前,PEFR 下降提示早期哮喘的发生。

　　临床试验证实,每日测量的 PEFR 与标准的 PEFR 进行比较,不仅能早期发现哮喘发作,还能判断哮喘控制程度和选择治疗措施的有效性。如果 PEFR 经常有规律地保持在 $80\%\sim100\%$,为安全区,说明哮喘控制理想;如果 PEFR 为 $50\%\sim80\%$,为警告区,说明哮喘加重,需及时调整治疗方案;如果 $PEFR<50\%$,为危险区,说明哮喘严重,需要立即到医院就诊。

【小结】

　　完成该任务必须了解哮喘的病因、临床表现、特异性的辅助检查,能有针对性地收集资料,并做出正确的疾病和护理判断,按照轻重缓急护理先后次序进行相应的处置。

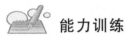 能力训练

　　张女士,46 岁,反复咳嗽、喘息近 40 年,近半年时有咳嗽、气促,夜间有轻度喘息,可耐受。近一个月因感冒症状加重,日夜均有喘息发作,活动后明显,可平卧,吸入沙丁胺醇气雾剂(ventolin)可缓解。3 小时前喘息明显加重,不能平卧,端坐前弓位,大汗淋漓,口唇发绀,由家人送至急诊室。

　　作为急诊室护士,应从哪些方面对张女士进行护理评估? 患者现存的主要护理问题是什么? 如何配合医生进行救护? 说出主要的护理措施。

【练习题】

1. 哮喘患者常见的护理问题有哪些?
2. 重症哮喘的抢救措施有哪些? 如何配合医生进行救护?
3. 如何正确使用喷雾剂?
4. 如何对哮喘患者进行保健指导?

（张玲芝）

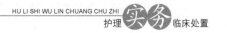

任务二 慢性阻塞性肺疾病(COPD)患者的临床处置

 预习推送

■概述

■临床表现

■辅助检查

1-2-1
预习推送

⭐学习目标

知识目标

1. 根据病例说出慢性阻塞性肺疾病(COPD)的主要护理问题、护理要点及健康指导;阐述呼吸衰竭的分类、临床表现。

2. 列出高流量呼吸湿化治疗仪的原理及护理要点;说出血气分析报告正常值范围和异常的临床意义。

3. 说出COPD、呼吸衰竭的流行病学特征、治疗新进展。

技能目标

1. 熟练收集COPD患者的资料。

2. 根据收集到的具体资料初步判断疾病和存在的护理问题。

3. 根据所做的判断熟练进行相应处置。

4. 学会系统评估、胸部物理疗法(CPT)、氧疗护理、动脉血标本的正确采集。

 任务描述

徐某,男,71岁,反复咳嗽咳痰20年,活动后气急3年,加重6天,由门诊收治入院。作为接诊护士,请对徐某进行接诊和临床处置。

 任务实施

一、接诊及评估

1. 接诊及时,态度热情。

2. 收集资料。

(1)病史。患者自20年前起,反复咳嗽、咳白色泡沫黏痰,以清晨及夜间为多。每年发作连续3个月以上,秋冬季气候变化或受凉感冒后加重,近3年来,快步行走或登楼时感气急,休息后缓解,无心悸、胸痛。6天前受凉后鼻塞流涕,发热(体温未测),咳嗽,呈阵发性,痰黄而黏稠,稍动即感胸闷气急,但能平卧。既往无潮热、盗汗史,无咯血及心悸、心前区疼痛、夜间阵发性呼吸困难史,无少尿浮肿史,无高血压史。嗜烟30余年。发病时睡眠严重受影响。

即问即答

病史主要从哪几个方面进行收集?

1-2-2
病史收集

（2）体格检查。体温38.4℃,脉搏104次/分,呼吸28次/分,血压140/80mmHg。老年男性,神志清,平卧位,唇稍发绀,气管居中,颈静脉无怒张。桶状胸,两肺呼吸运动及语颤减弱,叩诊呈过清音,呼吸音减弱,可闻散在湿性啰音,心尖搏动未触及,心界缩小,心音减弱,P_2无亢进及分裂,心律齐,无杂音,肝脾触诊未及,肝颈静脉反流征（－）。两下肢无水肿,无杵状指（趾）。

即问即答

体格检查项目包括哪些?

1-2-3
体格检查

（3）心理社会状况。无相关家族病史。因有胃出血病史故不饮酒,吸烟10支/天,日常生活尚能自理,易沟通,对疾病知识有一定了解,但对诱发因素不够重视。家庭支持系统尚可,自费医疗。

（4）辅助检查。

1）实验室检查:WBC $8.1×10^9$/L,其中N 0.93,淋巴细胞(L)0.07。

2）动脉血气分析示:pH 7.25,PaO_2 60mmHg,$PaCO_2$ 76mmHg,HCO_3^- 33.8mmol/L,SaO_2 86%。

3）肺功能:用力肺活量（FVC）42L、第1秒用力呼气量（FEV_1）31%、余气量占肺总量（RV/TLC）的39%,提示肺功能严重损害。

4）X线胸片:两肺透亮度增高,肺纹理增粗紊乱,两肺下野可见散在小片状密度增高阴影,沿肺纹理分布,边界不清,两膈下降,肋间隙增宽,纵隔变窄,心脏垂位。X线片诊断慢性支气管炎、肺气肿。

5）心电图:窦性心律,心动过速。

即问即答

应做哪些有针对性的辅助检查?

1-2-4
辅助检查

二、判断

1. 初步判断该患者所患的疾病及其依据、发病原因。

初步判断该患者所患的疾病:COPD合并呼吸衰竭。

依据:① 老年男性,病程长,反复发作起病;② 反复咳嗽咳痰20余年,加重伴活动后气促3年;③ 嗜烟30余年,10支/天;④ 体检:桶状胸,两肺呼吸运动及语颤减弱,叩诊呈过清音,呼吸音减弱,可闻散在湿性啰音;⑤ X线片诊断:慢性支气管炎、肺气肿;⑥ 动脉血气分析示:低氧血症、高碳酸血症;⑦ 肺功能检查提示肺通气功能严重损害。

发病原因:患者目前是COPD急性加重期。其依据是:近一周咳黄痰,且胸闷,气急加重;肺功能检查提示肺通气功能严重损害,动脉血气分析提示低氧血症、CO_2潴留,表明患者存在Ⅱ型呼吸衰竭、呼吸性酸中毒。

2. 目前患者主要存在哪些护理问题？

（1）气体交换受损。与肺组织弹性下降、余气量增加、肺部感染使肺泡内液体渗出影响肺换气等因素有关。

（2）清理呼吸道无效。与呼吸道感染、患者无力咳嗽有关。

（3）体温过高。与肺部感染有关。

（4）知识缺乏。缺乏有关疾病的防治知识、无创呼吸机佩戴的体验及相关知识。

（5）恐惧。与初次接触呼吸机害怕带来伤害有关。

（6）睡眠型态紊乱。与发病时呼吸困难有关。

（7）潜在并发症。肺性脑病，肺源性心脏病，面部压伤，胃胀气，吸入性肺部感染，刺激性结膜炎。

三、组织

立即通知医生并组织救护。

四、护理

1. 体位。卧床休息，协助患者选择舒适的体位，如半卧位，注意保暖。

2. 吸氧。患者有 CO_2 潴留，给予持续低流量吸氧，保持呼吸道通畅。

氧疗是改善低氧血症的主要手段，慢性呼吸衰竭患者通常存在高碳酸血症，呼吸中枢对 CO_2 刺激不敏感，主要靠缺氧刺激颈动脉窦、主动脉体的化学感受器，从而反射性刺激呼吸中枢。若吸入高浓度氧，PaO_2 迅速上升，使外周化学感受器失去低氧血症的刺激，呼吸变慢而浅，$PaCO_2$ 随之上升，严重时可陷入 CO_2 麻醉状态。通常调节吸氧浓度，使 PaO_2 在 60mmHg 以上或 SaO_2 在 90％以上。因此该患者应采取持续低流量鼻导管或鼻塞吸氧，吸氧浓度＜35％，无创通气面罩吸氧浓度＜40％。同时可根据病情变化适当调整吸氧浓度。

3. 及时抽取动脉血做血气分析，要立即送检，以免影响结果。

4. 多参数监护。监测患者心率、心律、呼吸、血压、体温、血氧饱和度变化。掌握患者生命体征及机体组织缺氧状况。

5. 开通静脉，遵医嘱用抗生素。呼吸道感染是呼吸衰竭最常见的原因。根据药敏试验结果选择抗生素，保证准确及时用药，注意观察药物副作用。遵医嘱用茶碱类、β_2 受体激动剂松弛支气管平滑肌和祛痰药，减少气道阻力，改善通气功能，缓解呼吸困难。禁用对呼吸有抑制作用的镇静安眠药物。

6. 实施胸部物理疗法。

（1）指导患者及家属。告知有效排痰的重要性。教会患者有效咳嗽排痰的方法，咳嗽前先缓慢深吸气，吸气后稍屏气片刻，躯干略向前倾，然后两侧手臂屈曲，平放在两侧胸壁下部，内收并稍加压。咳嗽时腹肌用力收缩，腹壁内陷，一次吸气，可连续咳嗽3声。停止咳嗽并缩唇将余气尽量呼出。再缓慢吸气或平静呼吸片刻，准备再次做咳嗽动作。

（2）缩唇腹式呼吸。指导患者闭嘴经鼻吸气，然后通过缩唇缓慢呼气。吸气时挺起腹部，呼气时收腹，吸气与呼气时间比为 1：2 或 1：3。缩唇腹式呼吸可增加气道压力，延缓气道塌陷；可增加膈肌运动，促进肺部气体排出。

（3）多饮水，每日大于 2000ml，以免痰液黏稠，影响排出。

（4）翻身叩背。每 2 小时 1 次，叩背的顺序：由下而上，由外向内，双手五指并拢，手掌空心成杯状，掌指关节自然呈 120°～150°。用力适中、均匀。振动支气管内分泌物，使痰液易于咳出。

（5）雾化吸入。生理盐水 20ml、氨溴索（沐舒坦）15mg 雾化吸入，每日 2 次，可稀释痰液，促进痰液排出。

（6）保持室内空气新鲜，温度 18～22℃，相对湿度 60％～70％。

（7）有需要行体位引流。

（8）备好吸痰器及气管插管用物。

7. 饮食指导。清淡易消化饮食，多吃新鲜蔬菜和水果，保持大便通畅。

8. 应用呼吸机及护理。严重的通气和（或）换气功能障碍经常规治疗无效时积极采用呼吸机辅助通气，一般先行无创辅助通气，因无创辅助通气简单易行，无需建立有创气道，与机械通气相关的严重并发症的发生率低。无创辅助通气方法及护理详见知识拓展。若行无创通气无效，则积极进行机械通气。

五、观察

1. 评估面部皮肤的变化，出现潮红、淤血时及时检查气垫压力，必要时换药或间断应用呼吸机；观察面罩是否漏气，有无腹胀、口干、眼痛、排痰情况及人机对抗等；定时检查呼吸机参数的设定，以确保呼吸机参数没有被意外改动。

2. 观察患者的呼吸频率、节律和深度，使用辅助呼吸机的情况，呼吸困难的程度。如患者呼吸浅快，呈叹息样、点头样呼吸，应及时建立人工气道，行机械通气。

3. 监测生命体征、SaO₂ 及意识状况，观察缺氧及 CO₂ 潴留的症状和体征，注意有无肺性脑病的表现，如患者神志淡漠、白天嗜睡或睡眠颠倒、烦躁、肌肉震颤，应及时采取措施。

4. 观察有无心力衰竭的症状与体征，尿量及水肿情况。

5. 及时了解血气分析、尿常规、血电解质等检查结果。

6. 观察患者的咳嗽、咳痰情况。若患者痰液不多、呼吸困难症状加重，说明痰液阻塞呼吸道；若患者突然烦躁、大汗、面色苍白、极度呼吸困难，可能是痰液阻塞引起的窒息，要及时吸出痰液，开放气道。

六、健康教育

1. 继续进行呼吸训练。建议病情缓解期在家时行长期家庭低浓度氧疗，改善缺氧。

2. 生活指导。合理饮食，保证能量和膳食纤维摄入，少量多餐，避免过饱；疾病稳定期，教育和劝导患者戒烟，减少危险因素。

3. 教育患者及家属明确服药的种类、剂量、方法、有关药物的作用及副作用。

4. 预防发作。

（1）避免暴露在危险因素中，如烟雾、干冷空气、尘埃、空气污染等。

（2）预防上呼吸道感染，勿进出有感染源的公共场所及接触有感染的患者。

（3）增强抵抗力，科学锻炼，适当休息。

5. 鼓励患者独立完成日常生活活动，如衣食住行等，减少对家属的依赖。

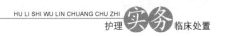

6. 识别感染或病情加重的早期症状,尽早就医,如发热、痰量增多、上呼吸道感染、呼吸困难、对氧需求增加、活动耐力降低等。

【任务实施流程图】

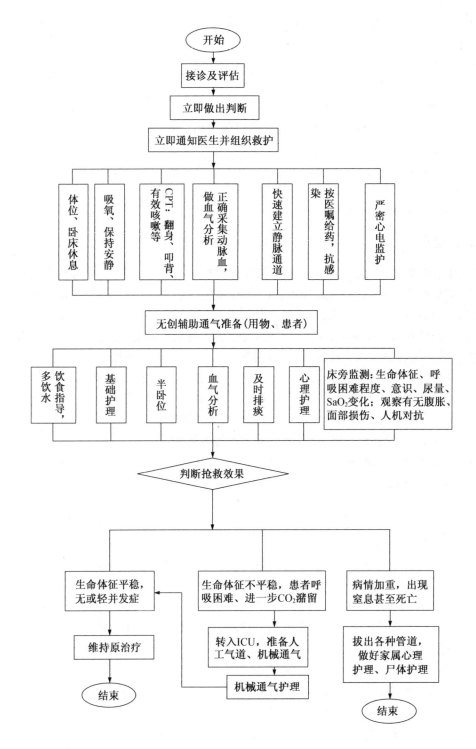

【评价标准】

项目		项目总分	要 求	评分等级及分值				实际得分
				A	B	C	D	
护理过程	接诊	5	接诊及时,态度热情	5	4	3	2—0	
	评估	5	评估及时,判断正确	5	4	3	2—0	
	组织	5	立即通知医生并组织救护	5	4	3	2—0	
	护理	55	取合适体位	5	4	3	2—0	
			吸氧迅速、有效	5	4	3	2—0	
			饮食宣教及时、有效	5	4	3	2—0	
			开通静脉,按医嘱用药及时、有效	5	4	3	2—0	
			动脉采取血标本一次成功,送检及时	5	4	3	2—0	
			胸部物理疗法方法正确、到位	5	4	3	2—0	
			无创辅助通气前准备充分	5	4	3	2—0	
			无创通气护理到位,无并发症发生	5	4	3	2—0	
			心理护理到位	5	4	3	2—0	
			严格执行无菌操作	5	4	3	2—0	
			基础护理措施到位、有效沟通、宣教到位	5	4	3	2—0	
	观察	15	评估面部皮肤有无损伤,面罩是否漏气,呼吸频率变化情况,排痰情况,有无腹胀、口干、眼痛及人机对抗等	5	4	3	2—0	
			监测生命体征、神志及呼吸困难情况,观察血气分析变化,判断有无缺氧、CO_2潴留,注意SaO_2的变化及有无肺性脑病的表现,如患者神志淡漠	5	4	3	2—0	
			观察患者的咳嗽、咳痰情况,是否有痰液阻塞呼吸道;若患者突然烦躁、大汗、面色苍白、极度呼吸困难,可能是痰液阻塞引起的窒息,要及时吸出痰液,开放气道	5	4	3	2—0	
质量控制		15	救护程序正确	5	4	3	2—0	
			操作熟练,配合到位	5	4	3	2—0	
			记录准确、及时	5	4	3	2—0	
总计		100						

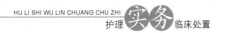

知识拓展

经鼻高流量氧气湿化治疗仪

鼻塞、鼻导管、面罩等是成人缺氧、呼吸衰竭时常用的氧疗方式,但是这些氧疗方式有一定局限性,如流量远低于成人自主吸气时的吸气峰流量、没有足够的湿化和温化、该类型面罩的吸氧装置患者耐受性差、实际患者吸入的氧流量和传输的氧流量之间有差异且差异不确定、吸入氧气的含量不恒定等。近年来,一种新型的氧疗方式逐渐受到关注,即经鼻高流量氧气湿化治疗(heated humidified high flow nasal cannula oxygen therapy,HFNC 或 HHHFNC)。它通过空氧混合器提供精确的氧浓度(21%～100%),提供最高达 70L/min 的流量,提供 37℃、相对湿度为 100% 的气体。2000 年 HFNC 开始临床应用。

一、HFNC 的组成部分及其应用

1. 空氧混合器。用来调节氧气的浓度和流量,有不同的型号,可以提供准确的流量(0～70L/min),提供精确的氧浓度(21%～100%)。

2. 加温加湿装置。有 2 种常用的加温加湿装置,一种是加热底盘通过一根带有加热导丝的管路与湿化罐连接,减少"雨洗效应";另一种使用加热板加热系统,包含一个蒸汽筒技术,使气体加热到一定的温度,水蒸气扩散到呼吸系统中,该设备采用三腔循环暖水套来包住传输管路以实现上述功能,并防止沉淀过量或"雨洗效应"。也有的将空氧混合器及主动加热型湿化器设计成一个整体。

3. 储氧式鼻塞。专门为高流量应用程序而设计的,尖端设计成软的斜面形出口,用一个有弹性的过耳头带固定在患者面部,可以提供最大为 70L/min 的流量。

二、HFNC 可能的机制

1. 冲洗咽部生理死腔,改善氧合。HFNC 提供持续较高的吸入气体流量,一般超过或与患者的吸气峰流量相符,因此吸气末储存于鼻咽部的新鲜气体可以冲洗呼气末仍残留于鼻腔、口腔及咽部解剖无效腔的气体,改善氧合。

2. 降低上呼吸道阻力以及呼吸功。HFNC 通过给予很高的气体流量,符合或超过患者需要的吸气峰流量,且是温化、湿化的气体,所以在吸气时鼻咽部不需要扩张对吸入的气体进行加温、加湿,从而降低吸气时阻力,节省了克服该阻力所需的呼吸功。

3. 降低代谢消耗。HFNC 系统可将传递的气体加温至接近体温 37℃,湿化至相对湿度 100%,替代了鼻黏膜所做的代谢功,降低了所需的热量消耗。

三、HFNC 的生理作用

1. 产生类似呼气末正压(PEEP)的作用。HFNC 提供一定的肺泡外和肺泡压力,有类似 PEEP 的作用,提供氧气,改善氧合。

2. 肺泡复张的效果。在 HFNC 系统中,储氧式鼻塞经鼻置入,开口位于鼻前部,气体储备在鼻咽部解剖无效腔,并产生鼻咽压力,同时气体传递过程中会对气体产生正压,后者可

维持相对稳定的呼气末正压,保证呼气过程中有足够的压力使肺泡保持开放,防止肺不张的发生。即使出现肺不张,气道正压也可提供促进肺复张的压力,有助于肺泡在吸气时重新开放。

3. 温化、湿化的气体可保持纤毛黏液系统功能完整,患者舒适度更好。肺的第二道防线是纤毛黏液的清除系统,这个关键的防御系统对湿度很敏感,自身水分的丢失是个很关键的问题。HFNC 可以提供最佳的湿度和温度,避免气道干燥,避免炎症反应引起的黏膜的干燥,减少气道的收缩,减少呼吸功耗,有助于肺的氧合;能保持患者纤毛黏液系统的正常功能,更有效地清除分泌物,减少发生呼吸道感染的风险。

四、HFNC 的临床应用

1. 治疗急性呼吸衰竭。
2. 拔管后应用。
3. 普通的氧疗方式难以纠正的急性心力衰竭。
4. 慢性阻塞性肺疾病。
5. 气管插管前。
6. 支气管镜检查或其他侵入性操作。

【小结】

完成该任务必须了解 COPD 和呼吸衰竭的病因、临床表现、特异性的辅助检查,能有针对性地收集资料,并做出正确的疾病和护理问题的判断,按照轻重缓急护理先后次序进行相应的处置。

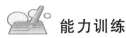 能力训练

刘先生,66 岁,有反复咳嗽、咳痰史 20 年,活动后气喘史 5 年,有长期吸烟史。近 3 天因受凉后出现咳嗽、咳痰、气喘加重来院就诊。入院体查:神志清楚,发绀,呼吸急促,桶状胸,肺部叩诊为过清音,双肺闻及散在哮鸣音,双肺底少许湿啰音,心率110 次/分,律齐,P_2 亢进,无杂音;双下肢轻度凹陷性水肿。

值班护士应从哪些方面对刘先生进行护理评估?根据目前的评估资料说明患者存在哪些护理问题,还应从哪些方面进行护理评估。

【练习题】

1. 什么是慢性阻塞性肺疾病?
2. 慢性阻塞性肺疾病的主要病因有哪些?有哪些主要的并发症?
3. COPD 患者的常见护理问题有哪些?
4. COPD 患者的饮食护理原则是什么?
5. 如何对 COPD 患者进行保健指导?
6. 简述呼吸衰竭的概念。Ⅰ型和Ⅱ型呼吸衰竭分别指什么?

(张玲芝)

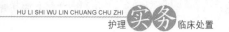

任务三　慢性充血性心力衰竭患者的临床处置

预习推送

■概述

■病因

■诱因

■临床表现

■辅助检查

1-3-1
预习推送

学习目标

知识目标

1. 阐述慢性充血性心力衰竭的主要护理诊断和护理要点。

2. 列出洋地黄的用药原则及注意事项。

3. 说出心力衰竭的临床表现和治疗原则。

技能目标

1. 熟练收集慢性充血性心力衰竭患者的资料。

2. 根据收集到的具体资料初步判断疾病和存在的护理问题。

3. 根据所做的判断熟练进行相应处置。

4. 学会心电监护、心电图机的使用方法及异常心电图的识别。

任务描述

患者,男,65 岁,因胸闷、气急伴心悸 5 个月加重,伴双下肢水肿 10 天而门诊入院。作为接诊护士,请对新患者进行接诊和临床处置。

任务实施

一、接诊及评估

1. 接诊及时,态度热情。

2. 收集资料。

(1) 病史。患者,男,65 岁,5 个月前因感冒后出现胸闷、气急,伴心悸,并逐渐加重,曾 3 次以"风湿性心脏病,二尖瓣狭窄伴关闭不全,心力衰竭"住院治疗,均好转出院。间断服用地高辛、双氢克尿噻、螺内酯等药物。10 天前上述症状再次加重,喘憋明显,伴双下肢水肿,休息后无好转,尿少而门诊入院。患者无烟酒嗜好,平素活动较少,稍微活动后就感气急,卧床休息后稍好转。入院后食欲不振,每日有效睡眠时间 5～6 小时,大便 2～3 天 1 次,每日尿量500～800ml,因病情反复发作,患者有焦虑情绪。

(2)体格检查。体温 36.8℃,脉搏 106 次/分,呼吸 23 次/分,血压 90/60mmHg。老年男性,神志清,喘憋貌,半坐卧位。颈静脉怒张,双肺散在湿啰音,心尖搏动弥散,心界向下扩大。心率 96 次/分,律不齐,心间区可闻及 4/6 级收缩期和舒张期杂音。腹平软,肝肋下5cm,剑突下 7cm,边缘钝,表面光滑,肝颈静脉反流征阳性,脾肋下未及,腹部无移动性浊音,两下肢及腰骶部有明显凹陷性水肿。

即问即答

体格检查项目包括哪些?

1-3-2
体格检查

(3)心理社会状态。患者小学文化,退休;对疾病有所了解,担心预后;已婚,育有 2 儿 1 女,妻儿均体健,家庭支持尚可,享有职工医疗保险。

(4)辅助检查。

1)血钾 3.94mmol/L,血钠 135mmol/L,血氯 88mmol/L,WBC 15.3×10^9/L,其中 N0.642。

2)心电图(ECG)示:房颤,频发室性期前收缩(早搏)。

3)心脏彩超示:二尖瓣狭窄伴关闭不全;Doppler 二尖瓣(MV)反流,主动肺瓣(AV)探及双向血流。

即问即答

应做哪些有针对性的辅助检查?

1-3-3
辅助检查

二、判断

1. 初步判断该患者所患的疾病及其依据、发病原因。

初步判断该患者所患的疾病:风湿性心脏病,二尖瓣狭窄伴关闭不全,房颤,慢性充血性心力衰竭,心功能Ⅲ级。

依据:① 反复发作的胸闷、气急、心悸,感冒后加重;② 颈静脉怒张、肝大、肝颈静脉反流征阳性、双下肢凹陷性水肿、尿量减少;③ 双肺湿啰音;④ 血压降低、脉搏细速、心律不齐、心脏杂音;⑤ 心电图、心脏彩超检查结果。

发病原因:慢性充血性心力衰竭指各种慢性心血管病变引起的心功能不全,由多种病因引起。该患者患有风湿性心瓣膜病,二尖瓣狭窄伴关闭不全,心室收缩时,部分血液反流到左心房,致左心房容量负荷增加,左心房扩大,压力进一步增高,导致肺静脉和肺动脉压力增高,从而引起右心负荷增加,导致右心功能不全,继而发展为全心功能不全。

2. 目前患者主要存在哪些护理问题?

(1)气体交换受损。与肺淤血有关。

(2)心排出量减少。与瓣膜关闭不全、血液反流、心肌收缩力减弱有关。

(3)体液过多。与体循环淤血、水钠潴留、肾血流量减少有关。

(4)焦虑。与疾病反复发作及担心预后有关。

（5）自理缺陷。与呼吸困难、限制性卧床有关。

（6）活动无耐力。与心排出量减少有关。

（7）知识缺乏。与信息来源受限有关。

（8）有便秘的危险。与进食少、纤维素摄入不足、活动少、肠蠕动缓慢有关。

（9）有皮肤完整性受损的危险。与长期卧床和皮肤水肿有关。

（10）有洋地黄中毒的可能。与心肌对洋地黄耐受性降低有关。

（11）潜在并发症。栓塞、猝死。

三、组织

立即通知医生并组织救护。

四、护理

1. 休息与体位。绝对卧床休息，包括帮助患者在床上大小便。根据患者气促情况给予半卧位、端坐位或设置跨床小桌伏桌休息，以患者感觉舒适为准。严重时双腿下垂，以减轻静脉回流；保持病室温度在 18～24℃、相对湿度在 50%～60%，定时通风换气，保持室内空气新鲜。

2. 吸氧。予 2～4L/min 吸氧，必要时面罩给氧，保持呼吸道通畅。

3. 心电监护。采集血标本并及时送检，深静脉置管，监测中心静脉压（CVP）。

4. 遵医嘱用药。严格控制输液量和速度，滴速一般为 20～40 滴/分，可根据 CVP 调节输液速度。

（1）应用利尿剂。保钾利尿剂如螺内酯、氨苯喋啶，排钾利尿剂如氢氯噻嗪、呋塞米。用药期间监测 24 小时出入量，测量体重，监测血钾浓度，如发现脱水、电解质紊乱应通知医生；指导用药期间膳食和水钠摄入。

（2）应用血管扩张剂，如硝酸甘油、卡托普利、硝普钠等。用药时应密切观察血压和心律变化，当血压下降超过原来血压的 20% 或心率增加了 20 次/分时，应停药，并告知医生。患者用药期间，起床动作要缓慢，以防直立性低血压；硝酸甘油应避光储存，硝普钠应用 5% 葡萄糖为溶剂现配现用，避光输注，用药时间一般不超过 72 小时。

（3）应用洋地黄类药物。常用药物有中效药物地高辛、速效药物西地兰等。注意：① 遵从个体化原则给药，肾功能不全、老年患者、甲状腺功能减退、低钾、冠心病、心肌炎、心肌病、肺心病等患者应减量。② 给药前，评估患者有无胃肠道和神经系统症状，并测量脉搏，若脉搏＜60 次/分，应停药观察是否洋地黄过量，及时进行心电监测，并通知医生，协助进行相应处理，如停用洋地黄制剂和排钾利尿剂，补钾并纠正心律失常。快速性心律失常首选苯妥英钠或利多卡因；心率缓慢者可用阿托品静脉注射或应用临时起搏器。③ 静脉用药时，应稀释后缓慢静脉注射，严格控制速度。洋地黄类药物不宜与奎尼丁、心律平、维拉帕米、钙剂、胺碘酮、抗甲状腺药物等合用，以免增加药物毒性。④ 用药后应观察心率增快、呼吸困难、发绀、肝大、少尿、水肿、食欲降低、肺部湿啰音等症状和体征有无好转，体重有无减轻；有无洋地黄类药物中毒症状，主要表现为胃肠道反应（如厌食、恶心、呕吐、腹泻等）、心脏反应（如心力衰竭加重及室早三联率、房室传导阻滞等）、神经系统症状（如头痛、头晕、幻觉）和视觉障碍（如黄视、绿视）等；监测心电图、血钾浓度及血地高辛浓度等。

5. 活动指导。按照心功能分级安排适当的休息和活动。该患者心功能Ⅲ级,严格限制一般的体力活动,每天有充足的休息时间,日常生活可以自理或在他人协助下自理。随病情好转,调整活动原则:Ⅰ级不限制一般体力活动,适当参加体育锻炼,但避免剧烈运动和重体力劳动;Ⅱ级适当限制体力活动,增加休息时间,可从事轻体力工作和家务劳动;若为Ⅳ级,绝对卧床休息,取舒适体位,生活由他人照顾,限制探视,在床上做肢体被动运动。

6. 饮食指导。给予高蛋白、高维生素、易咀嚼、易消化、清淡饮食,限制总热量的摄入,少量多餐,避免过饱;指导患者适当控制液体摄入量;限制钠盐摄入量,一般患者<5g/d,中度心衰患者<3g/d,重度心衰患者<1g/d,同时限制含钠高的食品;应用利尿剂者可适当放宽钠盐摄入量,使用排钾利尿剂时应适当补充含钾丰富的食物,如绿色蔬菜、瓜果、红枣等。

7. 保持排便通畅。用力排便会增加心脏负担,因此应预防便秘,多摄入纤维素含量高的食物,避免腹压增高的动作,如屏气、过度用力,可采用更换体位、腹部按摩、应用缓泻剂等方法,但勿使用大量液体灌肠。

8. 促进下肢血液循环。为预防下肢深静脉血栓形成,要指导和帮助患者在床上做下肢主动或被动运动,并经常用温水泡脚,进行下肢按摩。

9. 水肿的护理。经常更换体位,防止皮肤破损、压疮,注意下垂部位水肿情况,衣服应宽松干洁,注射应提高穿刺成功率,防止液体外渗。

10. 积极治疗原发病,避免感染,尤其是呼吸道感染;避免过度劳累、情绪激动等心力衰竭诱发因素。

11. 重视心理护理。患者及家属均有焦虑心理,应向患者及家属解释病情,让患者了解疾病的治疗、护理和预后,减轻心理压力,避免情绪激动,保持心情舒畅。

五、观察

1. 监测生命体征,心电监护,CVP 监测。
2. 24 小时出入量,有条件者每日测体重。
3. 水肿区皮肤有无压疮。
4. 药物作用及副作用,尤其是洋地黄中毒表现的监测。
5. 血药浓度(地高辛)。

六、健康教育

1. 疾病知识指导。给患者讲解心力衰竭的诱发因素,如感染、心律失常、过度劳累、情绪激动、饮食不当等。注意保暖,防止受凉感冒。保持乐观情绪,避免激动、紧张。

2. 活动指导。合理休息与活动,活动应循序渐进,活动量以不出现心悸、气急为原则。保证充足的睡眠。

3. 饮食指导。坚持合理饮食,进食低盐、低脂、低热量、高蛋白、高维生素、清淡易消化的食物;少量多餐,避免过饱;戒烟、酒;避免浓茶、咖啡及辛辣刺激性食物。

4. 自我监测指导。教会患者及家属自我监测脉搏,观察病情变化。若足踝部出现水肿,突然气急加重、夜尿增多、体重增加,有厌食饱胀感,提示心衰复发。

5. 用药指导。告诉患者及家属强心剂、利尿剂等药物的名称、服用方法、剂量、副作用及注意事项。定期复查,如有不适,及时复诊。

【任务实施流程图】

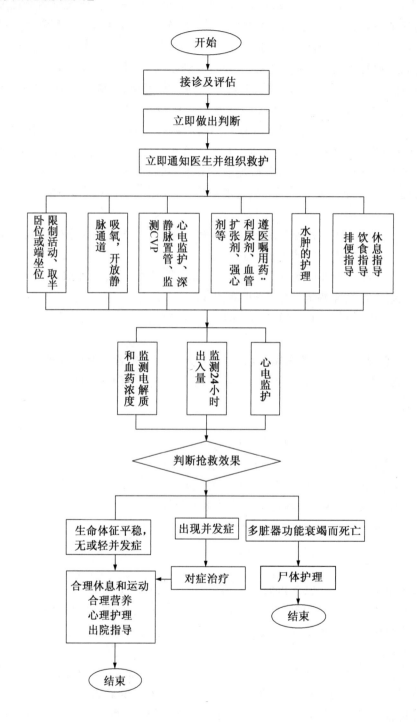

【评价标准】

项　　目		项目总分	要　　求	评分等级及分值				实际得分
				A	B	C	D	
护理过程	接诊	5	接诊及时,态度热情	5	4	3	2—0	
	评估	5	评估及时,判断正确	5	4	3	2—0	
	组织	5	立即通知医生并组织救护	5	4	3	2—0	
	护理	55	取合适体位	5	4	3	2—0	
			吸氧迅速、有效,浓度、方式正确	5	4	3	2—0	
			心电监护,CVP监测,送检血标本	5	4	3	2—0	
			开通静脉通道,输液速度合适	5	4	3	2—0	
			遵医嘱用药,用药安全、有效	5	4	3	2—0	
			洋地黄类药物应用正确,副作用观察及时,处理正确	5	4	3	2—0	
			促进下肢血液循环	5	4	3	2—0	
			水肿护理正确	5	4	3	2—0	
			饮食宣教到位	5	4	3	2—0	
			保持大便通畅的措施得当	5	4	3	2—0	
			心理护理到位	5	4	3	2—0	
	观察	15	心电监护,CVP监测	5	4	3	2—0	
			记录24小时出入量,注意尿量变化,每日测量体重,观察水肿情况	5	4	3	2—0	
			药物作用及副作用(利尿剂、血管扩张剂、强心剂)	5	4	3	2—0	
质量控制		15	处置护理程序正确	5	4	3	2—0	
			操作熟练,配合到位	5	4	3	2—0	
			记录准确、及时	5	4	3	2—0	
总计		100						

ZHI SHI TUO ZHAN

知识拓展

心脏再同步化治疗的围手术期护理

　　慢性心力衰竭(CHF)为各种器质性心脏病的终末阶段。尽管多种药物的应用已经使得CHF患者的症状和生活质量有了较大的改善,但CHF患者尤其是心功能NYHA Ⅰ～Ⅳ级患者的预后仍然很差。心脏再同步化治疗(cardiac resynchronization therapy,CRT)纠正了因室内传导延迟导致的左心室充盈时间缩短、收缩不同步以及二尖瓣反流,从而改善了心功能,提高了患者的生活质量和活动耐力,延长了患者的生命,成为心力衰竭非药物治疗的新途径。良好的围手术期护理是治疗成功、减少并发症、促进术后康复和提高生活质量的重要保证。

CRT 患者的围手术期护理措施如下。

一、术前准备

1. 心理准备。准备行 CRT 术的均为难治性心力衰竭患者,病程长、生活质量低下、长期服药效果差使患者产生悲观和绝望的心理。而 CRT 作为介入治疗的新技术,费用昂贵,患者知之甚少,常担心其费用与效果。因此,术前应多与患者及其家属沟通,介绍 CRT 治疗的最新进展、手术基本过程、所需时间、安全性和效果及手术前后的注意事项等,以增强其接受治疗的信心。

2. 身体准备,包括常规准备与特殊准备。常规准备与常规起搏器植入术相同,要全面了解患者病史,掌握全身情况。做好术前备皮、碘过敏试验、普鲁卡因试验、抗生素试验,了解心、肝、肾功能,凝血功能,签订手术同意书。练习床上排尿、排便,为保证睡眠,必要时术前一天晚上给予地西泮口服。特殊准备指评估患者心功能状态、生活质量。

二、术中护理

1. 手术准备。患者取仰卧位,连接 12 导联心电图,呼吸、血压、氧饱和度监测并建立静脉通道,此后按普通起搏器常规完成操作手术视野的消毒、铺巾。

2. 提供手术中所需的各种导管及用物,准备好相关抢救药物和必需的急救器械。

3. 病情观察。手术中注意观察患者的意识与生命体征,特别是心率和心律的变化。行冠状静脉窦口充气造影时,如冠状静脉窦堵塞时间过长或再次注入造影剂可诱发急性左心衰,此时密切观察心律、心率、呼吸变化,重视患者主诉。安放冠状静脉窦时,嘱患者咳嗽或深呼吸,以观察冠状静脉窦电极的稳定性。

4. 记录资料。手术中应详细记录所有电生理刺激时心腔内电位图、12 导联心电图。室颤发生至除颤应全程记录心电图。

三、术后护理

1. 切口护理。手术后患者入住心血管监护病房(CCU),注意观察切口情况,手术侧上肢制动 24 小时,沙袋压迫切口 8 小时,5 天内避免肩关节过度活动;每天换药,严格无菌操作,注意观察切口有无出血、渗血,是否有红肿、张力增大等,对糖尿病患者更应注意切口愈合情况。遵医嘱应用抗生素,以防感染,1 周后拆线。

2. 心电监护。持续心电监护 24~48 小时,检测中注意观察 P 波、QRS 波群的波形与时限。严密观察血压变化,血压过低或脉压减小应警惕有无心包压塞,血压过高易出现皮下血肿而影响伤口愈合。观察呼吸频率,注意有无心功能不全,如呼吸加快、呼吸困难或不能平卧、端坐呼吸,表示急性左心衰竭发作的可能,应立即通知医生处理。手术后每 30 分钟测血压 1 次,连续 4 次,以后每 4 小时测量 1 次至手术后 24 小时。

3. 起搏功能的监护。注意观察:① 心率、心律变化;② 起搏后 QRS 波群的宽度;③ 起搏器感知功能和起搏功能,起搏器功能是否正常,左右心室是否同步起搏,有无漏搏,并监测起搏各项参数;④ 患者手术后心功能改善情况,包括尿量增多、胸闷气喘症状改善等;⑤ 手术后 1 周复查超声心电图,了解左心室射血分数数值变化。

4. 运动指导。为防止手术后患肢出现僵直或疼痛,鼓励患者做患肢早期功能锻炼。手术后当天抬高患肢,1 周后能触及对侧耳垂。手术后 48 小时患者可坐起、下床活动;但由于心功能差异,应根据医嘱指导患者下床活动时间。坐起时,为防止体位性低血压发生,应在床头逐渐抬高 2～3 次后方可坐起。下床时应有家人或护士搀扶,每日递增活动量。

5. 排便、排尿的观察与护理。为防止手术后因卧床不习惯排尿、排便,手术前 2 天开始训练患者在床上排尿、排便。

四、健康教育

告知患者起搏器知识及随访须知。教会患者测量、记录脉搏的方法;保持起搏器部位皮肤干燥,衣服宽松,防止摩擦,洗澡时勿用力搓揉。遵医嘱按时服用抗心律失常药物,注意药物不良反应,避免感冒、劳累、情绪激动等诱发 CHF 的因素。建议患者每天适当活动,逐渐增加运动量,以感觉舒适为宜;食用易消化、高蛋白、高纤维、低脂肪食物,预防便秘。按随访须知,指导患者 1、3、6 个月定期到医院检测起搏器功能,以后每 6 个月随访一次,如患者自觉不适、晕厥、脉搏缓慢等,应及时到医院检查。

【小结】

完成该任务必须了解心力衰竭的病因、临床表现、特异性的辅助检查,能有针对性地收集资料,并做出正确的疾病和护理问题的判断,按照轻重缓急护理先后次序进行相应的处置。

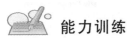 能力训练

患者,男性,76 岁,患有房颤 20 余年,5 年前出现双下肢水肿,晨起时较轻,下午、晚上加重,活动无影响;2 年前出现爬楼梯气急,每上 2 层楼需休息数分钟;3 天前因感冒而加重气急,晚上不能平卧,生活自理困难,遂由门诊收住入院。

作为心内科责任护士应从哪些方面对该患者进行护理评估? 患者现存的主要护理问题是什么? 如何配合医生进行救护? 说出主要的护理措施。

【练习题】

1. 慢性充血性心力衰竭患者常见的护理问题有哪些?
2. 急性肺水肿的抢救措施有哪些? 如何配合医生进行救护?
3. 如何正确指导患者服用洋地黄类药物?
4. 如何对心力衰竭患者进行健康教育?

（张玲芝）

任务四　急性心肌梗死患者的临床处置

预习推送

■病因

■诱因

■临床表现

■辅助检查

1-4-1
预习推送

学习目标

知识目标

1. 说出急性心肌梗死的病因、诱因、主要护理问题。

2. 阐述急性心肌梗死的临床表现、特异性的辅助检查、心电图图形。

3. 列出急性心肌梗死的溶栓护理措施。

4. 说出急性心肌梗死的诊断和依据。

技能目标

1. 熟练收集急性心肌梗死患者的资料。

2. 根据收集到的具体资料初步判断疾病和护理问题。

3. 根据所做的判断熟练进行相应处置。

4. 学会心电监护、微泵使用。

任务描述

　　患者,女,59 岁。今晨跑步途中突然出现胸骨后疼痛伴大汗淋漓,持续 2 小时不缓解而急诊就诊。

　　作为接诊护士,请对新患者进行接诊和临床处置。

任务实施

一、接诊及评估

1. 接诊及时,态度热情。

2. 收集资料。

(1)病史。既往有高血压史 6 年,心绞痛史 2 年。今晨跑步途中突然出现胸骨后疼痛伴大汗淋漓,经 2 小时未缓解。

（2）体格检查。体温 37℃,脉搏 45 次/分,呼吸 16 次/分,血压 90/60mmHg,大汗淋漓、面色苍白,痛苦表情。口唇轻度发绀,胸廓对称,双肺呼吸音清。

即问即答

体格检查项目包括哪些？

1-4-2
体格检查

（3）心理社会状态。患者对该病的病因等有一定的了解,因剧烈疼痛害怕死亡而感到恐惧,对疾病的预后非常担忧,享有职工医疗保险,家属非常支持治疗。

（4）心电图检查。窦性心律,V_3、V_4、V_5 导联出现病理性 Q 波,ST 段抬高,T 波倒置。

即问即答

应做哪些有针对性的辅助检查？

1-4-3
辅助检查

二、判断

1. 初步判断该患者所患的疾病及其依据、发病原因。

初步判断该患者所患的疾病:急性心肌梗死。

依据:① 典型的临床表现:出现胸骨后疼痛,伴大汗,持续 2 小时不缓解;② 特征性的心电图改变:出现病理性 Q 波,ST 段抬高,T 波倒置。

发病原因:患者长期有高血压、动脉粥样硬化。早上血管紧张素浓度最高,冠状动脉收缩,心肌供血相对不足,再加上跑步,心肌耗氧增加,对冠状动脉的供血要求增加,导致相对或绝对心肌供血不足,引发心律失常。

2. 目前患者主要存在哪些护理问题？

（1）疼痛。与心肌缺血、缺氧有关。

（2）活动无耐力。与氧的供需失调、虚弱疲劳有关。

（3）知识缺乏。与缺乏指导有关。

三、组织

立即通知医生并组织救护。

四、护理

1. 休息与体位。第一周绝对卧床休息,取平卧位,一切日常生活由护理人员帮助进行,尽量减少患者的体力活动;进食不宜过饱,保持大便通畅。第二周帮助患者逐步离床活动和在室内缓步走动。第三周可在走廊走动,第四周可在室外走动。

2. 吸氧。给予中等浓度流量吸氧 2～3 天,吸氧浓度为 40%～60%,也可以用面罩给氧,吸氧浓度为 6L/min。增加心肌血氧供应。

3. 尽快解除疼痛。按医嘱注射止痛药(如哌替啶、吗啡)、血管扩张剂(如硝酸甘油)等,注意药物副作用。

4. 心电监护。监测 5～7 天,监测心电图、血压、呼吸等。

5. 准确留取血生化标本。检查血清心肌酶、血肌红蛋白、血常规、出凝血时间、血型。

6. 两路静脉通路。治疗前建立 2～3 路静脉通道,其中一路用于溶栓治疗,另一路用于心血管活性药物的使用。应注意:① 避免在不容易压迫止血的部位进行穿刺(如锁骨下、颈内);② 由于暂时凝血机制的改变,任何损伤血管完整性的操作都能导致出血,避免不必要的动、静脉穿刺或肌注;③ 必须进行时,延长穿刺部位按压时间;④ 留置套管针,使用肝素帽,避免静脉取血时反复穿刺;⑤ 在溶栓期间及溶栓后 24 小时内避免中断动静脉通道。

7. 抢救药物准备。常规备好除颤器、起搏器、利多卡因、多巴胺、阿托品等抢救用药。

8. 按医嘱给予溶栓和心血管活性药物。给予溶栓药物如尿激酶、链激酶等;给予心血管活性药物、升压药(如多巴胺)、血管扩张剂(如硝普钠、硝酸甘油)等。

五、观察

1. 观察心电图的变化,有无严重心律失常。如发现频发室性期前收缩>5 次/分,或有二联律、多源性、成对的 RonT 现象的室性期前收缩或严重的房室传导阻滞,应警惕室颤或心脏停搏的发生。

2. 观察止痛药物的作用和副作用。观察疼痛有无缓解,应用吗啡注意呼吸功能的抑制,应用硝酸甘油注意心律增快和血压降低。

3. 观察溶栓治疗效果。下列指标提示溶栓有效:2 小时内胸痛基本缓解;2 小时内抬高的 ST 段回降>50%;2 小时内出现再灌注性心率失常;心肌酶峰值提前。

六、健康教育

1. 减少病因,避免诱因。该患者的病因是高血压、动脉粥样硬化。指导患者按医嘱定时定量服药,避免晨起运动,维持血压在目标范围。该病的诱因是晨起运动,所以指导患者正确把握运动时间和运动量;运动时间宜在下午进行,运动量以运动后稍出汗,呼吸轻度加快,但不影响对话,全天无持续性疲劳感,原有疾病无加重或出现,饮食、睡眠良好为宜。

2. 饮食指导。根据患者的体重、血脂情况在营养师的指导下进食适当热量、低脂、低盐、高膳食纤维的饮食,保持大便通畅。

3. 随身携带急救药物,如有胸闷、心悸、胸痛应及时就诊。

【任务实施流程图】

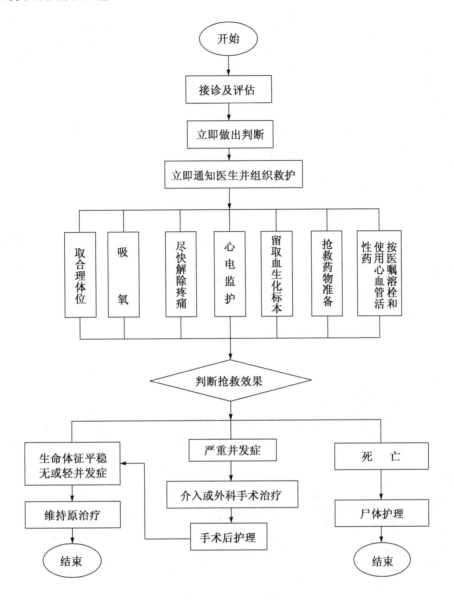

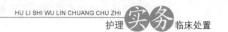
【评价标准】

项 目		项目总分	要 求	评分等级及分值				实际得分
				A	B	C	D	
护理过程	接诊	5	接诊及时,态度热情	5	4	3	2—0	
	评估	5	评估及时,判断正确	5	4	3	2—0	
	组织	5	立即通知医生并组织救护	5	4	3	2—0	
	护理	55	取合适体位	5	4	3	2—0	
			吸氧方法正确、及时、熟练	10	8	6	4—0	
			按医嘱注射止痛药	5	4	3	2—0	
			心电监护及时、连接正确	10	8	6	4—0	
			留取血生化标本准确、送检及时	5	4	3	2—0	
			静脉通路选择合适、有效	10	8	6	4—0	
			抢救药物准备合适	5	4	3	2—0	
			按医嘱给药正确	5	4	3	2—0	
	观察	15	观察有无严重心律失常	5	4	3	2—0	
			观察止痛药物的作用和副作用	5	4	3	2—0	
			观察溶栓治疗的效果	5	4	3	2—0	
质量控制		15	抢救结果判断正确	5	4	3	2—0	
			抢救后处理正确	5	4	3	2—0	
			操作规范熟练,护患沟通良好	5	4	3	2—0	
总计		100						

ZHI SHI TUO ZHAN

知识拓展

冠状动脉内支架植入术护理

冠状动脉内支架(intracoronary stent)植入术是通过植入一个特制的特定型号的金属支架于冠状动脉狭窄处,使冠状动脉持续扩张,从而使冠状动脉内血流通畅,保证病变部位心肌的血液供应,达到治疗目的的一种心血管治疗技术。

一、适应证和禁忌证

1. 适应证。① 经皮球囊冠状动脉成形术(PTCA)并发严重冠状动脉内膜撕裂,急性冠状动脉闭塞或濒临闭塞;② 血管直径>3mm 的冠状动脉狭窄。

2. 相对适应证。① 分支、开口病变;② 隐静脉桥病变;③ 再狭窄病变;④ 血管直径>3mm的狭窄;⑤ 慢性闭塞性病变。

3. 禁忌证。① 出血性疾病和出血倾向,不能应用抗血小板及抗凝剂者;② 病变部位有大量未经治疗的血栓存在或伴巨大血栓的狭窄。

二、术前护理

1. 个性化宣教。讲解支架植入术的目的、意义及大致过程;术中、术后注意事项及术中配合;术中可能出现的不适,如注射局麻药时会出现疼痛、球囊扩张时由于冠状动脉堵塞出现短暂性心绞痛等;同时介绍导管室环境,使患者心中有数。

2. 术前 1～2 天护理人员指导患者在平卧位时进行深吸气—屏气—猛烈咳嗽动作,同时训练患者平卧位时排尿,避免术后尿潴留。

3. 术前按医嘱口服硝酸异山梨酯和钙拮抗剂。

4. 术前禁食 4～6 小时,以避免造影剂和麻醉反应所致的呕吐。

5. 常规做碘过敏试验,必要时做青霉素皮试。

三、术中护理

1. 整个手术过程中患者神志始终清醒,导管室护士应及时做好解释工作,了解患者的不适反应并及时处理。

2. 密切观察生命体征,尤其是心电图、心律、心率、血压的改变,一旦出现心律失常或血流动力学变化,立即给予相应的处理。

3. 准确、及时地按医嘱给药,如肝素、硝酸甘油、硝苯地平、低分子右旋糖酐等,随时查看各种连接管的畅通情况。

4. 准备好各种抢救设备。

四、术后护理

1. 持续心电监护,观察有无频发期前收缩、室速、室颤、房室传导阻滞等,有无 T 波及 ST 段等心肌缺血改变。

2. 术后每 30 分钟测血压一次,血压平稳后每 1～2 小时监测记录一次。

3. 应做好患者术后的健康教育及心理护理,同时观察患者 PTCA 加支架植入术后胸痛、胸闷、出汗、心慌等心绞痛症状。

4. 术后 3～4 小时测定活化全血凝固时间(ACT),如其<150 秒,即可拔除动脉内鞘管,局部按压半小时左右,并用沙袋压迫止血,手术肢体制动 8 小时,术后 48 小时内绝对卧床休息,48～72 小时可床上活动,72 小时以后逐渐下地活动。平卧位时禁抬头。

5. 使用高压或较大球囊植入支架后,给予阿司匹林等药物,减少支架内血栓的发生率。

6. 支架植入术后一段时间内心功能下降最明显,尔后才渐渐恢复。因此,在此期间应针对患者术后的"低潮期",制订相应的护理计划。早期(前 3 日)应卧床休息,减轻心脏负荷,以后逐渐增加活动量,切不可操之过急。

7. 患者出现胸痛、恶心、呕吐、出冷汗、脉搏细弱等现象,应予高度重视,判断是否急性心包填塞,备好心包穿刺包,保持静脉通道通畅。一旦确诊为心包填塞,应停止肝素的使用,并准备使用硫酸鱼精蛋白以逆转肝素的作用,同时行心包穿刺,解除心肌受压状况,改善心排血量,必要时再次行 PTCA,用球囊重新压迫止血。保持病室安静,减轻患者紧张恐惧心理。避免用力咳嗽动作,同时给患者吸氧,还应加快补液速度,输新鲜血,以增加血容量,同时泵入多巴胺以维持重要器官的血压。

8. 由于 PTCA 加支架植入术后需抗凝治疗较长时间,故各部位出血的并发症发生率就相对高一些,约为 6%～8%。以后腹膜出血量较大,易发生血压下降,伴腹部左右象限疼痛症状,应特别警惕,一旦出现,应停用抗凝药物,仅用抗血小板治疗。

9. PTCA 术后拔除动脉内鞘管,局部压迫止血,有些患者在拔管时心理过分紧张,加上拔管时的疼痛反射性引起迷走神经兴奋而出现心率减慢、血压下降、恶心、呕吐、出冷汗,甚至低血压休克。所以拔管前对紧张患者应给予心理安慰,伤口局部追加局麻药,按压伤口的力度不宜过大,以触摸到足背动脉的搏动为准。避免空腔脏器的强力刺激,少食多餐,同时准备阿托品。

【小结】

完成该任务必须了解急性心肌梗死的病因、临床表现、特异性的辅助检查,能有针对性地收集资料,并做出正确的疾病和护理问题的判断,按照轻重缓急护理先后次序进行相应的处置。

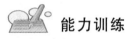 能力训练

患者,男,63 岁。晨起跑步途中突然出现胸骨后疼痛伴大汗,持续 2 小时不缓解而急诊就诊。

值班护士应从哪些方面对患者进行护理评估并进行处置?

【练习题】

1. 急性心肌梗死的常见病因和诱因有哪些?
2. 急性心肌梗死患者特征性的心电图变化有哪些?
3. 怎样配合医生抢救急性心肌梗死患者?
4. 如何对急性心肌梗死患者进行溶栓期间的护理?

(张玲芝)

任务五　高血压急症患者的临床处置

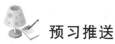 **预习推送**

- 病因
- 临床表现
- 高血压病分期
- 辅助检查

1-5-1
预习推送

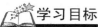 **学习目标**

知识目标

1. 阐述高血压的病因、主要护理问题、护理要点（尤其是用药护理）、高血压急症的临床表现、现场急救、健康教育。
2. 说出高血压的发病机制。

技能目标

1. 熟练收集高血压急症患者的资料。
2. 学会根据收集到的具体资料初步判断疾病和护理问题。
3. 根据所做的判断熟练进行相应处置。
4. 学会监测血压、吸氧。

 任务描述

患者，男，45 岁，因劳累后出现头晕、头痛、视物模糊，呈逐渐加重 3 天，来院就诊。作为接诊护士，请对新患者进行接诊和临床处置。

 任务实施

一、接诊及评估

1. 接诊及时，态度热情。
2. 收集资料。

（1）病史。于 1 年前体格检查时发现血压升高，血压 150/90mmHg，无胸痛、胸闷、心悸、头晕、头痛等不适，未曾接受正规治疗。父亲 5 年前因脑卒中去世，姐姐患有高血压病。

（2）体格检查。体温 35.5℃，脉搏 100 次/分，呼吸 26 次/分，血压 260/150mmHg，身高 175cm，体重 85kg，心肺检查无明显异常，腹部检查未发现阳性体征。

即问即答

体格检查项目包括哪些?

1-5-2
体格检查

（3）心理社会状况。患者本科学历,职业会计,经常加班,睡眠不深。饮食口味偏重,常饮酒。性格内向,自信心强,忍耐性好。无医疗费用顾虑,但担心疾病复发与出院后工作活动受限。三口之家,家庭关系和睦,同事关系融洽。享受职工医疗保险。

（4）辅助检查。

1）实验室检查:尿素氮 9.2mmol/L,肌酐 136μmol/L,尿酸 0.719mmol/L,血清总胆固醇 6.70mmol/L,低密度脂蛋白胆固醇(LDL-C)5.55mmol/L。尿液检查:蛋白尿(＋＋＋)。

2）眼底检查:双侧眼底有多处絮状渗出,视神经乳头水肿,眼底动脉细。

3）心电图检查:正常心电图。

4）腹部 X 线检查、B 超检查等其他检查正常。

即问即答

应做哪些有针对性的辅助检查?

1-5-3
辅助检查

二、判断

1. 初步判断该患者所患的疾病及其依据、发病原因。

初步判断该患者所患的疾病:原发性高血压、高血压病 3 级(极高危组)、急进型高血压。

依据如下:① 中年男性;② 有高血压病史 1 年;③ 劳累后出现头晕、头痛、视物模糊 3 天,血压高达 260/150mmHg;④ 有高血压病家族史;⑤ 眼底渗出、视神经乳头水肿;⑥ 血尿素氮、肌酐、尿酸增高;⑦ 总胆固醇、低密度脂蛋白胆固醇增高。

发病原因:该患者存在摄盐量过多、饮酒、肥胖(BMI＝27.76kg/m²)、高脂血症(总胆固醇＞6.5mmol/L,低密度脂蛋白胆固醇＞2.0mmol/L)、职业因素、家族倾向等危险因素,并且患者短期内血压升到 260/150mmHg,伴视神经乳头水肿、肾功能损害,呈急进型高血压。

2. 目前该患者主要存在哪些护理问题?

（1）舒适的改变(视物模糊、头痛)。与血压急剧增高有关。

（2）活动无耐力。与血压增高有关。

（3）知识缺乏。与平时症状轻微患者不重视疾病有关。

（4）潜在并发症(脑血管意外,心、肾功能衰竭)。与血压急剧增高有关。

（5）有受伤的危险。与高血压头晕、眼底病变(视力改变)、降压药致血压过低有关。

（6）焦虑。与担心疾病的预后有关。

三、组织

立即通知医生并组织救护。

四、护理

1. 体位。绝对卧床休息,抬高床头,提供一个安静的环境。避免不良刺激和不必要的活动,协助生活护理。

2. 吸氧。给予持续低流量吸氧,保持呼吸道通畅。

3. 心理护理。稳定患者情绪,必要时用镇静剂。

4. 快速降压。迅速建立静脉通道,遵医嘱尽早准确给予降压药,一般药物用乌拉地尔、硝普钠。用硝普钠时应避光,以5%葡萄糖注射液现配现用,有效期4小时。根据血压水平仔细调整给药速度,开始时以每分钟10~25μg的速度静脉滴注,严密监测血压;应用脱水剂滴速宜快,250ml甘露醇30分钟内滴完。

5. 心电、血压、呼吸监护。严密监测血压,每5~10分钟监测血压一次。

6. 饮食指导。低盐、低脂饮食。

五、观察

1. 密切观察病情变化。监测生命体征,定期监测血压,观察有无呼吸困难、咳嗽、咳泡沫痰、突然胸骨后疼痛等心脏受损的表现;观察头痛性质、精神状态、视力、语言能力、肢体活动障碍等急性脑血管疾病的表现;注意有无尿量变化、有无水肿以及肾功能检查结果是否异常,及早发现肾功能衰竭。一旦发现血压急剧升高、剧烈头痛、呕吐、大汗、视物模糊、面色及神志改变、肢体运动障碍等症状,应立即通知医生。

2. 正确记录血压改变。评估降压效果。

3. 注意观察降压效果,观察药物副作用。

(1) 在住院期间,若患者起床时突然出现眩晕、心悸、恶心、心率增快,测量血压为100/60mmHg,则可能发生了直立性低血压。护士应协助患者平卧,并取头低足高位。监测患者生命体征变化,指导患者离床时要缓慢改变体位(3个"半分钟"),防止血压骤降引起晕厥而发生意外。床边备椅凳及其他协助患者站立的辅助设备。

(2) 卡托普利为ACEI类药物,其不良反应主要为干咳,若患者抱怨因干咳影响晚上不能入睡,要建议医生换药。

(3) 应用β₂受体阻滞剂,会加重心衰,引起低血压、心动过缓、传导阻滞、糖代谢异常,诱发哮喘。应指导患者定期测量脉搏,监测心电图、血糖,注意是否出现药物不良反应;叮嘱患者按医嘱从小剂量开始服药,不可擅自加量,以免突然停药发生"停药综合征"。

六、健康教育

1. 护士应根据该患者现存情况,进行出院前健康教育,指导其高血压急症院外急救知识。如血压突然升高,不要慌忙送医院,应卧床休息,可舌下含服1片硝苯地平,稍觉缓解后即到医院就诊;如出现心前区疼痛或一侧肢体麻木、无力、口角歪斜、夜尿增多、少尿等均应及时就诊。

2. 保持健康的生活方式与行为。预防和控制高血压危险因素。控制体重指数(BMI)小于等于24kg/m²;合理膳食结构(每日食盐摄入少于6g,脂肪占总热量的25%以下,通过蔬菜、水果、鲜奶补充钾和钙);限制饮酒(乙醇量每日小于20g)并戒烟;增加体力活动和运动。

3. 坚持定时、定量服用降压药。明确高血压对心、脑、肾的危害,积极降压治疗,让患者及其家属对其治疗及不遵从治疗的危害性有充分的了解,不能以本人的感觉来决定是否继续服药,使患者重视并担负起自我照护的责任,保护靶器官免受损害。

4. 教会患者及其家属测量血压的方法,定时监测血压。

5. 了解药物的作用和副作用及药物使用注意事项,如为避免直立性低血压,服药后要卧床或坐位休息 30 分钟。服药过程中出现任何不适都应咨询医务人员或及时就医。

6. 高血压患者要有充分的心理准备,接受需要长期治疗的事实。

【任务实施流程图】

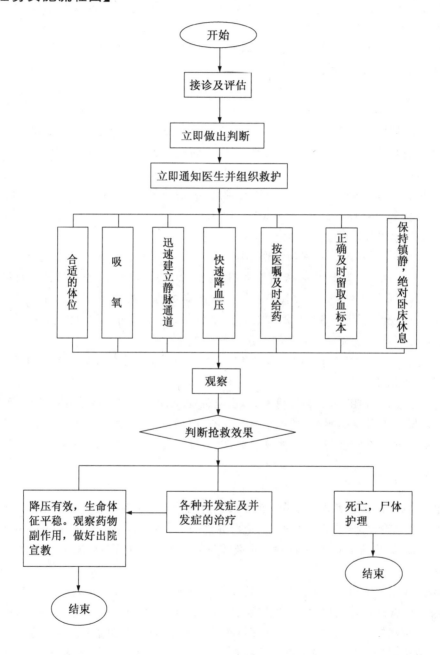

【评价标准】

项 目		项目总分	要 求	评分等级及分值				实际得分
				A	B	C	D	
护理过程	接诊	5	接诊及时,态度热情	5	4	3	2—0	
	评估	5	评估及时,判断正确	5	4	3	2—0	
	组织	5	立即通知医生并组织救护	5	4	3	2—0	
	护理	55	取合适体位	10	8	6	5—0	
			吸氧迅速、有效	5	4	3	2—0	
			迅速建立有效静脉通路,迅速降压	10	8	6	5—0	
			按医嘱用药,如降压药、脱水剂,及时评估降压效果,用药安全、有效	5	4	3	2—0	
			静脉采取血标本一次成功,送检及时	5	4	3	2—0	
			心电监护及时、连接正确	5	4	3	2—0	
			心理护理到位	5	4	3	2—0	
			严密监测血压	5	4	3	2—0	
			基础护理措施到位,有效沟通,宣教到位	5	4	3	2—0	
	观察	15	监测生命体征,观察有无呼吸困难、咳嗽、咳泡沫痰、突然胸骨后疼痛等心脏受损的表现;观察头痛性质、精神状态、视力、语言能力、肢体活动障碍等急性脑血管疾病的表现;注意有无尿量变化、有无水肿以及肾功能检查结果是否异常,及早发现肾功能衰竭	5	4	3	2—0	
			严密观察血压,观察有无血压急剧升高、剧烈头痛、呕吐、大汗、视物模糊、面色及神志改变、肢体运动障碍等症状	5	4	3	2—0	
			观察降压效果,药物副作用	5	4	3	2—0	
质量控制		15	救护程序正确	5	4	3	2—0	
			操作熟练,配合到位	5	4	3	2—0	
			记录准确、及时	5	4	3	2—0	
总计		100						

知识拓展

2018 年中国高血压防治指南修订版摘选

一、高血压的诊断性评估、分类与分层

1. 诊断性评估

诊断性评估内容包括三个方面：① 确立高血压诊断，确定血压水平分级；② 判断高血压的原因，区分原发性或继发性高血压；③ 寻找其他心脑血管危险因素、靶器官损害及相关临床情况，从而做出高血压病因的鉴别诊断和评估患者的心脑血管疾病风险程度，指导诊断与治疗。

2. 分类与分层

与旧指南比，在新版指南中高血压的定义不变，即在未使用降压药物的情况下，诊室 SBP≥140mmHg 和（或）DBP≥90mmHg。

根据血压升高水平，将高血压分为 1 级、2 级和 3 级。根据血压水平、心血管危险因素、靶器官损害情况、临床并发症和糖尿病进行心血管风险分层，分为低危、中危、高危和很高危 4 个层次。

二、血压测量

诊室血压是我国目前临床诊断高血压、进行血压水平分级以及观察降压疗效的常用方法；有条件者应进行诊室外血压测量，用于诊断白大衣性高血压及隐匿性高血压，评估降压治疗的疗效，辅助难治性高血压的诊治。

三、高血压患者心血管风险分层指标变化

将 130～139/85～89mmHg 列入风险分层表；将糖尿病区分为无并发症的糖尿病和有并发症的糖尿病；疾病史增加了慢性肾脏病（chronic kidney disease，CKD），并按照 CKD 3 期和 CKD 4 期进行了区分。

四、影响高血压患者心血管预后的重要因素

（1）包括高血压（1～3 级）、男性＞55 岁或女性＞65 岁、吸烟或被动吸烟、糖耐量受损和（或）空腹血糖异常、血脂异常、早发心血管疾病家族史（一级亲属发病年龄＜50 岁）、腹型肥胖或肥胖、高同型半胱氨酸血症；

（2）将房颤列入伴随的心脏疾病（新增）；

（3）将糖尿病分为新诊断与已治疗但未控制两种情况，分别根据血糖（空腹与餐后）与糖化血红蛋白水平诊断；

（4）将心血管危险因素中高同型半胱氨酸血症的诊断标准改为≥15μmol/L，高同型半胱氨酸血症是脑卒中发病危险因素。

五、高血压的治疗目标

1. 根本目标和治疗原则

高血压治疗的根本目标是降低发生心、脑、肾及血管并发症和死亡的总风险。降压治疗的获益主要来自血压降低本身。

在改善生活方式的基础上,应根据高血压患者的总体风险水平决定给予降压药物,同时干预可纠正的危险因素、靶器官损害和并存的临床疾病。

在条件允许的情况下,应采取强化降压的治疗策略,以取得最大的心血管获益。

2. 降压目标

(1) 一般高血压患者:一般高血压患者应将血压(BP)降至<140/90mmHg;能耐受和部分高危及以上的患者可进一步降低至<130/80mmHg。

(2) 老年高血压患者:65～79岁的老年人,首先应将血压降至<150/90mmHg,如能耐受,可进一步将血压降至<140/90mmHg;≥80岁的老年人应将血压降至<150/90mmHg。

(3) 特殊患者:

1)妊娠高血压患者:BP<150/100mmHg。

2)脑血管病患者:病情稳定的脑卒中患者BP<140/90mmHg,急性缺血性卒中并准备溶栓者BP<180/110mmHg;冠心病患者BP<140/90mmHg,如果能耐受可将血压降至<130/80mmHg。应注意DBP不宜降得过低。

3)一般糖尿病患者的血压目标<130/80mmHg,老年和冠心病患者的BP<140/90mmHg。

4)慢性肾脏病患者:若无蛋白尿,则BP<140/90mmHg;若有蛋白尿,则BP<130/80mmHg。

5)心力衰竭患者BP<140/90mmHg。

3. 强化降压理念与措施

(1) 对心血管高危患者,血压降至130/80mmHg有益。

(2) 对血压≥140/90mmHg者,可开始小剂量联合治疗。

(3) 对一般高血压患者初始用常规剂量降压药,降压目标<140/90mmHg,若能耐受,部分可降至130/80mmHg左右。

(4) 积极联合治疗。

【小结】

完成该任务必须了解高血压的病因、临床表现、特异性的辅助检查,能有针对性地收集资料,并做出正确的疾病和护理问题判断,按照轻重缓急护理先后次序进行相应的处置。

 能力训练

患者,女,55岁,因与家人吵架后出现头晕、头痛、视物模糊,呈逐渐加重2天,来院就诊。值班护士应从哪些方面对患者进行护理评估并进行处置?

【练习题】

1. 高血压的常见病因有哪些？
2. 中国高血压防治指南 2018 年修订版如何将血压分类及定义？
3. 怎样配合医生抢救高血压急症患者？
4. 降压药主要分哪几类？使用降压药要注意哪些事项？

（张玲芝）

任务六　原发性肝癌患者的临床处置

预习推送

■ 病因
■ 临床表现
■ 辅助检查

1-6-1
预习推送

学习目标

知识目标

1. 阐述原发性肝癌的病因、诱因、主要护理问题。
2. 列出原发性肝癌的临床表现、辅助检查、常用治疗方案。
3. 说出肝动脉化疗栓塞术（TACE）的操作方法和并发症的护理。
4. 说出原发性肝癌的诊断依据。

技能目标

1. 熟练收集原发性肝癌患者的资料。
2. 根据收集到的具体资料初步判断疾病和存在的护理问题。
3. 根据所做的判断熟练进行相应处置。

任务描述

患者，男，44 岁，因肝区疼痛、消瘦、右上腹饱胀感 1 个月，由门诊收治入院。

作为接诊护士，请对新患者进行接诊和临床处置。

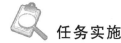

任务实施

一、接诊及评估

1. 接诊及时,态度热情。

2. 收集资料。

(1)病史。患者原有乙型肝炎"大三阳"病史 10 年,2007 年 3 月在无明显诱因下出现右上腹饱胀感,当时症状不重,未引起重视,亦未做任何处理,1 个月后症状加重,出现肝区疼痛、进行性肝大,在当地医院检查血甲胎蛋白(AFP)$>500\mu g/L$ 持续 4 周,来本院就诊。

(2)体格检查。体温 36.5℃,呼吸 22 次/分,脉搏 92 次/分,血压 147/80mmHg。神志清,消瘦,精神欠佳,纳差、腹胀,睡眠及大小便正常。查体:腹平坦,未见肠型及蠕动波,腹柔软,全腹无压痛及反跳痛,未触及包块及条索状物,肝、脾肋下未触及,肝、肾区无叩击痛,移动性浊音阴性。

即问即答

体格检查项目包括哪些?

1-6-2
体格检查

(3)心理社会状态。患者对该病的病因等一无所知,对疾病的预后非常担忧,享有职工医疗保险。

(4)辅助检查。

1)B 超检查:肝右后叶图像所见实性占位性病变。

2)CT 检查:上腹部示肝硬化并肝癌、脾大、门静脉高压。

即问即答

应做哪些有针对性的辅助检查?

1-6-3
辅助检查

二、判断

1. 初步判断该患者所患的疾病及其依据、发病原因。

初步判断该患者所患的疾病:原发性肝癌。

依据:该患者是有肝病史 10 年的中年人,男性,有不明原因的肝区疼痛、消瘦、进行性肝大,在排除活动性肝病、妊娠、生殖腺胚胎瘤的情况下,AFP$>500\mu g/L$ 持续 4 周,或 AFP$>200\mu g/L$ 持续 8 周,则可诊断为原发性肝癌。

发病原因:患者原有乙型肝炎"大三阳"病史 10 年。

2. 目前患者主要存在哪些护理问题?

(1)疼痛。与肿瘤增长迅速、肝包膜被牵拉或肝动脉栓塞术后产生栓塞后综合征有关。

(2)营养失调,低于机体需要量。与恶性肿瘤对机体的慢性消耗、化疗所致胃肠道反应有关。

(3)有感染的危险。与长期消耗及化疗、放疗而致白细胞减少、抵抗力减弱有关。

(4)潜在并发症。上消化道出血、肝性脑病、癌结节破裂出血。

（5）恐惧。与腹部剧烈疼痛或担心预后有关。

三、组织

立即通知医生并组织救护。

四、护理

1. 卧床休息。减少活动量，以减轻肝脏负荷。

2. 正确留取血标本。协助做好进一步检查。

3. 饮食护理。饮食以高蛋白、适当热量、高维生素为宜，避免摄入高脂、高热量和刺激性食物，使肝脏负担加重。

4. 心理支持。护士应同情患者，给予安慰，鼓励患者积极接受治疗，以免耽误病情。强调心理对病情的作用，鼓励患者以积极的心态接受治疗，必要时做好保护性措施。

5. 疼痛的护理。注意经常评估患者疼痛的程度、性质、部位及伴随症状，及时发现和处理异常情况。指导并教会患者松弛疗法等自我缓解疼痛的方法。按医嘱正确使用止痛药并及时观察药物不良反应。

6. 预防感染。病房应减少探视，定期行空气、衣物消毒，保持室内空气新鲜。严格遵循无菌原则进行各项操作，防止交叉感染。指导并协助患者做好皮肤、口腔护理，注意会阴部及肛门的清洁，减少感染的机会。

7. 做好对症护理和各种并发症的护理。

8. 手术治疗。手术治疗是目前根治原发性肝癌最好的方法，及时做好术前准备。

9. 放疗护理。放疗损伤局部皮肤可出现红、痒、痛感，禁用肥皂清洗和用手搔抓，可用温水局部湿敷或轻拭，必要时涂薄荷淀粉、炉甘石洗剂或酚剂止痒。

10. 化疗护理。根据医嘱给患者应用抗肿瘤的化学药物治疗，注意药物疗效及不良反应，鼓励患者保持积极心态，坚持完成化疗。化疗药物一般对血管有刺激，使用时应注意对血管的保护，防止药液漏出血管，造成局部组织的疼痛或坏死。放疗、化疗期间患者均会出现恶心、呕吐和食欲不振等反应，可适当给镇静止吐剂，鼓励进清淡饮食，多饮水。观察血象变化，若白细胞明显下降，要加强保护隔离措施。

11. 肝动脉化疗栓塞术（TACE）护理。利用介入放射学进行肝动脉灌注化疗和血管栓塞，以达到临床治疗肝癌的目的。常规消毒铺巾后，右腹股沟区麻醉，用 Seldinger 技术经皮经股动脉穿刺插管，在 X 线监视下从右侧股动脉引入导管，由腹腔动脉至肝固有动脉及其分支注入化疗药物和血管栓塞。

术前准备：

（1）心理护理。术前给患者解释有关治疗的方法、步骤及效果，使患者心中有数，减轻对手术的疑虑。

（2）术前 2 天训练床上排便。

（3）完善各项常规检查，如出凝血时间、血常规、肝肾功能、心电图、胸透检查等。

（4）做好局麻药物、造影剂及抗生素过敏试验。

（5）腹股沟区备皮。

（6）禁食禁水 4 小时。

（7）参加术前讨论，了解病情及手术过程，备好各种药物和急救物品。

术中的配合：术中由于肝动脉供血量突然减少，可产生栓塞后综合征，即出现腹痛、发热、恶心、呕吐、血清清蛋白减低、肝功能异常等改变，应做好相应护理。

术后护理：

（1）术后禁食2～3天，逐渐过渡到流质饮食，并注意少量多餐，以减轻恶心、呕吐。

（2）穿刺部位压迫止血15分钟，再加压包扎；用沙袋压迫6小时，保持穿刺侧肢体伸直24小时，并观察穿刺部位有无血肿及渗血。观察穿刺侧动脉血液循环，在手术过程中由于导管管径粗或在血管内停留时间长，表面不光滑，促使血管内膜受损伤，加之化疗药物刺激血管壁，栓塞剂应用不妥，血液黏稠性改变致血流缓慢而形成血栓，因此要每2小时测患者的足背动脉，看搏动是否良好，观察有无下肢疼痛、麻木、肢体变冷、肤色苍白，一旦发生上述情况应高度警惕是否有血栓倾向，嘱患者卧床休息，下肢抬高，局部保暖，热水袋热敷。

（3）密切观察病情变化。多数患者于术后4～8小时体温升高，持续1周左右，是机体对坏死肿瘤组织重吸收的反应。高热者应采取降温措施，避免机体大量消耗能量。注意有无肝性脑病前驱症状，一旦发现异常，及时配合医生进行处理。

（4）鼓励患者深呼吸、有效排痰，必要时吸氧，以提高血氧分压，利于肝细胞的代谢。

（5）栓塞术1周后，常因肝缺血影响肝糖原储存和蛋白质合成，应根据医嘱静脉输注清蛋白，适量补充葡萄糖溶液。准确记录出入量，以作为补液的依据。

五、观察

1. 观察生命体征变化和意识状态，以及时发现病情变化及并发症的发生，如肝性脑病、上消化道出血、肝癌结节破裂出血、继发感染等。

2. 观察肝区疼痛的性质、持续时间、有无放射等。

3. 肝介入治疗术后，观察患者足背动脉搏动及伤口有无渗血，观察血压变化。

4. 观察化疗药物的疗效和不良反应。

六、健康教育

1. 生活指导。保持生活规律，注意劳逸结合，避免情绪激动和劳累，以减少肝糖原分解，减少乳酸和血氨的产生。指导患者合理进食，增强机体抵抗力。戒烟、酒，减少对肝的损害。注意饮食和饮水卫生。按医嘱服药，忌服损肝药物。

2. 疾病知识指导。为患者和家属介绍肝癌的有关知识和并发症的预防，以便随时发现病情变化，及时就诊，调整治疗方案。积极宣传和普及肝癌的预防知识，定期对肝癌高发区人群进行普查，以预防肝癌发生和早期诊治肝癌。

3. 心理指导。指导患者保持乐观情绪，建立积极的生活方式，有条件者可参加社会性抗癌组织活动，增加精神支持，以提高机体抗癌功能。

【任务实施流程图】

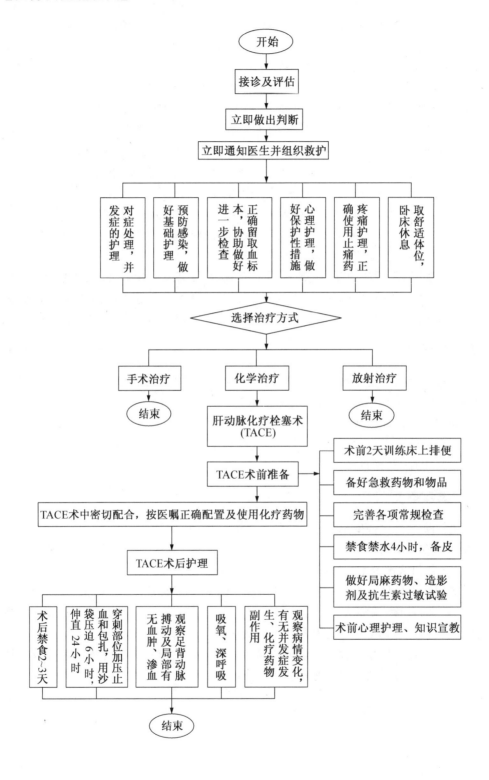

开始

↓

接诊及评估

↓

立即做出判断

↓

立即通知医生并组织救护

↓

| 对症处理，并发症的护理 | 预防感染，做好基础护理 | 正确留取血标本，协助做好进一步检查 | 心理护理，做好保护性措施 | 疼痛护理，正确使用止痛药 | 取舒适体位，卧床休息 |

↓

选择治疗方式

├─ 手术治疗 → 结束
├─ 化学治疗 → 肝动脉化疗栓塞术(TACE)
└─ 放射治疗 → 结束

TACE术前准备 →
- 术前2天训练床上排便
- 备好急救药物和物品
- 完善各项常规检查
- 禁食禁水4小时，备皮
- 做好局麻药物、造影剂及抗生素过敏试验
- 术前心理护理、知识宣教

↓

TACE术中密切配合，按医嘱正确配置及使用化疗药物

↓

TACE术后护理

↓

| 术后禁食2~3天 | 穿刺部位加压止血和包扎，用沙袋压迫6小时，伸直24小时 | 观察足背动脉搏动及局部有无血肿、渗血 | 吸氧、深呼吸 | 观察病情变化，有无并发症发生、化疗药物副作用 |

↓

结束

【评价标准】

项 目		项目总分	要 求	评分等级及分值				实际得分
				A	B	C	D	
护理过程	接诊	5	接诊及时,态度热情	5	4	3	2—0	
	评估	5	评估及时,判断正确	5	4	3	2—0	
	组织	5	立即通知医生并组织救护	5	4	3	2—0	
	护理	55	取舒适卧位,卧床休息	5	4	3	2—0	
			心理护理到位,能有效沟通,患者积极配合治疗	5	4	3	2—0	
			饮食指导正确有效	5	4	3	2—0	
			为确诊进一步做化验、B超、CT等检查	5	4	3	2—0	
			按医嘱正确使用止痛药及化疗药物,用药安全	5	4	3	2—0	
			放疗治疗后无明显皮肤损伤等并发症	5	4	3	2—0	
			TACE术前准备充分(如抢救物品及药品等)	5	4	3	2—0	
			TACE术中配合密切	5	4	3	2—0	
			TACE术后护理到位,无并发症发生	5	4	3	2—0	
			评估疼痛程度正确,护理有效	5	4	3	2—0	
			基础护理措施到位,无交叉感染发生	5	4	3	2—0	
	观察	15	观察生命体征变化、意识状态及并发症发生	5	4	3	2—0	
			患者疼痛的程度、性质、部位及伴随症状	5	4	3	2—0	
			观察放疗、化疗疗效及副作用	5	4	3	2—0	
质量控制		15	护理程序正确	5	4	3	2—0	
			操作熟练,配合到位	5	4	3	2—0	
			记录准确、及时	5	4	3	2—0	
总计		100						

知识拓展

肝癌的靶向治疗

一、靶向治疗概述

肝癌的发病机制十分复杂,其发生、发展和转移与多种基因的突变、细胞信号转导通路和新生血管增生异常等密切相关,其中多个关键性环节,正是进行分子靶向治疗的理论基础和重要的潜在靶点。靶向治疗是在细胞分子水平上,针对已经明确的致癌位点(该位点可以是肿瘤细胞内部的一个蛋白分子,也可以是一个基因片段)来设计相应的药物,药物进入体内特异性地与致瘤位点结合,阻断、控制肿瘤细胞生长、增殖的信号转导通路,从而阻止肿瘤细胞增殖,杀灭肿瘤细胞。这种使用靶向药物的治疗方法称为靶向治疗。分子靶向药物治疗在控制肝细胞肝癌(HCC)的肿瘤增殖、预防和延缓复发转移以及提高患者的生活质量等方面具有独特的优势。近年来,应用分子靶向药物治疗 HCC 已成为新的研究热点,受到高度重视。一般认为,靶向治疗主要适用于:已发生肝外转移的晚期患者;虽为局部病变,但不适合手术切除、射频或微波消融和 TACE 治疗,或者局部治疗失败进展者;弥漫型肝癌;合并门静脉主干和(或)下腔静脉癌栓的患者。

二、常用靶向治疗药物

(1)索拉非尼(sorafenib):是一种口服的多靶点、多激酶抑制剂,既可通过抑制血管内皮生长因子受体(VEGFR)和血小板源性生长因子受体(PDGFR),从而阻断肿瘤血管生成,又可阻断 Raf/MEK/ERK 信号转导通路抑制肿瘤细胞增殖,从而发挥双重抑制、多靶点阻断的抗 HCC 作用,是首个被批准用于治疗晚期 HCC 的靶向药物。

(2)瑞戈非尼(regorafenib):是一种新型的口服多靶点激酶抑制剂,药物结构与索拉非尼相似,对各种促血管生成受体的抑制作用较索拉非尼强。瑞戈非尼通过阻断和抑制有关激酶的活性,发挥阻断肿瘤血管生成和抑制肿瘤细胞增殖的多重抗肿瘤作用。

(3)其他靶向药物。索拉非尼开启了肝癌靶向治疗的大门,此后国际上陆续开展了多种靶向药物治疗进展期肝癌的研究,试图寻求肝癌靶向治疗的下一个突破,但除了前面提到的索拉非尼、瑞戈非尼外,舒尼替尼、布立尼布、依维莫司、厄洛替尼等药物均未能使患者获益。

三、药物的副作用,以索拉非尼为例

(1)循环系统不良反应。

1)血压升高。血压升高是索拉非尼治疗过程中最常见的不良反应之一,发生率为 $12\%\sim75\%$,一般在开始治疗后 $3\sim4$ 周时出现与药物相关的高血压,多为轻中度。引起血压升高的确切机制尚不清楚。

2)心脑血管意外、血栓性疾病。有研究发现与索拉非尼治疗相关的心肌缺血、心肌梗死的发生率(2.9%)高于安慰剂组(0.4%)。应用索拉非尼治疗的部分患者可出现无痛性指甲下线状出血,足趾较少见。

(2)皮肤不良反应。索拉非尼引起的皮肤不良反应比较常见,有些皮肤症状影响患者的生存质量。常见的皮肤反应包括手足综合征、瘙痒、皮疹、湿疹、荨麻疹、皮肤干燥、多形红斑、剥脱性皮炎、痤疮、毛囊炎、脱屑、皮肤脱色或毛发褪色、脱发等。

(3)胃肠道反应。应用索拉非尼治疗过程中会出现胃肠道不良反应,包括腹泻、恶心、呕吐、胃炎及口腔黏膜炎、消化不良、食欲减退、便秘、胃食管反流、胰腺炎等。

(4)造血系统不良反应。常见不良反应包括贫血、中性粒细胞减少、淋巴细胞减少、血小板减少、增加出血风险等。

【小结】

完成该任务必须了解原发性肝癌的病因、临床表现、辅助检查、诊断要点,能有针对性地收集资料,并做出正确的疾病和护理问题判断,按照轻重缓急护理先后次序进行相应的处置。

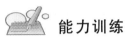 能力训练

患者,男性,56岁,一个月前无明显诱因出现右上腹疼痛,为持续性钝痛,伴恶心、食欲不振,无肩、背部放射痛,病程中无反酸,无发热、呕吐、腹胀。一个月来体重下降10kg。既往有乙肝病史10余年,平时未定期复查肝功能及B超。

值班护士应从哪些方面对患者进行护理评估并进行临床处置?

【练习题】

1. 简述原发性肝癌的诊断要点。
2. 简述原发性肝癌与活动性肝病的鉴别要点。
3. 简述原发性肝癌的综合治疗方案。

(张玲芝)

任务七　急性胰腺炎患者的临床处置

 预习推送

■病因
■临床表现
■辅助检查

1-7-1
预习推送

学习目标

知识目标

1. 阐述急性胰腺炎的病因、诱因、主要护理问题。
2. 列出急性胰腺炎的临床表现、特异性的辅助检查、治疗原则。
3. 理解禁食、禁饮、胃肠减压的临床意义。
4. 说出连续性血液净化(CBP)治疗重症急性胰腺炎的原理及护理要点。

技能目标

1. 熟练收集急性胰腺炎患者的资料。
2. 根据收集到的具体资料初步判断疾病和存在的护理问题。
3. 根据所做的判断熟练进行相应处置。
4. 学会鼻肠管的护理。

任务描述

  李某,男,42岁,因上腹部持续性疼痛,呈阵发性加重2天,由门诊收治入院。作为接诊护士,请对新患者进行接诊和临床处置。

任务实施

一、接诊及评估

1. 接诊及时,态度热情。
2. 收集资料。

（1）病史。既往有胆结石病史10余年,1年前行胆囊切除术。患者发病当日进油腻食物较多,餐后即感到上腹部疼痛,呈持续性并进行性加重,伴恶心、呕吐数次,呕吐物为胃内容物。次日上腹疼痛加剧,并放射到腰背部,呈束带状,伴发热,体温最高38.6℃。

（2）体格检查。体温37.6℃,心率150次/分,律齐,呼吸28次/分,血压120/57mmHg。双肺呼吸音粗,未闻及干湿性啰音。痛苦面容,屈膝卧位,体型肥胖,右侧腹股沟皮肤有一处蓝棕色瘀斑。腹部膨隆,未见肠蠕动波,肠鸣音消失。全腹有压痛、反跳痛,移动性浊音（＋）。

即问即答

体格检查项目包括哪些?

1-7-2
体格检查

（3）心理社会状态。患者对该病的病因等一无所知,对疾病的预后非常担忧。妻子非常关心照顾丈夫,对丈夫的疾病十分担忧。享有职工医疗保险。

（4）辅助检查。

1）实验室检查:WBC $14.5×10^9$/L,N 0.94,血淀粉酶1020U/L(苏氏单位),尿淀粉酶921U/L(苏氏单位),血钙1.90mmol/L,动脉血气分析提示低氧血症。

2）心电图检查:窦性心动过速。

3）腹部CT:急性胰腺炎伴周围渗出,少量腹水;胆总管扩张。

即问即答

应做哪些有针对性的辅助检查?

1-7-3
辅助检查

二、判断

1. 初步判断该患者所患的疾病及其依据、发病原因。

初步判断该患者所患的疾病:重症急性胰腺炎。

依据:① 发病前有高脂饮食;② 血、尿淀粉酶升高;③ 上腹部剧烈疼痛,伴反跳痛及肌紧张,疼痛向腰背部放射,呈束带状;④ 腹部膨隆,肠鸣音消失,提示有麻痹性肠梗阻;⑤ 右侧腹股沟皮肤有蓝棕色瘀斑;⑥ CT 提示急性胰腺炎伴周围渗出;⑦ 有胆石症病史,曾行胆囊切除术,CT 提示胆总管扩张。

发病原因:可能因胆道微小结石经 Oddi 括约肌排出障碍,使胆汁引流不畅,反流入胰管,使胰管内压力增高,胰小管和腺泡破裂并激活胰酶,引起胰腺组织的自身消化。

2. 目前患者主要存在哪些护理问题?

(1) 疼痛。与胰腺及其周围组织炎症反应有关。

(2) 有体液不足的危险。与呕吐、禁食、胃肠减压或出血有关。

(3) 体温过高。与胰腺炎症、坏死和继发感染有关。

(4) 营养失调,低于机体需要量。与恶心、呕吐、禁食、应激消耗和消化道功能紊乱有关。

(5) 恐惧。与腹痛剧烈及病情进展急骤有关。

(6) 知识缺乏。与缺乏有关疾病防治及康复知识有关。

(7) 潜在并发症。休克、急性肾功能衰竭、心功能不全、弥散性血管内凝血(DIC)、急性呼吸窘迫综合征(ARDS)。

三、组织

立即通知医生并组织救护。

四、护理

1. 体位。绝对卧床休息,以降低机体代谢率,增加脏器血流量,促进组织修复和体力恢复。协助患者取弯腰、屈膝侧卧位,以减轻疼痛,并鼓励和帮助患者翻身。因剧痛辗转不安者应防止坠床,周围不要有危险物,以保证安全,同时注意保暖。

2. 吸氧。3L/min,保持呼吸道通畅,为患者叩背,鼓励患者深呼吸、咳嗽、咳痰,当痰液较多或不易咳出时,给予雾化吸入。

3. 多参数监护。监测患者心率、心律、呼吸、血压、体温、血氧饱和度变化。掌握患者生命体征及机体组织缺氧和循环系统的功能状况。

4. 准确留取血、尿标本。快速进行动脉、静脉采血(血气分析,血常规,C-反应蛋白,血电解质,肝肾功能,血糖,血、尿淀粉酶,血脂肪酶,DIC 指标),做好酸碱平衡的测定。

5. 静脉输液或深静脉置管。防治休克,纠正水、电解质和酸碱代谢紊乱。应积极补充液体和电解质,维持有效循环血容量,每日补液 2000～3000ml 以上,必要时给予血浆、清蛋白、静脉高营养,及时补充钾、钙等,按医嘱根据脱水程度、年龄大小和心肺功能调节输液速度。定时测量患者体温、脉搏、呼吸,特别是血压、神志及尿量的变化。如出现神志改变、血压下降、尿量减少、皮肤黏膜苍白、冷汗等低血容量性休克的表现,应配合医生进行抢救。

6. 抑制胰腺分泌和胰酶活性。

(1)禁食及胃肠减压。向患者解释禁食、禁饮的意义,让患者严格禁食、禁饮1～3天,并进行有效胃肠减压,以防止食物刺激胃酸分泌,进而刺激胰腺分泌消化酶,加重胰腺炎症。口渴者可含漱或湿润口唇,做好口腔护理。

(2)应用生长抑素类药物。如施他宁、善得定等药物静脉滴注能有效抑制胰腺分泌。

(3)应用抗胆碱能药物。如阿托品、山莨菪碱(654-2)等肌内注射。

(4)应用 H_2 受体拮抗剂、质子泵抑制剂。如甲氰咪呱、法莫替丁及奥美拉唑静脉滴注,可以减少胃酸分泌。对所有的质子泵抑制剂,如奥美拉唑,每天一次早晨给药比晚上给药对胃内酸度尤其是白天胃酸分泌效果更好,早晨用药有更好的生物利用度。

(5)抑制胰酶活性。如抑肽酶20万～50万 U/日,分2次葡萄糖液静滴,加贝酯100～300mg+5％葡萄糖氯化钠溶液500～1000ml 静滴。

7. 解痉止痛。如阿托品、山莨菪碱,既能抑制腺体分泌,又能解除胃、胆管及胰管道痉挛,减轻疼痛,但持续应用时应注意有无心动过速等不良反应。疼痛剧烈时遵医嘱可给予哌替啶50～100mg 肌内注射,必要时6～8小时后重复一次肌内注射,但禁用吗啡,以防引起Oddi括约肌痉挛,加重疼痛。同时,及时做好疼痛评估,如采用五指评估法进行疼痛评估,即以拇指表示剧痛、食指表示重度疼痛、中指表示中度疼痛、无名指表示轻度疼痛、小指表示无痛。

8. 营养支持,包括肠外营养(parenteral nutrition,PN)和肠内营养(enteralnutrition, EN)。

PN 采用置 PICC 管或中心静脉置管。PN 治疗所带来的诸多并发症,已被临床所重视,近年来主张,如无肠梗阻,宜尽早转为空肠内插管(鼻肠管)EN。EN 有助于保持肠黏膜结构和功能的完整,减少细菌移位,减少胰腺坏死组织继发感染的机会,同时还可以减少患者痛苦和减轻经济负担。实施肠内营养之前,应详细解释肠内营养的意义、重要性及实施方法,说明置鼻肠管是实施早期肠内营养的重要保证。鼻肠管放置方法:① 患者取右侧卧位,置管前肌注甲氧氯普胺(胃复安)10mg,常规方法是将鼻肠管置入胃内,借助胃肠道蠕动自行下降,一般24小时可降至十二指肠,24小时后透视确定具体部位。本方法适用于危重症患者及胃蠕动功能较差者。② 在内镜引导下通过幽门置入鼻肠管,这需要有经验的胃镜室医师配合完成。③ 在介入透视下将鼻肠管置入。营养液输注方式:① 一次性输注:200ml/h,6～8次/天,用注射器缓慢推入,但这种方法易致腹胀、腹痛、腹泻,以及恶心、呕吐。② 间隙性重力滴注:将营养液用输液管连接,借重力缓慢滴入,4～6次/天,250～500ml/次,速度2～3ml/min,多数患者可耐受,且患者有更多活动时间,并类似正常膳食时间间隔。③ 连续滴注:通过输液泵调速,24小时连续输注,速度由慢到快,浓度由低到高,可维持恒定滴速,保证液体准确滴入,减少护士工作量。④ 输注方式选择:最初给予 EN 时可选用连续输液泵输注,此法胃肠道不良反应小,营养支持效果出现较早。一旦患者能够耐受就应将连续输注逐渐调整为间歇滴注和一次性输注,保证胃肠道间断休息(6～8小时),有助于恢复胃液酸碱状态及维持正常的上消化道菌群。夜间患者入睡时最好停用 EN。

9. 鼻肠管护理。

(1)管道护理。肠内营养开始后,警惕由于管道移位至胃等原因诱发胰腺炎复发或加重,应妥善固定营养管,防止滑脱移动、盘绕扭曲。同时,要保证管道通畅,在每日输注前后,均以温开水冲洗管道,防止营养液残留堵塞管腔。及时处理故障以保证输入营养液的管道通畅,管道堵塞再留置势必增加患者的痛苦。为防止管道阻塞,临床护理中应禁止经鼻肠管输入有渣溶液或药物。导管一旦堵塞,用注射器试行向外(而不是向内)负压抽取内容物,也可尝试反复低压冲洗,切勿加压冲洗导管。

(2)防止肠内营养过程中的细菌污染。由于肠内营养液内含蛋白质和糖类等营养成分,是细菌生长繁殖的良好培养基,而且空肠内无胃酸的杀菌作用,因而要特别注意防止营养液的细菌污染,要求按静脉输液标准无菌操作,输液管 24 小时更换 1 次;每瓶营养液(500ml)悬挂输注时间不超过 8 小时,营养液开启后立即使用,如暂不输注,需置于冰箱内保存,并在 24 小时内使用。

(3)控制好输注液体的温度、速度及浓度。实践表明,肠内营养液温度的高低直接影响治疗效果,过高容易损伤胃黏膜,过低会导致肠蠕动加快或肠痉挛,患者会出现腹痛、腹泻,一般认为营养液温度以 37～40℃ 为宜。夏季室温下直接输入,冬季可用热水袋置于管周,通过增温器加温使管头温度恒定在 37～40℃。为避免高渗肠内营养液所致的容量和渗透作用引起急性肠扩张、"倾倒"综合征和腹泻,最好应用专用的营养泵控制滴速,初速 20～50ml/h,适应后常用滴速为 100～200ml/h。当每次鼻饲前鼻腔肠管内回抽物大于 100ml 时,应停止鼻饲或减慢滴速。输注时根据患者自身情况随时调整速度。调配好的标准肠内营养液的热量密度一般为 4.18kJ/ml(1kcal/ml),应用时宜从低浓度向高浓度过渡。在增加浓度时,不宜同时增加量,一般先增加量,后增加浓度。

(4)实施肠内营养的监测。胰腺炎患者进行肠内营养后,腹部体征的变化更应受到关注,每日进行腹部查体,监测肠鸣音,并注意患者不适主诉,若患者出现腹痛、腹胀、腹泻、恶心、呕吐、营养液反流等情况时应立即停止肠内营养,护士应及时向医生提供患者相关病情记录,协助医生迅速查找原因并处理。观察大便的颜色、性状及量,腹泻者留标本做常规检查及培养。每次输注前观察回抽液的性状,异常时及时送检。严密监测患者的水、电解质、血糖、血胆固醇、甘油三酯及其他营养指标变化,尤其是血、尿淀粉酶变化,若异常升高应立即停用肠内营养。准确记录 24 小时出入量,留 24 小时尿测定氮平衡以评价肠内营养效果。同时观察体重与皮肤弹性,及时发现并纠正内稳态失衡。

(5)心理护理。急性重症胰腺炎患者在治疗期间要求禁食禁水,许多患者可以理解禁食,但不能接受肠内营养,担心引起腹痛,加重病情,所以在实施肠内营养之前,护士应详细解释肠内营养的意义、重要性及实施方法,说明置鼻肠管是实施肠内营养的重要保证,告知患者配合要点,并经常与患者沟通,使其乐观积极地配合治疗和护理。

(6)其他。鼻饲时体位以半坐卧位为佳,或床头抬高 30°～45°。保持口腔清洁,每天用 3％双氧水口腔护理 3 次。肠内营养过程中如发生咽部炎症,可给予雾化吸入或给予草珊瑚含片治疗。

10. 防治感染。严格消毒隔离制度,减少探视;加强生活护理,勤翻身、叩背、咳痰,防口腔、会阴、泌尿系统等感染;遵医嘱使用抗生素,如头孢菌素、喹诺酮、甲硝唑等。护士应正确掌握给药时间、剂量,使用时现配现用,同时观察药物不良反应。

11. 配合医生做好内镜治疗。如内镜下 Oddi 括约肌切开术(EST)、内镜下放置鼻胆管引流(ERBD),可用于胆管紧急减压、引流和去除胆石梗阻。

12. 腹腔灌洗或腹膜透析。用于重症胰腺炎早期。① 腹腔灌洗方法:在脐上两指置入腹透管达胰腺水平,于脐下插入流出管达腹腔最低位,在 15 分钟内经输入管灌入腹透液 1000ml,夹管 30 分钟后开放流出管,1 次/小时,至腹腔灌洗液无浑浊、淀粉酶测定正常为止。② 腹膜透析:指以腹膜作为半透膜,向腹膜灌入透析液,借助毛细血管内血液及腹腔内透析液中的溶质浓度梯度,通过弥散和渗透作用清除机体代谢废物和多余的水分,达到清除毒素、脱水、纠正酸中毒和电解质紊乱的治疗目的。注意严格无菌操作,正确记录灌洗液出入量,保持腹透管通畅。

13. 并发症的护理。① 出现急性呼吸窘迫综合征(ARDS)先兆时,及时使用人工呼吸机,如无创呼吸机双水平气道正压(BIPAP),掌握正确使用方法和参数的调节;② 发生急性肾衰竭,配合进行血液透析治疗,进行无肝素透析,防止加重出血。③ 出现糖尿病时及时用胰岛素治疗。④ 心力衰竭时协助医生抗心力衰竭处理。⑤ 多脏器功能衰竭时,则进行连续性血液净化(CBP)。

14. 心理护理。安慰患者,减轻患者紧张、恐惧。指导患者减轻腹痛的方法,如松弛疗法、皮肤刺激疗法。满足患者的需求,协助做好生活护理。

15. 手术治疗。及时做好术前准备、术后护理。

(1) 诊断不明与其他急腹症难以鉴别时。

(2) 出血坏死型胰腺炎内科治疗无效时。

(3) 胰腺炎并发脓肿、假性囊肿、弥漫性腹膜炎、肠麻痹坏死时。

(4) 胆源性胰腺炎需外科手术解除梗阻时。

五、观察

1. 密切观察病情变化。监测生命体征,包括呼吸的频率、深浅度和呼吸形态及心律的变化,观察神志及肢端血运情况,观察尿量、尿比重,测定电解质,肾功能,血糖,血、尿淀粉酶等变化。出现并发症如多脏器功能衰竭时,按连续性肾脏替代治疗进行护理。

2. 准确记录 24 小时出入量。注意呕吐物的量及性质,观察皮肤黏膜色泽弹性有无变化。

3. 注意观察止痛效果,观察疼痛有无减轻,其性质和特点有无改变。如疼痛持续存在,则应考虑胰腺脓肿、假性囊肿的形成;如腹痛剧烈,腹肌紧张、压痛、反跳痛明显,提示并发腹膜炎,应报告医生及时处理。

六、健康教育

1. 疾病知识指导。待胰腺炎恢复后,积极治疗胆管疾病,择期手术处理。

2. 生活指导。养成良好饮食习惯,避免暴饮暴食;腹痛缓解后,饮食从少量低脂、低糖饮食逐渐过渡;避免高脂肪、高蛋白食物;戒烟戒酒。

【任务实施流程图】

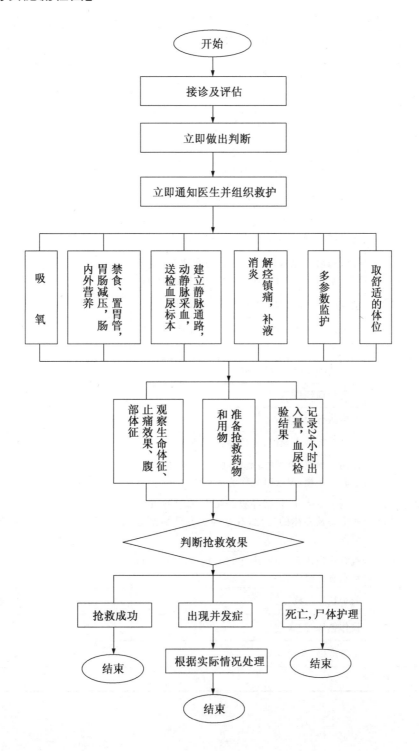

【评价标准】

项 目		项目总分	要 求	评分等级及分值				实际得分
				A	B	C	D	
护理过程	接诊	5	接诊及时,态度热情	5	4	3	2—0	
	评估	5	评估及时,判断正确	5	4	3	2—0	
	组织	5	立即通知医生并组织救护	5	4	3	2—0	
	护理	55	取合适体位	5	4	3	2—0	
			吸氧迅速有效,禁食宣教及时	5	4	3	2—0	
			插胃管方法正确,胃肠减压方法正确	5	4	3	2—0	
			迅速建立有效静脉通路,补充血容量,纠正水、电解质和酸碱失衡,输液速度合理	5	4	3	2—0	
			按医嘱用药,如解痉镇痛药、抗生素、抑制胰腺分泌药,及时做好疼痛评估,用药安全有效	5	4	3	2—0	
			动、静脉采血标本一次成功,送检及时	5	4	3	2—0	
			进行连续性血液净化(CBP)治疗及时,无并发症发生	5	4	3	2—0	
			心电监护及时、连接正确	5	4	3	2—0	
			心理护理到位	5	4	3	2—0	
			严格执行无菌操作	5	4	3	2—0	
			基础护理措施到位,有效沟通,宣教到位	5	4	3	2—0	
	观察	15	监测电解质,肾功能,血糖,血、尿淀粉酶及24小时出入量,观察呕吐物的量及性质	5	4	3	2—0	
			监测生命体征,包括呼吸的频率、深浅度和呼吸形态及心律的变化,观察神志及肢端血运情况	5	4	3	2—0	
			观察止痛效果,观察疼痛有无减轻,其性质和特点有无改变	5	4	3	2—0	
质量控制		15	救护程序正确	5	4	3	2—0	
			操作熟练,配合到位	5	4	3	2—0	
			记录准确、及时	5	4	3	2—0	
总计		100						

ZHI SHI TUO ZHAN

知识拓展

重 症 急 性 胰 腺 炎 治 疗 新 策 略

重症急性胰腺炎(SAP)的早期就可发生多器官功能障碍综合征(MODS),其症状酷似感染,故又称为全身炎症反应综合征(SIRS)。该炎症反应过程与促炎性细胞因子 IL-1、IL-6、TNF-α 等有关,继而导致多器官损伤。对于 SAP 引起多器官损伤来讲,胰腺切除、坏死灶的清除等措施曾被认为是外科的治疗原则。实践证明,手术处理难以解除上述由化学性炎症因子及其产物所造成的种种改变,相反会加重机体的损伤和负担,且可能引起和加重细菌感染,因而并未带来所期望的并发症减少和病死率的下降。连续性血液净化(CBP)能从体外循环中通过弥散、对流、吸附 TNF-α 和 IL-1 等炎症介质,清除血中内毒素,具有免疫调节效应,重建机体免疫系统内稳状态,显著改善预后,已成为 SAP 治疗的新策略,可防止 SAP 发展导致 MODS。SAP 是常见的急腹症,其发病急、并发症多、病死率高。CBP 是血液净化领域的成就之一,也是近年来急救医学的重要进展,其不但应用在急慢性肾功能衰竭患者的治疗中,而且已被广泛地应用于非肾脏疾患,特别是在一些危重病领域的应用越来越受到人们的关注,正逐渐成为抢救危重病患者的一种有效手段。

【小结】

完成该任务必须了解急性胰腺炎的病因、临床表现、特异性的辅助检查,能有针对性地收集资料,并做出正确的疾病和护理问题的判断,按照轻重缓急护理先后次序进行相应的处置。

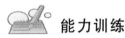 能力训练

吴先生,33 岁,农民。于 19 日晚家庭聚餐,次日凌晨 2 时左右开始上腹偏左持续性剧烈疼痛,呈刀割样,向腰背部放射,同时伴恶心、呕吐 4 次,入院检查,疑为急性胰腺炎。

值班护士应从哪些方面对急诊入院的吴先生进行护理评估? 根据目前的评估资料说明患者存在哪些护理问题,还应从哪些方面进行护理评估。

【练习题】

1. 急性胰腺炎的常见护理问题有哪些?
2. 急性胰腺炎患者为什么要禁食?
3. 怎样配合医生抢救急性出血坏死性胰腺炎患者?
4. 如何对急性胰腺炎患者进行保健指导?

(张玲芝)

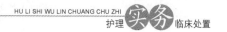

任务八　上消化道出血患者的临床处置

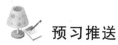

预习推送

■病因
■临床表现
■辅助检查

1-8-1
预习推送

学习目标

知识目标

1. 阐述上消化道出血的主要护理问题、护理要点（能判断是否再出血，出血量的评估）。

2. 列出上消化道出血的病因、发病机制、临床表现、治疗原则。

3. 说出上消化道出血的诊断、流行病学特征。

技能目标

1. 熟练收集上消化道出血患者的资料。

2. 根据收集到的具体资料初步判断疾病和护理问题。

3. 根据所做的判断熟练进行相应处置。

4. 学会三腔二囊管压迫止血操作方法及护理。

任务描述

患者，男，57 岁，今晨起无明显诱因饱餐后出现呕血、黑便，共呕血 3 次，量约 200ml，为鲜红色血，解柏油样便 7 次，量约 800g，伴头晕、乏力，拟"上消化道出血"收入急诊。

作为接诊护士，请对新患者进行接诊和临床处置。

任务实施

一、接诊及评估

1. 接诊及时，态度热情。

2. 收集资料。

（1）病史。既往有肝病史 20 余年。20 年前，因患无黄疸型乙型肝炎曾住市传染病医院。经护肝、对症、支持治疗，3 个月后病愈出院。之后反复出现乏力、食欲不振、腹胀，消化不良。10 年前因消瘦、体重下降约 5kg、鼻出血、腹胀逐日加重、尿少而住院治疗诊断为"肝硬化失代偿期"。6 年前因呕血、黑便再次入院治疗，诊断为"肝硬化并食管胃底静脉曲张破裂出血",经治疗后出血停止,6年来反复出现呕血、黑便。即往:否认心脏病、溃疡病及胆管病病史。

（2）体格检查。体温 37.3℃,脉搏 108 次/分,呼吸 20 次/分,血压 90/50mmHg。神志清楚,查体合作,精神差。皮肤干枯,面色黧黯无光泽,贫血貌。眼结膜苍白,巩膜轻度黄染,面部及颈部各见一蜘蛛痣,心肺检查正常,腹部平软,肝肺相对浊音界于右锁骨中线第 6 肋间,肝肋下未触及,脾肋下 3.0cm,移动性浊音(可疑阳性),肠鸣音亢进,12 次/分,未听到气过水音。

即问即答

体格检查项目包括哪些?

（3）心理社会状况。患者对该病的病因等有一定了解,因反复出血害怕死亡而感到恐惧,对疾病的预后非常担忧。公费医疗,家属非常支持治疗。

（4）实验室检查。血常规:WBC $3.2 \times 10^9/L$, Hb 58g/L, PLT $92 \times 10^9/L$。HBsAg阳性,HBsAb 阴性,HBeAg 阳性,HBeAb 阳性。

即问即答

应做哪些有针对性的辅助检查?

二、判断

1. 初步判断该患者所患的疾病及其依据、发病原因。

初步判断该患者所患的疾病:乙型肝炎后肝硬化失代偿期并发上消化道大出血(食管胃底静脉曲张破裂出血)。

依据:① 病因:20 年前患乙型肝炎;② 10 年前肝硬化失代偿期:有消瘦、出血倾向、牙龈出血、鼻出血、腹胀逐日加重,进食后上腹不适,恶心伴尿少;③ 6 年来反复出现呕血、黑便;④ 今晨饱餐后因腹压增高,致贲门食管黏膜联合撕裂,使曲张静脉破裂出血;⑤ 呕血 3 次,量约 200ml,为鲜红色血,解柏油样便 7 次,量约 800g;⑥ 有周围循环衰竭表现:面色苍白,脉搏 108 次/分,血压 90/50mmHg,失血量约 1000ml,伴头晕、乏力;⑦ 查体示巩膜轻度黄染,肝肋下未触及,提示肝脏缩小,脾大,肋下 3cm,移动性浊音(±),血常规提示脾功能亢进。

发病原因:该患者 20 年肝病史,肝硬化失代偿导致门静脉高压症,首先导致侧支食管胃底静脉曲张。该处曲张静脉因食物机械刺激、腹压增高、情绪激动等易反复破裂出血,并且出血来势凶猛。

2. 目前患者主要存在哪些护理问题?

（1）组织灌注不足。与大量出血及低蛋白血症致血容量减少有关。

（2）恐惧。与出血量大及疾病预后差有关。

（3）有感染的危险。与低蛋白血症引起机体抵抗力下降有关。

（4）营养失调,低于机体需要量。与肝硬化长期消耗、蛋白合成减少有关。

（5）潜在并发症。急性肾功能衰竭、休克、肝性脑病。

三、组织

立即通知医生并组织救护。

四、护理

1. 体位。嘱患者卧床休息,患者应平卧位并将下肢抬高、头侧位,注意保暖。

2. 吸氧。保持呼吸道通畅。

3. 心理护理,消除紧张恐惧情绪。嘱患者卧床休息,安慰患者,及时清理床旁血迹和倾倒引流物,避免不良刺激而加重焦虑和恐惧情绪。

4. 准确留取血生化标本,交叉配血、备血。

5. 心电监护。

6. 静脉输液。迅速补充血容量,遵医嘱给予输液、输血,以补充血容量,防止低血容量性休克。

7. 三腔二囊管的护理。利用柔软的气囊压力,直接压迫胃底和食管下段曲张静脉,以达到止血。

(1) 插管前准备。① 用物准备:三腔二囊管、听诊器、血压计、50ml 注射器、血管钳、剪刀、液体石蜡、牵引架、牵引物(0.5kg)等。② 环境准备:病房应安静、清洁;吸引装置处于功能状态。③ 使用前检查三腔二囊管性能。④ 患者准备:有针对性地向患者及其家属作解释,以消除恐惧,说明插管目的,并指导患者作深呼吸和吞咽示范动作。

(2) 插管期间护理。① 定时监测压力:每 4～6 小时检查气囊压力 1 次,胃囊压力 40～50mmHg,食管囊压力 20～30mmHg。② 定时从胃管中抽吸:观察出血是否停止。亦可注入每 100ml 内含 8mg 去甲肾上腺素的冰盐水等。③ 定时放气:上管后每隔 12 小时放气 15～30 分钟。④ 严密观察病情变化,加强基础护理,防止并发症。⑤ 并发症护理:机械性压迫损伤(胃底、食管及鼻黏膜溃疡、坏死、呼吸困难甚至窒息)、管道故障(气囊漏气及气囊破裂、管道滑出及拔管困难)、吸入性肺炎。

(3) 拔管护理。① 气囊压迫一般以 3～5 天为妥。出血停止 24 小时后,可放气再观察 24 小时,仍无出血时可拔管。若出血仍可用三腔二囊管止血。② 拔管前应口服液体石蜡 20～30ml。③ 拔管时先松牵引,放气顺序与注气顺序相反:先食管囊,后胃囊。

8. 治疗护理。遵医嘱使用止血剂,如垂体后叶素或奥曲肽(善得定)等。

9. 饮食护理。出血期应禁食,一般需 3～5 天或更长时间。出血停止后逐渐给予米汤、菜汁、稀粥等。避免高蛋白饮食,以免诱发肝性脑病和加重腹水,酌情限制钠盐摄入,避免粗糙、坚硬、刺激性食物。

10. 严密观察病情变化,评估出血量。

五、观察

1. 严密观察病情变化。监测生命体征,有无继续出血,密切观察呕血、黑便的次数、量、颜色、形状及时间,并详细记录之。监测血压、脉搏、呼吸、神志每小时 1 次,监测血红蛋白、血细胞比容等指标。观察神志及肢端血运情况,观察尿量、肾功能,动态观察红细胞计数(RBC)、血红蛋白(Hb)、血尿素氮(BUN)变化。输液开始宜快,可加压,必要时测定中心静脉压来调整输液量和速度,避免因输液输血过快而引起的急性肺水肿,对老年患者尤应注意。

2. 正确记录 24 小时出入量。注意出血的量、性质、次数,观察皮肤黏膜色泽弹性有无变化。

3. 正确评估出血量并记录(见表 9 - 1)。

表 9 - 1 评估出血量

体征、症状	出血量(ml)
大便隐血试验(+)	>5
黑便	50~70
呕血	250~300
无全身症状	<400
急性周围循环衰竭	≥1000

4. 判断出血是否停止。患者血压、脉搏稳定在正常水平,大便转黄色,提示出血停止。出现以下情况提示继续出血或再出血:① 反复呕血,甚至呕吐物由咖啡色转为鲜红色,黑便次数增多,粪质稀薄,色泽转为暗红色或鲜红色,伴肠鸣音亢进;② 周围循环衰竭的表现经足量补液、输血后未见明显改善或好转后又恶化,血压波动,中心静脉压不稳定;③ 红细胞计数与比容、血红蛋白不断下降,网织红细胞计数持续增高;④ 足量补液、尿量至正常情况下,血尿素氮持续或再次增高;⑤ 门静脉高压的患者,在出血后脾应暂时缩小,如不见脾恢复,依旧肿大亦提示出血未止。

5. 出血时间长的患者,随着血氨的增加,护士应警惕肝性脑病的发生,尤其肝昏迷发生前常有一些异常表现,如出现轻度性格改变和行为异常。

六、健康教育

1. **饮食指导。**食管胃底静脉曲张破裂出血者出血停止 24 小时后进食高热量、高维生素冷流质饮食,限制钠和蛋白质的摄入,避免诱发和加重腹水及肝性脑病,避免进食硬食和刺激性食物(如花生、苹果、瓜子、核桃、笋、鱼、鸡和排骨等),应细嚼慢咽,避免损伤食管黏膜而再次出血。

2. **保持良好的心境。**慢性肝病病程长,易反复发作,患者心理问题较多,指导其正确对待疾病。

3. 养成良好的生活习惯,保持大便通畅,戒烟忌酒。适当锻炼身体,避免过度劳累。

4. 出院带药遵医嘱服用。

5. 定期复查,学会早期识别出血征象及应急措施,如出现呕血、黑便,立即到医院就诊。解释大便隐血试验的意义,应高度重视大便隐血试验阳性,因大便隐血试验阳性是疾病复发的先兆,应立即就诊。

【任务实施流程图】

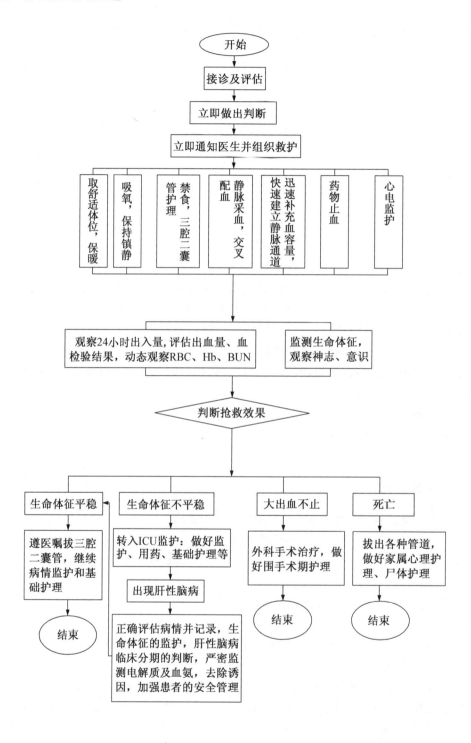

```
                        开始

                      接诊及评估

                     立即做出判断

                立即通知医生并组织救护

取舒适  吸氧，  禁食，  配血    静脉采血，  迅速补充血容量，  药物止血  心电监护
体位，  保持镇静  三腔二囊       交叉      快速建立静脉通道
保暖            管护理

观察24小时出入量，评估出血量、血           监测生命体征，
检验结果，动态观察RBC、Hb、BUN           观察神志、意识

                    判断抢救效果

生命体征平稳      生命体征不平稳      大出血不止        死亡

遵医嘱拔三腔    转入ICU监护：做好监    外科手术治疗，做    拔出各种管道，
二囊管，继续    护、用药、基础护理等    好围手术期护理     做好家属心理护
病情监护和基                                          理、尸体护理
础护理        出现肝性脑病

   结束                                   结束           结束

            正确评估病情并记录，生
            命体征的监护，肝性脑病
            临床分期的判断，严密监
            测电解质及血氨，去除诱
            因，加强患者的安全管理
```

【评价标准】

项　目		项目总分	要　求	评分等级及分值				实际得分
				A	B	C	D	
护理过程	接诊	5	接诊及时,态度热情	5	4	3	2—0	
	评估	5	评估及时,判断正确	5	4	3	2—0	
	组织	5	立即通知医生并组织救护	5	4	3	2—0	
	护理	55	取合适体位	5	4	3	2—0	
			吸氧迅速有效,禁食宣教及时	5	4	3	2—0	
			床边备三腔二囊管	5	4	3	2—0	
			迅速建立有效静脉通路,补充血容量,纠正水、电解质和酸碱失衡,输液速度合理	5	4	3	2—0	
			按医嘱用药,如垂体加压素止血,生长抑素抑制腺体分泌等,用药安全有效	5	4	3	2—0	
			静脉采取血标本一次成功,送检及时	5	4	3	2—0	
			三腔二囊管压迫止血时,无并发症发生	5	4	3	2—0	
			心电监护及时,连接正确	5	4	3	2—0	
			心理护理到位	5	4	3	2—0	
			严格执行无菌操作	5	4	3	2—0	
			基础护理措施到位,有效沟通,宣教到位	5	4	3	2—0	
	观察	15	动态观察 WRC、BUN、Hb 及 24 小时出入量,正确评估出血量,血、黑便的量及性质、颜色、频率	5	4	3	2—0	
			监测生命体征,包括血压、尿量,观察神志及肢端血运情况,检查血流动力学,判断有无继续出血	5	4	3	2—0	
			严密观察意识状态,警惕肝性昏迷前驱表现,如轻度性格改变和行为异常	5	4	3	2—0	
质量控制		15	抢救程序正确	5	4	3	2—0	
			操作熟练,配合到位	5	4	3	2—0	
			记录准确、及时	5	4	3	2—0	
总　计		100						

ZHI SHI TUO ZHAN

知识拓展

上消化道出血的治疗方法

上消化道出血为临床急症,病情变化快,常危及生命,应采取积极抢救措施。

药物止血治疗:① 去甲肾上腺素;② H_2 受体拮抗剂和质子泵抑制剂,临床常用雷尼替丁、泮托拉唑、奥美拉唑等;③ 血管加压素;④ 生长抑素:近年来用于治疗食管胃底静脉曲张破裂出血,作用机制尚不十分清楚,研究表明可明显减少腹腔内脏器血流量,并见奇静脉血流明显减少,后者是判断食管静脉血流量的标志。临床常用的有 14 肽天然生长抑素、生长抑素乙酸盐(施他宁),用法为首剂 $250\mu g$ 缓慢静脉注射,继以每小时 $25\sim50\mu g$ 持续静脉滴注。8 肽生长抑素同类物奥曲肽,常用量为首剂 $100\mu g$ 缓慢静脉注射,继以每小时 $25\sim50\mu g$ 持续静脉注射。

在内镜下治疗不仅能够迅速有效地控制急性出血,具有创伤少、速度快、疗效确切等优点。临床上主要适用于药物治疗无效、不具备手术条件者,其次是用于内镜诊治过程中出血以及具有再次出血危险的患者。方法:① 喷洒止血法:主要适用内镜诊治过程中出血和以渗液为主的急、慢性出血灶的止血。常用止血药物包括低温 1:2000 去甲肾上腺素液(或 $6\sim8mg/100ml$ 生理盐水)、5%孟氏液、凝血酶液(1000U 溶于 3ml 生理盐水)和立止血($5\sim10U$ 加生理盐水 $10\sim20ml$)等。② 凝固止血法:包括高频电/微波、激光、热探头和冷冻等技术方法,目前临床使用最多的是高频电凝固止血法。③ 注射止血法:主要用于食管胃底静脉曲张破裂和其他各种原因引起的胃肠道急、慢性出血者。用于注射的药物有 15%~20% 高渗盐水、98%~100%无水酒精、1:10000 肾上腺素溶液、硬化剂 1%乙氧硬化醇等。④ 结扎法:用皮圈套扎曲张静脉不但能达到止血目的,而且可以预防早期再出血。⑤ 内镜下止血夹治疗:主要用于小动脉破损出血。

【小结】

完成该任务必须了解上消化道出血的病因、临床表现、特异性的辅助检查,能有针对性地收集资料,并做出正确的疾病和护理问题的判断,按照轻重缓急护理先后次序进行相应的处置。

能力训练

李某,男性,30 岁,晨起感头晕、乏力,上午上厕所时突然晕倒在地,被家人立即送往本院。既往体健。查体:体温 37.5℃,脉搏 128 次/分,呼吸 24 次/分,血压 70/50 mmHg,神清,精神差,面色苍白,皮肤巩膜无黄染,未见肝掌、蜘蛛痣。腹软,剑突下压痛,无反跳痛,肝脾未扪及,肠鸣音 18 次/分,移动性浊音阴性。四肢冷,膝反射正常。疑为上消化道出血。

值班护士需从哪些方面对急诊入院的李先生进行护理评估? 根据目前的评估资料说明患者存在哪些护理问题,还应从哪些方面进行护理评估。

【练习题】

1. 名词解释:上消化道大量出血。

2. 上消化道出血常见的病因有哪些?

3. 食管胃底静脉曲张破裂出血患者如何进行三腔二囊管压迫止血技术的护理?

4. 怎样配合医生抢救上消化道大出血患者?

5. 如何判断上消化道出血患者是否再出血?

(张玲芝)

任务九　肾病综合征患者的临床处置

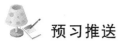

预习推送

■概述
■病因
■临床表现
■辅助检查

1-9-1
预习推送

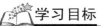

学习目标

知识目标

1. 能说出肾病综合征的病因、诱因、主要护理问题。
2. 能说明肾病综合征的临床表现、特异性的辅助检查、治疗原则。
3. 能陈述糖皮质激素用药原则、不良反应和肾穿刺术术前、术后的护理。
4. 能描述肾穿刺术穿刺过程及术中配合。

技能目标

1. 能熟练收集肾病综合征患者的资料。
2. 根据收集到的具体资料初步判断疾病和存在的护理问题。
3. 根据所做的判断熟练进行相应处置。
4. 学会皮肤护理和正确留取 24 小时尿蛋白定量标本,学会尿浓缩稀释试验操作方法。

任务描述

　　患者,女,35 岁,已婚,因全身水肿、尿液泡沫增多 2 个月余,由门诊收治入院。
作为接诊护士,请对新患者进行接诊和临床处置。

任务实施

一、接诊及评估

1. 接诊及时,态度热情。
2. 收集资料。
(1) 病史。患者于 2 个月前出现晨起眼睑水肿,逐渐波及全身,以下肢为主,遂来院就诊。门诊检查示尿蛋白(＋＋＋),尿红细胞 5~6 个/HP,白细胞 1~2 个/HP,24 小时尿蛋白定量 7.2g,B 超提示双肾慢性肾病图像,以肾病综合征收治入院。

即问即答

病史主要从哪几个方面进行收集？

1-9-2
病史收集

（2）体格检查。体温 37.2℃,脉搏 84 次/分,呼吸 20 次/分,血压130/75 mmHg。颜面及下肢明显水肿,两肺下部叩诊浊音,呼吸音消失,未闻及管状呼吸音。心界不大,各瓣膜区未闻及病理性杂音。腹软,肝脾肋下未及,腹部移动性浊音（＋）,肾区无叩痛。

即问即答

体格检查项目包括哪些？

1-9-3
体格检查

（3）心理社会状态。患者对该病的病因等一无所知,对疾病的预后非常担忧,享有职工医疗保险。

即问即答

心理社会评估应主要从哪几个方面进行？

1-9-4 心理
社会评估

（4）辅助检查。

1）实验室检查:Hb 120g/L,血清清蛋白 25g/L,肾功能正常,血清总胆固醇及甘油三酯均高于正常。

2）影像学检查:除 B 超提示慢性肾脏疾病外,腹部 B 超见中等量腹水,X 线胸片示双侧胸腔中等量积液,心影正常。

即问即答

应做哪些有针对性的辅助检查？

1-9-5
辅助检查

二、判断

1. 初步判断该患者所患的疾病及其依据、发病原因。

初步判断该患者所患的疾病:肾病综合征（原发）。

依据:患者出现"三多一少"的典型临床症状。

发病原因:肾病综合征不是一个独立的疾病,而是一个临床症候群,在排除由于其他病因引起的继发性肾病综合征后,还需要通过肾脏活检进行病理分型。各种病理类型的发病机制不尽相同,但从根本上来讲,都属于免疫介导性炎症疾病。

2. 目前患者主要存在哪些护理问题？

（1）体液过多。与低蛋白血症、高度水肿等因素有关。

（2）营养失衡,低于机体需要量。与大量蛋白质从尿中丢失、胃肠吸收障碍有关。

（3）有感染的危险。与皮肤水肿、营养不良、激素、免疫抑制剂应用有关。

（4）有皮肤完整性受损的危险。与全身水肿有关。

（5）知识缺乏。缺乏有关疾病的防治知识。

（6）焦虑。与本病病程长、易反复发作、肾穿刺有关。

（7）潜在并发症。血栓形成、急性肾功能衰竭、肾穿刺出血。

三、组织

立即通知医生并组织救护。

四、护理

1. 体位。卧床休息,协助患者选择舒适的体位,如半卧位。必要时吸氧,注意保暖。

2. 按医嘱及时给药。如利尿消肿、减少尿蛋白、用激素抑制免疫与炎症、补充血浆或血清清蛋白等。应用激素应注意几点:① 起始用量要足,足量有利于诱导疾病缓解。以泼尼松为例,始量应每日1mg/kg,或40~60mg/d,共服 12 周。② 减撤药要慢,有效病例每 2~3 周减原用量的 10%,当减至 20mg/d 左右时疾病易复发,更需谨慎。③ 维持用药要久,最后以 10~15mg/d 为维持量,再服半年至一年或更久。同时做好健康教育,在医生指导下减药或停药,避免感染、劳累、任意停药或撤药等诱因引起复发,已发生呼吸道感染应积极治疗。

3. 正确留取血尿标本(如血气分析、血电解质、肝肾功能、尿常规、尿蛋白定量等),严格、准确地记录患者 24 小时出入量,并定时为其测量体重、血压等。

4. 注意定时变换体位,防止皮肤长时间受压,并按摩受压皮肤以避免发生压疮。

5. 指导患者采用低盐(1~3g/d)、正常量的优质蛋白(蛋白质每日 0.8~1g/kg,60% 以上为优质蛋白,如瘦肉、鸡肉、鱼肉等)、充足的热量(每日 126~147kJ/kg)和丰富的维生素饮食,严重水肿伴少尿要严格限水,饮水量依据量出为入的原则,进水量=前日尿量+500ml,尿量>1000ml/d,不必过分限水。

6. 协助做好全身皮肤的清洁。患者穿着的衣服宜宽大舒适,注意个人卫生,每天用温水擦洗皮肤,做好心理护理。

7. 预防交叉感染。保持床单位整齐,帮助患者剪短指甲,告诉其皮肤瘙痒时切忌用力搔抓,避免抓伤皮肤。做好病室物品及空气的清洁消毒,减少探访人数,避免受凉。

8. 尽量减少肌内注射,在静脉穿刺时严格消毒局部皮肤,尽量一次成功,拔针后按压至不渗液为止。对各项护理操作都应严格无菌,防止医源性感染。

9. 肾穿刺术术前护理。术前向患者解释检查的目的和意义,消除其恐惧心理;教会患者憋气及床上排尿;检查血常规、出凝血功能及肾功能,以了解有无贫血、出血倾向及肾功能水平;准备穿刺针、消毒用物、标本固定液等肾穿刺用物。

10. 肾穿刺术术后护理。穿刺点用沙袋压迫,腹带包扎;卧床休息 24 小时,前 6 小时必须仰卧于硬板床,不可翻身;不可下床,直到术后 24 小时;密切观察有无腹痛、腰痛,监测生命体征及尿色;嘱患者多饮水,以免血块阻塞尿路;给予 5% 碳酸氢钠溶液静滴,以碱化尿液,促进造影剂排泄,减少对肾脏的影响;必要时使用止血剂及抗生素,以防出血和感染。

五、观察

1. 监测生命体征、观察皮肤水肿部位、分布、程度、特点及其消长以及尿蛋白消退情况。

2. 记录 24 小时出入量,注意尿量的变化,每日测量体重和腹围。

3. 注意肾穿刺术术后出血、感染征象。

4. 药物效果及副作用(利尿药、激素、细胞毒药物)。遵医嘱使用利尿剂,注意观察药物的疗效,有无副作用,尤其是有无电解质紊乱的情况,如低钾血症、低氯血症等。对于需使用糖皮质激素或免疫抑制剂的患者,要注意观察患者的治疗反应及副作用。长期使用糖皮质激素的患者可出现水、钠潴留,高血压,动脉粥样硬化,糖尿病,精神兴奋性增高,消化道出血,骨质疏松,继发感染,类肾上腺皮质功能亢进症(如满月脸、向心性肥胖)等。使用环磷酰胺等免疫抑制剂的患者,容易引起骨髓抑制、肝损害、脱发。

六、健康教育

1. 预防指导。认识到积极预防感染的重要性,加强营养,注意休息,保持个人卫生,积极采取措施,防止外界环境中病原微生物的侵入。

2. 生活指导。能够根据病情适度活动,注意避免肢体血栓等并发症的发生。饮食上注意限盐。每日不摄入过多蛋白质。

3. 病情监测指导。学会每日用浓缩晨尿自测尿蛋白,出院后坚持定期门诊随访,密切观察肾功能的变化。

4. 用药指导。坚持遵医嘱用药,勿自行减量或停用激素。了解激素及细胞毒药物的常见副作用。

5. 心理指导。意识到良好的心理状态有利于提高机体的抵抗力,增强适应能力。能保持乐观开朗的心态,对疾病治疗充满信心。

【任务实施流程图】

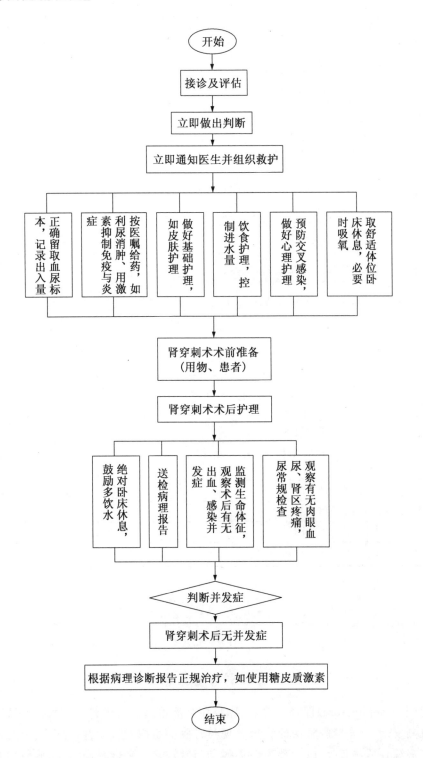

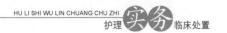
【评价标准】

项 目		项目总分	要 求	评分等级及分值				实际得分
				A	B	C	D	
护理过程	接诊	5	接诊及时,态度热情	5	4	3	2—0	
	评估	5	评估及时,判断正确	5	4	3	2—0	
	组织	5	立即通知医生并组织救护	5	4	3	2—0	
	护理	55	取合适体位	5	4	3	2—0	
			饮食宣教及时有效	5	4	3	2—0	
			按医嘱及时给药	5	4	3	2—0	
			正确留取血、尿标本,采取血标本一次成功,送检及时	5	4	3	2—0	
			全身皮肤清洁、无破损,预防感染措施到位	5	4	3	2—0	
			心理护理到位	5	4	3	2—0	
			肾穿刺术术前准备充分	5	4	3	2—0	
			肾穿刺术术后护理到位,无并发症发生	5	4	3	2—0	
			糖皮质激素冲击治疗及时、正确,掌握用药原则	5	4	3	2—0	
			严格执行无菌操作	5	4	3	2—0	
			基础护理措施到位、有效沟通、宣教到位	5	4	3	2—0	
	观察	15	监测生命体征,观察皮肤水肿消失及尿蛋白消退情况,肾穿刺术后有无出血、感染征象	5	4	3	2—0	
			记录24小时出入量、注意尿量的变化,每日测量体重和腹围	5	4	3	2—0	
			药物效果及副作用(利尿药、激素、细胞毒药物)	5	4	3	2—0	
质量控制		15	护理程序正确	5	4	3	2—0	
			操作熟练,配合到位	5	4	3	2—0	
			记录准确、及时	5	4	3	2—0	
总计		100						

ZHI SHI TUO ZHAN

知识拓展

肾穿刺的临床意义

肾穿刺(renopuncture)即肾活检,也称肾穿刺活检术。由于肾脏疾病的种类繁多,病因及发病机制复杂,许多肾脏疾病的临床表现与肾脏的组织学改变并不完全一致,比如,临床表现为肾病综合征,病理可以呈现为微小病变、轻微病变、轻度系膜增生、膜性肾病、膜增生性肾炎、局灶节段硬化等多种改变,其治疗方案及病情的发展结果也差别极大。另外,肾脏疾病的不同发展时期其组织病理的改变也不一致,比如,同样为 IgA 肾病,在病理上可以表现为从接近正常的肾组织到多数肾小球硬化的几乎所有发展阶段。因此,了解肾脏组织形态学的改变对临床医生判断病情、治疗疾病和估计预后方面提供了重要的依据。可以说,肾脏病理检查的开展是肾脏病学发展过程中的一个飞跃。目前,肾脏病理检查结果已经成为肾脏疾病诊断的金指标。概括起来,肾穿刺检查的临床意义主要有以下几点:

1. 明确诊断。通过肾穿刺活检术可以使超过 1/3 患者的临床诊断得到修正。

2. 指导治疗。通过肾穿刺活检术可以使将近 1/3 患者的临床治疗方案得到修改。

3. 估计预后。通过肾穿刺活检术可以更为准确地评价肾脏病患者的预后。

【小结】

完成该任务必须了解肾病综合征的病因、临床表现、辅助检查(包括肾活体组织检查),能有针对性地收集资料,并做出正确的疾病和护理问题的判断,按照轻重缓急护理先后次序进行相应的处置。

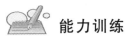 能力训练

患者,女,34 岁。3 个月前发现尿中有泡沫,未引起重视,一周来发现眼睑及双下肢水肿进行性加重伴乏力而来院就诊。

值班护士应从哪些方面对患者进行护理评估并进行临床处置?

【练习题】

1. 简述肾穿刺术术前、术后的护理。

2. 肾病综合征患者有哪些严重并发症?

3. 简述肾病综合征时发生高脂血症的机制。

4. 简述肾病综合征患者使用激素、免疫抑制剂的注意事项。

(周彩华)

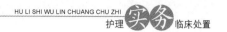

任务十　肾盂肾炎患者的临床处置

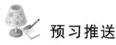

预习推送

■ 概述
■ 病因
■ 临床表现
■ 辅助检查

1-10-1
预习推送

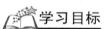

学习目标

知识目标

1. 能说出肾盂肾炎的病因、感染途径、易感因素、主要护理问题。
2. 能描述肾盂肾炎的临床表现、辅助检查、处置要点。
3. 能说出尿细菌学检查的临床意义。
4. 能说出肾盂肾炎抗菌用药原则和再发性尿路感染的处置要点。

技能目标

1. 能熟练收集肾盂肾炎患者的资料。
2. 根据收集到的具体资料,初步判断疾病和存在的护理问题。
3. 根据所做的判断熟练进行相应处置。
4. 学会正确留取尿培养的方法。

任务描述

患者,女,42岁,突然发冷、高热,伴腰痛、尿频、尿急、尿痛,由门诊收治入院。

作为接诊护士,请对新患者进行接诊和临床处置。

任务实施

一、接诊及评估

1. 接诊及时,态度热情。
2. 收集资料。

(1)病史。既往无尿路感染病史,本次突然发冷、高热,伴腰痛、尿频、尿急、尿痛1天,来院就诊。

即问即答

病史主要从哪几个方面进行收集?

(2) 体格检查。体温 40℃,脉搏 108 次/分,呼吸 24 次/分,血压120/85 mmHg。肾区有压痛及叩痛征。

即问即答

体格检查项目包括哪些?

(3) 心理社会状态。患者对该病的病因等一无所知,对疾病的预后非常担忧,自费医疗。

即问即答

心理社会评估应主要从哪几个方面进行?

(4) 辅助检查。实验室检查:尿蛋白(＋),白细胞成堆,白细胞管型可见,肾功能正常,中段尿培养有大肠埃希菌,菌落计数$>10^9$/ml。

即问即答

应做哪些有针对性的辅助检查?

1-10-2
病史收集

1-10-3
体格检查

1-10-4　心理
社会评估

1-10-5
辅助检查

二、判断

1. 初步判断该患者所患的疾病及其依据、发病原因。

初步判断该患者所患的疾病:急性肾盂肾炎。

依据:① 女性患者;② 尿频、尿急、尿痛;③ 腰痛,肾区有压痛及叩痛征;④ 高热:体温 40℃;⑤ 尿镜检:白细胞成堆,白细胞管型可见,中段尿培养有大肠埃希菌,菌落计数$>10^9$/ml。

发病原因:本病为细菌直接引起的感染性肾脏病变,致病菌为大肠埃希菌,属于上行感染。

2. 目前患者主要存在哪些护理问题?

(1) 体温升高。与泌尿系感染有关。

(2) 疼痛。与膀胱刺激征、腰痛等泌尿系感染症状有关。

(3) 焦虑。与疾病反复发作有关。

(4) 知识缺乏。与缺乏疾病的相关知识有关。

(5) 潜在并发症。慢性肾衰竭、肾乳头坏死、肾周脓肿。

三、组织

立即通知医生并组织救护。

四、护理

1. 卧床休息,提供良好的休息环境,保证患者睡眠充足。

2. 急性肾盂肾炎或慢性肾盂肾炎急性发作期都应多饮水,每日摄入量 2500ml 以上,目的是增加尿量,促进细菌、毒素及炎症分泌物排出。同时要注意加强营养和身体锻炼。给予清淡、高蛋白、高维生素饮食,发热、全身症状明显者应给予流质或半流质饮食。消化道症状明显者可静脉补液,同时做好口腔护理。

3. 向患者解释各种检查的意义和方法,正确收集标本。留尿标本应注意以下几点:① 应在用抗菌药物前或停用抗菌药物 5 天后留尿标本。② 收集患者尿标本时应注意除急症外以留取晨尿为宜,要保证尿液在膀胱内存留 6~8 小时。③ 留尿标本前要充分清洗会阴部,保持尿液不受污染。④ 留尿时要留取中段尿,必须严格执行无菌操作,置于无菌试管内。⑤ 留好的尿标本应立即送检,2 小时内做培养和菌落计数,以免有杂菌生长,影响判断结果。若有特殊情况需将尿液冷藏在 4℃以下的冰箱内。

4. 积极去除诱因,特别是尿路流通不畅、下泌尿道炎症、女性膀胱颈梗阻、盆腔和阴部的感染灶。治疗糖尿病、肝病、其他肾脏病、营养不良、严重贫血等。

5. 建立静脉通路。遵医嘱使用抗菌药物,应根据菌株及药敏试验结果,针对性用药。常选用抗革兰阴性杆菌药。让患者了解药物的作用、用法、疗程的长短。慢性肾盂肾炎患者的治疗较复杂,常采用联合用药方法,用药时间较长,应做好药物治疗的解释和指导,使患者能遵从医嘱治疗,确保疗程。

6. 肾区疼痛明显的患者应卧床休息,嘱其尽量不要弯腰、用力或站直,以减少对肾包膜的牵拉,有利于疼痛的减轻。可指导患者对疼痛的部位进行局部按摩、热敷。按医嘱使用碳酸氢钠等碱化尿液,以减轻尿路刺激症状,必要时服用解痉镇痛剂。

7. 高热时给予降温,注意观察及记录,给予相应护理。慢性肾盂肾炎后期,注意有无肾脏损害症状,如高血压、贫血、尿毒症等。

8. 做好心理护理,让患者尽量放松,不过于紧张焦虑。积极治疗并坚持服药,定期到医院进行复查,直至痊愈为止。帮助患者养成勤洗澡、勤更衣的卫生习惯。女性患者要注意经期、婚后及孕期卫生,保持会阴部清洁。

五、观察

1. 密切观察病情,监测生命体征,特别注意体温、血压及全身情况的变化。

2. 注意观察肾盂肾炎患者血尿,有无尿频、尿急、尿痛等尿路刺激症状,有异常及时通知医生。

3. 观察腰痛的性质、部位、程度、变化及有无伴随症状。急性肾盂肾炎患者若高热等全身症状加重或持续不缓解,且出现腰痛加剧等,应考虑是否出现肾周脓肿、肾乳头坏死等并发症,应及时通知医生处理。

4. 观察药物疗效及不良反应,如出现恶心、呕吐、食欲减退等。

六、健康教育

1. 知识宣教。让患者及其家属了解本病的病因、发病机制、主要表现及治疗方法。

2. 生活指导。保持良好的卫生习惯,学会正确清洁外阴部的方法,避免擦便纸污染尿道口。经常清洗外阴,女患者月经期间应增加外阴清洗次数,以保持外阴清洁干燥。日常多饮水,勤排尿(2~3 小时排尿一次)。排尿彻底,不留残尿。平时要劳逸结合,饮食注意营养均衡,增强机体的抵抗力。

3. 预防指导。尽量避免使用尿路器械,如必须使用,则严格无菌操作,并防止损伤。

【任务实施流程图】

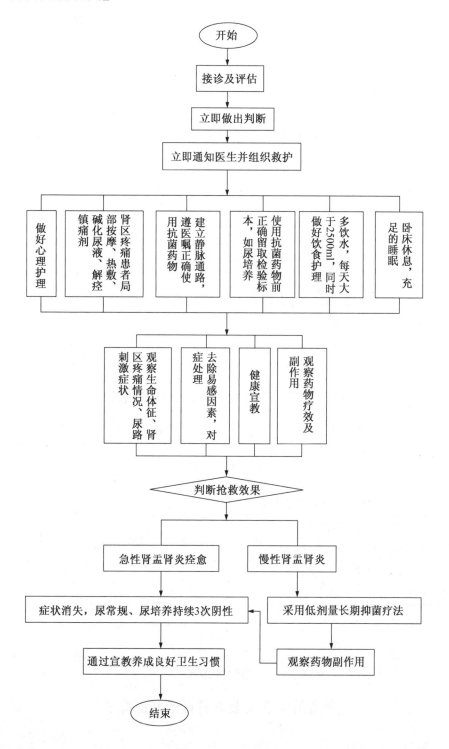

开始

接诊及评估

立即做出判断

立即通知医生并组织救护

做好心理护理

肾区疼痛患者局部按摩、热敷、碱化尿液、解痉镇痛剂

建立静脉通路，遵医嘱正确使用抗菌药物

使用抗菌药物前正确留取检验标本，如尿培养

做好饮食护理，多饮水，每天大于2500ml，同时

卧床休息，充足的睡眠

观察生命体征、肾区疼痛情况、尿路刺激症状

去除易感因素，对症处理

健康宣教

观察药物疗效及副作用

判断抢救效果

急性肾盂肾炎痊愈

慢性肾盂肾炎

症状消失，尿常规、尿培养持续3次阴性

采用低剂量长期抑菌疗法

通过宣教养成良好卫生习惯

观察药物副作用

结束

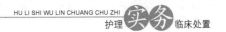

【评价标准】

项目		项目总分	要求	评分等级及分值				实际得分
				A	B	C	D	
护理过程	接诊	5	接诊及时,态度热情	5	4	3	2—0	
	评估	5	评估及时,判断正确	5	4	3	2—0	
	组织	5	立即通知医生并组织救护	5	4	3	2—0	
	护理	55	取舒适体位,卧床休息,保证患者睡眠充足	5	4	3	2—0	
			心理护理到位,能有效沟通,患者积极配合	5	4	3	2—0	
			饮食指导正确有效,多饮水、多排尿	5	4	3	2—0	
			正确留取检验标本(如尿常规、洁尿培养加药敏等)	5	4	3	2—0	
			按医嘱正确及时使用抗菌药物,对总的疗程有充分认识	5	4	3	2—0	
			按医嘱及时给予解痉镇痛、碱化尿液	5	4	3	2—0	
			及时去除诱因、易感因素	5	4	3	2—0	
			对症处理及时,如高热进行物理降温	5	4	3	2—0	
			健康宣教到位	5	4	3	2—0	
			评估疼痛程度正确,护理有效	5	4	3	2—0	
			基础护理措施到位,无交叉感染发生	5	4	3	2—0	
	观察	15	监测生命体征,特别注意体温、血压及全身情况的变化,注意并发症发生	5	4	3	2—0	
			观察腰痛的性质、部位、程度、变化,有无伴随症状,尿频、尿急、尿痛等尿路刺激症状	5	4	3	2—0	
			观察药物疗效及不良反应	5	4	3	2—0	
质量控制		15	护理程序正确	5	4	3	2—0	
			操作熟练,配合到位	5	4	3	2—0	
			记录准确、及时	5	4	3	2—0	
总计		100						

ZHI SHI TUO ZHAN

知识拓展

慢性肾盂肾炎复发和再感染的概念

一、复发

复发指治疗后菌株转阴性但在停药后的6周内再发且致病菌和先前感染的完全相同。

复发的常见原因有：① 尿路解剖上或功能上异常引起尿流不畅，可通过静脉肾盂造影或逆行肾盂造影以明确之。如存在明显解剖异常情况，需手术加以纠正，如果梗阻因素难以解除，则根据药敏选用恰当抗菌药治疗 6 周。② 抗菌药选用不当或剂量和疗程不足常易复发，可按药敏试验结果选择用药治疗 4 周。③ 由于病变部位瘢痕导致血流量差、病灶内抗菌药浓度不足，可试用较大剂量抗菌药治疗，如先锋霉素、氨苄青霉素、羟苄青霉素、乙基因梭霉素等疗程 6 周。

一年内尿路感染发作在 3 次或 3 次以上者又称复发性尿路感染，可考虑长程低剂量治疗，一般选毒性低的抗菌药物，如复方磺胺甲噁唑或呋喃妥因，每晚一粒，服用 1 年或更长，约 60％的患者菌尿转阴。男性因前列腺炎引起复发者宜同时治疗慢性前列腺炎，选用脂溶性抗菌药物，如复方磺胺甲噁唑成人每次 1～2 片，每日 2 次，首剂加倍（即 2～4 片）；环丙沙星 0.5g 每日 2 次；利福平 0.45～0.60g 顿服，疗程宜长达 3 个月，必要时手术切除病变（增生肿瘤）的前列腺。

如果经两个疗程的足量抗菌治疗后尿菌仍持续阳性，可考虑长程低剂量治疗，一般采用复方新诺明或呋喃妥因，每晚一次，可以服用 1 年或更长，约 60％的患者菌尿转阴。

二、再感染

再感染指菌尿转阴后，另一种与先前不同的致病菌侵入尿路引起的感染，一般在菌尿转阴 6 周后再发。妇女的尿路感染再发 85％是重新感染，可按首次发作的治疗方法处理，并嘱患者重视预防尿路感染的同时，应全面检查有无易感因素存在并予以去除。

【小结】

完成该任务必须了解肾盂肾炎的病因、易感因素、临床表现、辅助检查、诊断要点，能有针对性地收集资料，并做出正确的疾病和护理问题的判断，进行相应的处置。

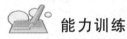 能力训练

患者，女，52 岁，退休中学教师。自 3 年前起无明显诱因下多次出现尿频、尿急、尿痛及腰部不适，常伴发热、恶寒、乏力和夜尿增多，但无茶色尿、水肿等。发作时曾多次门诊，尿常规示白细胞 50～60 个/HP，中段尿培养为"大肠杆菌"，诊断为"尿路感染"，予以诺氟沙星或阿莫西林等抗菌治疗。症状好转后即自行停药，未再复查尿液，疗程多为 3～5 日。20 日前患者因同样原因在门诊治疗，予以复方新诺明治疗 5 日，症状好转后停药。1 周前出现尿频、尿急、尿痛和夜尿增多，下腹不适，体温上升至 38.1℃，为进一步治疗收治入院。

值班护士应从哪些方面对患者进行护理评估并进行临床处置？

【练习题】

1. 中段尿培养的意义和注意事项是什么？
2. 如何预防慢性肾盂肾炎？

（周彩华）

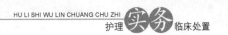

任务十一　慢性肾功能衰竭患者的临床处置

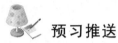 **预习推送**

■ 概述

■ 病因

■ 临床表现

■ 辅助检查

1-11-1
预习推送

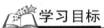 **学习目标**

知识目标

1. 能说出慢性肾功能衰竭的诱因、主要护理问题。

2. 能描述左心衰竭、高血钾等并发症的临床表现、紧急处置及防治原则。

3. 能说出慢性肾衰的分期、病因、临床表现、辅助检查、治疗措施。

4. 能说出血液透析的原理。

技能目标

1. 能熟练收集慢性肾功能衰竭患者的资料。

2. 根据收集到的具体资料初步判断疾病和存在的护理问题。

3. 根据所做的判断熟练进行相应处置。

4. 学会动静脉(A-V)内瘘的护理和正确留取内生肌酐清除率标本及饮食护理。

 任务描述

　　患者,女,47岁,主诉胸闷、心慌、气促、端坐呼吸9小时,由门诊收治入院。

　　作为接诊护士,请对新患者进行接诊和临床处置。

 任务实施

一、接诊及评估

1. 接诊及时,态度热情。

2. 收集资料。

(1)病史。患者,女,47岁,农民,初中文化,慢性肾功能不全病史6年,维持性血液透析2个月余(左前臂有 A-V 内瘘)。

即问即答

病史主要从哪几个方面进行收集?

（2）体格检查。体温36.5℃,呼吸28次/分,脉搏120次/分,血压147/99 mmHg。意识清楚,贫血貌,两肺底部闻及湿啰音,双下肢水肿,尿量300～400ml/d。

1-11-2
病史收集

即问即答

体格检查项目包括哪些?

1-11-3
体格检查

（3）心理社会状态。患者对该病的病因等有所了解,对疾病的预后不乐观,且治疗所需费用大,心理负担重。享有农村医疗保险。

即问即答

心理社会评估应主要从哪几个方面进行?

1-11-4 心理
社会评估

（4）辅助检查。

1）实验室检查。血常规:WBC 3.8×10^9/L,RBC 2.44×10^{12}/L,Hb 660g/L;尿常规:蛋白质(PRO)(+++),潜血(BLD)(+);血 BUN 29mmol/L,Cr 884μmol/L,HCO_3^- 15mmol/L,血钾 7.6mmol/L,血白蛋白 28g/L。

2）B超检查:左室舒张功能减退。

即问即答

应做哪些有针对性的辅助检查?

1-11-5
辅助检查

二、判断

1. 初步判断该患者所患的疾病及其依据、发病原因。

初步判断该患者所患的疾病:慢性肾功能衰竭(尿毒症期)、急性左心衰竭、肺水肿、高血钾。

依据:① 慢性肾功能不全病史6年,维持性血液透析2个月余,入院前4小时吃了含钾成分高的冬枣半斤和热开水300ml;② 入院时出现典型左心衰竭临床表现:胸闷、心慌、气促、端坐呼吸;③ 实验室检查:严重肾功能损害和高血钾、酸中毒、贫血、低蛋白血症,血 BUN 29mmol/L,Cr 884μmol/L,HCO_3^- 15mmol/L,血钾 7.6mmol/L,Hb 660g/L、血白蛋白28g/L。

发病原因:慢性肾功能不全病史6年,维持性血液透析2个月余,入院前4小时吃了含钾成分高的冬枣半斤和热开水300ml;患者肾功能衰竭、排泄功能障碍导致水、钠、钾等潴留,引起水、电解质和酸碱代谢紊乱,从而致左心衰竭、高血钾。

2. 目前患者主要存在哪些护理问题?

（1）活动无耐力。与贫血、代谢产物潴留、心脏扩大有关。

（2）有感染的危险。与肾衰竭免疫功能下降有关。

（3）预感性悲哀。与慢性肾衰竭预后不佳有关。

（4）体液过多。与水钠摄入过多而肾排泄障碍有关。

（5）营养失调，低于机体需要量。与长期食欲减退及胃肠道吸收不良有关。

（6）气体交换受损。与左心衰竭致肺循环淤血有关。

（7）潜在并发症。心律失常、心脏停搏、内瘘闭塞、高血压急症。

三、组织

立即通知医生并组织救护。

四、护理

1. 端坐卧位，双下肢下垂，以减少静脉回流而减轻肺水肿。必要时，可加止血带于四肢，轮流结扎三个肢体，每 5 分钟换一肢体，平均每肢体扎 15 分钟，放松 5 分钟，以保证肢体循环不受影响。绝对卧床休息。皮下或肌内注射吗啡 5～10mg 或哌替啶 50～100mg，使患者安静。扩张外周血管，减少回心血量，减轻呼吸困难。注意保暖。

2. 高流量吸氧 6～8L/min，改善呼吸困难，并用 20%～30% 酒精湿化，使肺泡内泡沫的表面张力降低而破裂，以利于改善肺泡通气。但应注意吸氧时间不宜过长，要间歇使用，必要时面罩给氧，保持呼吸道通畅。

3. 心电图检查及多参数监护。

4. 正确留取血尿标本。动脉、静脉采血，立即送检血标本（如血气分析、血电解质、肝肾功能等生化全套、血尿常规、出凝血时间、内生肌酐清除率等）。

5. 按医嘱及时给药。

（1）左心衰竭、肺水肿处理。根据医嘱补液给药。① 利尿：静脉给予作用快而强的利尿剂，如呋塞米（速尿）20～40mg 或利尿酸钠 25～40mg 加入葡萄糖注射液内静脉注射，以减少血容量，减轻心脏负荷。应注意防止或纠正大量利尿时所伴发的低钾血症和低血容量。② 血管扩张剂：静脉滴注硝普钠或酚妥拉明以降低肺循环压力，但应注意勿引起低血压；也可舌下含化硝酸甘油降低肺循环静脉压。③ 强心药：如近期未用过洋地黄类药物，可静脉注射作用快速的洋地黄类制剂，如西地兰、毒毛旋花子苷 K 等。④ 氨茶碱：对伴有支气管痉挛者可选用，氨茶碱 0.25g 加入 10% 葡萄糖液 20ml 稀释后静脉缓慢注入，可减轻支气管痉挛，扩张冠状动脉和加强利尿。⑤ 皮质激素：氢化可的松 100～200mg 或地塞米松 10mg 加入葡萄糖液中静滴亦有助肺水肿的控制。⑥ 原有疾病和诱发因素治疗。

（2）高血钾、酸中毒处理。注意钾平衡，重在防止钾过多，要严格限制食物及药品中钾的摄入。防止感染，禁止输库血。可用 10% 葡萄糖酸钙 10ml，缓慢静注，以拮抗钾离子对心肌及其他组织的毒性作用，25% 葡萄糖液 300ml 加普通胰岛素 15IU，静滴，以促进糖原合成，使钾离子转入细胞内；钠型离子交换树脂 20～30g 加入 25% 山梨醇 100～200ml 作高位保留灌肠，1g 钠型离子交换树脂约可交换钾 0.85mmol；纠正酸中毒，促使细胞外钾向细胞内转移，同时用 5% 碳酸氢钠注射液静脉点滴。

（3）护肾、防止感染，纠正水、电解质和酸碱代谢紊乱，避免使用肾毒性药物。

6. 立即进行血液透析。做好血液透析的护理。

（1）透析前护理。透析设备的准备、透析药品的准备、患者的准备、心理护理。

（2）做好透析过程中护理。防止低血压、失衡综合征、肌肉痉挛、心律失常、心力衰竭、空气栓塞出血、管路凝血、热源反应等并发症的发生。

（3）透析后护理。① 透析结束时,应缓慢回血,测血压后,如血压正常,嘱患者躺数分钟、坐数分钟后缓慢起床,防止发生体位性低血压。② 注意观察出血情况:拔除动脉和静脉穿刺针时,应立即压迫止血 10～15 分钟,力量适中,压迫点应是血管穿刺点。如动脉穿刺,则压迫时间为 30 分钟以上。如有出血倾向,可用鱼精蛋白中和,肝素和鱼精蛋白比为 1∶1。③ 透析后注意穿刺插管及内瘘的护理,防堵塞及感染。④ 称体重,与患者约定下次透析的时间。嘱患者按医嘱服药,根据个体化差异,给予针对性健康宣教。

7. 准确记录 24 小时出入量。入量包括饮水量、输液量、进食饭菜、水果等;出量包括尿液、粪便、呕吐物等。控制输液速度及量,每日液体进入量为前一天液体排出量加上 500ml。

8. 动静脉内瘘护理。

（1）做内瘘的手臂禁止测量血压及输液。

（2）内瘘术后如血管扩张不理想,可用内瘘手臂侧手捏橡皮健身球,每天锻炼 3～4 次,每次 10 分钟,以促进内瘘的成熟。

（3）平时穿着的衣服衣袖应宽松,内瘘手臂不能受压及过度用力,避免引起内瘘闭塞。

（4）来院透析前,应清洗手臂,保持穿刺部位清洁。

（5）穿刺后,手臂禁止乱动,以免引起血管破裂及穿刺针脱落而发生血肿和大出血。

（6）透析结束后,压迫穿刺点止血 5～20 分钟,血止后方可用消毒胶布覆盖,再用弹力绷带包扎 20 秒后取下。

（7）患者应经常检测瘘管吻合口有无震颤,每天至少 2 次,如发现瘘管震颤消失或疼痛（绷带不易过紧）,应立即来院诊治。

（8）有血管瘤者,可用弹性绷带加以保护,避免碰破而出血。

（9）长期透析患者,会引起皮肤瘙痒,此时应禁忌抓挠,以免引起皮肤破裂、感染。应擦拭油性防菌药膏,如金霉素、红霉素眼膏。

（10）透析后当天,内瘘手臂请不要碰水,以防感染。

9. 对症处理。如纠正贫血、低蛋白血症,尽量减少创伤性治疗,做好基础护理。

10. 饮食护理。高热量、高维生素饮食,"四限"（限水、限钠、限钾、限磷补钙）,限制水的摄入,严格控制干体重,两次透析间期体重不超过自身体重的 4%～5%;限制钠的摄入,食盐 2～3g/d;限制高钾食物的摄入,如橘子、冬枣、土豆、香蕉等;低磷饮食,补充钙剂,血透患者给予优质高蛋白饮食,蛋白质 1.2g/(kg·d),如鱼类、豆类、奶类、蛋类等。

11. 重视心理护理。因病情凶险,患者及家属均有恐惧、焦虑心理,应向患者及家属解释病情,让患者了解疾病的治疗、护理和预后,减轻心理压力。

五、观察

1. 生命体征监测。观察神志、体温、脉搏、呼吸、血压等的变化,尤其注意呼吸深浅度、心率、心律、ST 段、T 波高尖等情况。

2. 观察 24 小时出入量,尤其注意 24 小时尿量,观察浮肿消退情况,每日检测血电解质,注意水、电解质的平衡,定期监测血常规、肾功能、血浆蛋白、血电解质、血气分析,每日测体重。

3. 观察药物疗效及副作用。

六、健康教育

1. 生活指导。注意劳逸结合,避免劳累和重体力活动。严格遵循饮食治疗的原则,注意水钠限制和蛋白质的合理摄入。

2. 预防指导。注意个人卫生,保持口腔、皮肤及会阴部的清洁。皮肤瘙痒时避免用力搔抓。注意保暖,避免受凉。尽量避免妊娠。

3. 用药指导。严格遵医嘱用药,避免使用肾毒性较大的药物,如氨基糖苷类抗生素。

4. 透析指导。慢性肾衰竭患者应注意保护和有计划地使用血管,尽量保留前臂、肘等部位的大静脉,以备用于血透治疗。已行透析的患者,血液透析者应注意保护好动静脉瘘管,腹膜透析者保护好腹腔透析通道。

5. 心理指导。注重心理调节,保持良好心态,培养积极的应对能力。

【任务实施流程图】

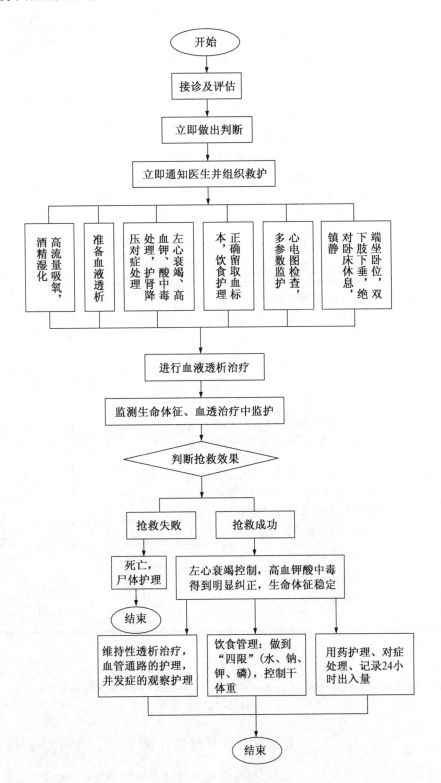

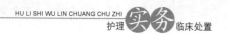

【评价标准】

项 目		项目总分	要 求	评分等级及分值				实际得分
				A	B	C	D	
护理过程	接诊	5	接诊及时,态度热情	5	4	3	2—0	
	评估	5	评估及时,判断正确	5	4	3	2—0	
	组织	5	立即通知医生并组织救护	5	4	3	2—0	
	护理	55	端坐卧位,双下肢下垂,绝对卧床休息	5	4	3	2—0	
			高流量吸氧 4～6L/min,用 20%～30%酒精湿化,必要时面罩给氧	5	4	3	2—0	
			保持呼吸道通畅	5	4	3	2—0	
			动脉、静脉采血,立即送检血标本,迅速建立有效静脉通路	5	4	3	2—0	
			按医嘱用药,如强心、利尿、扩血管、解除支气管痉挛,纠正高血钾、酸中毒,用药安全有效	5	4	3	2—0	
			同时按医嘱护肾、利尿、降压治疗、防治感染,纠正水、电解质和酸碱代谢紊乱	5	4	3	2—0	
			立即进行血液透析,无并发症发生	5	4	3	2—0	
			心电图及心电监护及时,连接正确	5	4	3	2—0	
			准确记录 24 小时出入量,严格控制输液速度及量	5	4	3	2—0	
			饮食指导正确有效	5	4	3	2—0	
			基础护理措施到位,有效沟通,宣教到位	5	4	3	2—0	
	观察	15	生命体征监测,尤其注意呼吸深浅度、心率、心律、ST 段、T 波高尖等情况	5	4	3	2—0	
			观察记录 24 小时出入量,每日检测血电解质,注意水、电解质的平衡,定期监测血常规、肾功能、血浆蛋白、血电解质、血气分析	5	4	3	2—0	
			观察药物疗效及副作用	5	4	3	2—0	
质量控制		15	救护程序正确	5	4	3	2—0	
			操作熟练,配合到位	5	4	3	2—0	
			记录准确、及时	5	4	3	2—0	
总计		100						

ZHI SHI TUO ZHAN

知识拓展

延缓慢性肾衰竭的疗法

1. 饮食疗法。① 蛋白质摄入量应根据患者的肾功能加以调整,一般采用低蛋白饮食,但以不产生负氮平衡为原则。应给优质蛋白，如蛋类、乳类、鱼、瘦肉等。限制植物性蛋白质的摄取。② 高热量，每日每千克体重不少于 125.5kJ。③ 补充维生素。④ 饮水量应视具体情况而定，每日尿量在 1000ml 以上。无水肿者不应限水。⑤ 钠盐不必过分限制，因储钠功能减退，尿中有钠盐丢失。⑥ 少尿者应严格限制含磷含钾的食物。

2. 必需氨基酸疗法。口服或静脉点滴必需氨基酸液，成人每日 9～23g。凡用该法应忌食含非必需氨基酸丰富的食物，并进食低量优质蛋白（每日每千克体重 0.3g），以促进机体利用尿素合成非必需氨基酸，继而与必需氨基酸合成人体蛋白质，从而达到降低血尿素氮的目的。

3. 钠扩容后利尿疗法。先服碳酸氢钠 3g/d（如患者已有水钠潴留，不必先服碳酸氢钠），然后给予呋塞米，开始用量为 100mg/d，静注，使每日尿量达 2000ml 左右，否则，呋塞米量每日加倍，直至达到上述尿量为止。但每日呋塞米总剂量不宜超过 1000mg，如呋塞米每次超过 200mg，应加入葡萄糖液内静滴。

4. 血管活性药物的应用。多巴胺 20mg，酚妥拉明 10mg 加于 5％葡萄糖液 250ml 中静滴，滴速 1ml/min，每日 1 次，共 7 次。可改善肾血流，使尿量增加，促进尿素氮排出。

5. 口服氧化淀粉。口服 20～40g/d，可使肠道中尿素与氧化淀粉相结合而排出体外，1～2 周后，血尿素氮可下降 30％左右，因其有头晕、恶心、腹泻等副作用，目前多用 DASC（白蛋白涂饰氧化淀粉制剂），该制剂不良反应轻微。

6. 中药。大黄 10g，牡蛎 30g，蒲公英 20g，水煎至 300ml，高位保留灌肠，每日 1～2 次，控制患者腹泻每日在 3～4 次为宜，促进粪氮排出。

【小结】

完成该任务必须了解慢性肾功能衰竭的病因、诱因、临床表现（如左心衰竭、高血钾等并发症的临床表现）、辅助检查，能有针对性地收集资料，并做出正确的疾病和护理问题判断，按照轻重缓急护理先后次序进行相应的处置。

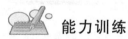 能力训练

患者，男，46 岁，反复眼睑及双下肢水肿、泡沫尿，尿蛋白升高伴镜下血尿 15 年。高血压史 6 年，乏力、夜尿增多史 2 年，近来无诱因下常易出现牙龈出血，今来院就诊。

值班护士应从哪些方面对患者进行护理评估并进行临床处置？

【练习题】

1. 简述慢性肾功能衰竭非透析治疗的主要措施。
2. 慢性肾功能不全急性加重的诱因有哪些？如何避免？
3. 简述肾性贫血的原因和处置方法。

（周彩华）

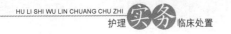

任务十二　急性白血病患者的临床处置

预习推送

■概述

■病因

■临床表现

■实验室检查

1-12-1
预习推送

学习目标

知识目标

1. 阐述急性白血病的主要护理诊断及护理要点。
2. 列出化疗相关的护理要点(使用化疗药物的护理、化疗的自我防护、患者血管的保护、保护性隔离措施的实施等)。
3. 说出成分输血的概念、分类。
4. 说出骨髓穿刺术的作用和骨髓移植方法。

技能目标

1. 熟练收集急性白血病患者的资料。
2. 根据收集到的具体资料初步判断疾病和存在的护理问题。
3. 根据所做的判断熟练进行相应处置。
4. 学会正确输血和护理 PICC 管道的方法。

任务描述

　　患者,男,39 岁。口腔黏膜溃破 1 个月,牙龈出血 1 周,寒战、高热伴咽痛 4 天,由门诊收治入院。

　　作为接诊护士,请对该患者进行接诊和临床处置。

任务实施

一、接诊及评估

1. 接诊及时,态度热情。

2. 收集资料。

(1)病史。患者既往体健,有烟酒嗜好。患者无明显诱因下出现口腔黏膜溃破 1 个月,牙龈出血 1 周，难以自止，同时伴乏力、疲倦，寒战、高热伴咽痛 4 天入院。于当地卫生院经止血、退热、抗炎等对症治疗（具体不详），病情不见好转，发现血象异常，为进一步诊治转入我院血液科。

（2）体格检查。体温 39.1℃，呼吸 20 次/分，脉搏 98 次/分，血压 120/80mmHg。神志清楚，轻度贫血貌，皮肤、巩膜无黄染，全身皮肤散在大小不等的出血点，颈部及颌下可触及 0.5～1.5cm 大小淋巴结数个。右中肺叩诊浊音，闻及湿啰音。胸骨压痛明显。腹软，肝肋下 2.0cm，脾肋下 2.0cm。口腔黏膜散在多个大小不等紫红色血疱，牙龈增生肿胀，有出血。

即问即答

体格检查项目包括哪些？

1-12-2
体格检查

（3）心理社会状态。患者初中文化，油漆工，从事室内装潢工作 20 余年；性格内向，对疾病了解甚少，担心预后；已婚，父母健在，育有 1 儿 1 女，妻儿均体健，家庭支持尚可，自费医疗。

（4）辅助检查。

1）实验室检查：血常规 WBC 2.2×10^9/L，N 0.9×10^9/L，RBC 1.98×10^{12}/L，Hb 97 g/L，PLT 22.2×10^9/L；DIC 全套（＋）；肝、肾功能无明显异常。X 线检查示右中肺片状渗出性改变。

2）专科检查：骨髓象示骨髓增生极度活跃，早幼粒细胞占 95％（非红系），过氧化物酶（POX）强阳性。未做免疫分型及遗传学检查。

即问即答

应做哪些有针对性的辅助检查？

1-12-3
辅助检查

二、判断

1. 初步判断该患者所患的疾病及其依据、发病原因。

初步判断该患者所患的疾病：急性早幼粒细胞性白血病（M_3）。

依据：① 典型的临床表现：起病急，皮肤黏膜瘀点、瘀斑，牙龈出血，乏力，肺部感染，胸骨压痛，肝、脾、淋巴结肿大；② 特征性的血象、骨髓象改变："三系"降低，骨髓增生活跃，早幼粒细胞＞30％；③ 凝血功能异常。

发病原因：患者从事油漆工作，长期接触含苯化合物成为危险因素，导致骨髓中白血病细胞异常增殖，失去进一步分化成熟的能力而停滞于不同阶段，并浸润其他器官和组织，从而抑制正常造血功能，使正常造血细胞减少而使"三系"降低，临床出现贫血、感染、出血和肝、脾、淋巴结不同程度肿大及器官组织浸润的表现。而急性早幼粒细胞性白血病（M_3）为骨髓造血停滞于早幼粒阶段，大量增殖的早幼粒细胞的颗粒中含有大量的促凝血物质，释放入血后极易早期并发 DIC。

2. 目前患者主要存在哪些护理问题？

（1）有出血的危险。与患白血病正常造血受抑制，血小板大量减少有关。

（2）体温过高。与正常造血受抑制，导致白细胞尤其是粒细胞减少，肺部感染有关。

（3）活动无耐力。与正常造血受抑制、血红蛋白减少、贫血有关。

（4）疼痛（胸骨）。与白血病细胞浸润有关。

（5）预感性悲哀。与患急性白血病及支付医药费用有关。

（6）知识缺乏。与患病及知识文化水平较低有关。

（7）潜在并发症。出血、中枢神经系统白血病、化疗药物副作用。

三、组织

立即通知医生并组织救护。

四、护理

1. 保护性隔离。为患者安排单间病室，病室每日用紫外线照射消毒2小时，通风换气时注意保暖，防止受凉；床边严禁放置鲜花及不流动水，以防细菌滋生及微生物感染；接触患者前须洗手，戴口罩、帽子，换鞋并穿清洁隔离衣；所有诊疗过程均严格遵守无菌技术，严格限制探视。

2. 休息与体位。卧床休息，协助患者选择舒适的体位，减轻骨骼疼痛；协助生活护理，减少体力消耗；消除环境中的危险障碍物，避免外伤；必要时吸氧，注意保暖。

3. 患者高热的护理。每4小时测体温，遵医嘱应用抗生素，合理降温，物理降温时禁用酒精擦浴，大量出汗的患者密切观察有无虚脱，保持衣被干洁，鼓励患者多饮水，保证足够的液体摄入。

4. 协助医生完成骨髓穿刺及活检术。术前向患者解释穿刺目的及注意事项，简要说明穿刺过程，并检查患者血小板、出凝血时间，按需准备用物，术中配合医生完成骨髓穿刺，术后平卧4小时，注意观察穿刺部位有无出血。

5. 化疗护理。

（1）用药前向患者说明所给药物的作用及副作用，以取得配合。

（2）化疗静脉通路的建立。① 普通静脉留置针：腕和肘之间的手臂大静脉，以利于药物的稀释；② 深静脉：PICC，锁骨下静脉、颈内静脉等；③ 手背、肘窝、下肢静脉不能用于输注化疗药，以防药液渗出后引起功能障碍。

（3）化疗药物的注入需要单独的静脉通路，不能与其他药物混合注入；使用化疗药前后，均用不含化疗药的无菌液体冲洗静脉通路；化疗过程中应勤巡视，观察输注部位局部有无红肿、渗出，回血是否良好，患者有无不适主诉；严格遵医嘱控制输液速度。

（4）化疗不良反应的护理。① 消化道反应：密切观察有无恶心、呕吐、胃纳减退、便秘或腹泻等消化道反应；遵医嘱使用止吐药物；通过劝慰或行为疗法，给患者情感的支持；化疗前后1～2小时内避免进食，进食前指导患者做深呼吸及吞咽动作，进食后取坐位或平卧位。② 预防口腔炎：加强口腔护理，勤漱口、刷牙。③ 尿酸性肾病：化疗期间多饮水，保证每日4000ml以上的液体摄入，碱化水化尿液，加快尿酸排泄。④ 脱发：化疗后2周开始脱发，3～5个月头发可再生。头发护理应轻柔，避免烫发、染发，可使用假发、头巾等修饰。⑤ 骨髓抑制：用药7～14天后出现，密切观察有无出血、贫血、感染迹象，严密监测血常规，每一疗程结束行骨髓穿刺了解骨髓抑制情况。观察和预防感染、出血、贫血，并做详细宣教。⑥ 化疗药物特殊不良反应：患者用HA化疗方案（三尖杉酯碱＋阿糖胞苷），以及给予全反式维甲酸及三氧化二砷时应注意，三尖杉酯碱可损害心肌，给药时要慢，注意询问、观察患者有无心前区不适,监测心率与心律,患者出现胸闷、心悸时,应做心电图并及时通知医生;全反式维甲酸可致皮肤、黏膜干燥,消化道反应和肝损害;三氧化二砷对血管有较强的刺激性,要预防静脉炎的发生。

6. 预防出血。减少活动,预防损伤(如跌倒、碰撞),避免提重物;进食含高纤维素食物及多饮水,避免进食硬物,如山核桃、甘蔗等;使用电动剃须刀,勿使用刀片剃须刀;不要使用剪刀剪指甲,而用锉甲刀;避免阴道冲洗、直肠给药、灌肠等侵入性操作;月经期间估计月经量;勿使用牙签,用软毛牙刷。护士应提高警惕,密切注意患者有无出血征兆,尤其是脑出血。检查患者大小便性状,全身皮肤有无瘀点、瘀斑,注射或抽血后应在针孔处加压5分钟以上。嘱患者避免头部剧烈活动,若出现头痛、恶心、呕吐、视物模糊应立即报告医生。

7. 防治感染。严密观察感染征象,每4小时评估生命体征一次;严格消毒隔离制度;加强生活护理,勤翻身、叩背、咳痰,防口腔、会阴、肛周、泌尿系统等感染;遵医嘱使用抗生素,护士应正确掌握给药时间、剂量,使用时现用现配。

8. 成分输血。交叉配血,严格核对制度;用专用输血器输血,两袋血液之间应以生理盐水冲洗管道;注意输注速度,血小板应以受体可耐受的最快速度输入;输血过程中尤其是输血初期10~15分钟密切观察有无输血反应。

9. PICC管道的护理。结束输液按要求冲管及封管;注意观察管道固定是否良好,局部有无感染或静脉炎;定期更换敷料;对患者进行长期置管的知识宣教,以防管道移位或损坏。管道护理要点如下:

(1)更换辅料及肝素帽。每周两次或敷料松动、潮湿时随时更换;更换时自下而上去除贴膜,不要用手触动贴膜覆盖区的皮肤,严格无菌操作;观察穿刺点有无出血、水肿及渗出,触摸穿刺点有无疼痛、硬结。消毒顺序为:以穿刺点为中心向外环形消毒,范围以穿刺点为中心上下10cm,两侧至臂缘,待干后方可进行第二次消毒,注意酒精不可接触管道以防管道老化破损;后用PVP碘消毒皮肤三次,方法同前,最后消毒穿刺点和管道,去除旧肝素帽,用碘伏消毒管道接口外缘,接上新肝素帽;待干后,固定并贴好新的贴膜,记录导管长度、操作者及换药时间;如导管有部分脱出,可采用局部固定,切不可将脱出导管再送入血管中,以防感染。

(2)冲管及封管。用20ml稀肝素液(出血倾向者用生理盐水)对管道进行脉冲式冲管,最后用2ml肝素液进行正压封管。禁止使用5ml及以下注射器对PICC管道进行冲管及封管,以免损坏管道。

(3)带管宣教。① 出院后保持局部清洁干燥,不要擅自撕下敷料。敷料有卷曲、松动、敷料下有汗时及时返回病房请护士更换。② 带PICC患者不影响从事一般性日常工作、家务劳动、体育锻炼,但需避免使用带有PICC一侧手做引体向上、托举哑铃等持重锻炼,并需避免游泳等会浸泡到无菌区的活动。③ 携带此导管的患者可以淋浴,但应避免盆浴、泡浴。淋浴前用塑料保鲜膜在肘弯处缠绕2~3圈,上下边缘用胶布贴紧,淋浴后检查敷料下有无浸水,如有浸水回医院请护士更换敷料。④ 治疗间歇期需每3~4天对PICC导管进行冲管、换敷料、换肝素帽等维护,注意不要遗忘。⑤ 注意观察针眼周围有无发红、疼痛、肿胀,有无渗出,如有异常及时联络医生或护士。

10. 合理饮食。足够的营养支持是化疗患者能否耐受化疗的前提,因此要强调在化疗期间增强营养、鼓励进食,给予高蛋白、高维生素、高热量、清淡、易消化的饮食,指导患者少量多餐,必要时静脉补充营养,同时鼓励患者多饮水。

11. 重视心理护理。因病情凶险,患者及其家属均有恐惧、焦虑心理,应向患者及家属解释病情,让患者了解疾病的治疗、护理和预后,减轻心理压力。

12. 护士做好化疗时的自我防护。接触化疗药物时需戴乳胶手套、鞋套、口罩、帽子、防护衣、护目镜,避免使用薄膜手套,以免化疗药物的渗透;配置化疗药物者不宜佩戴隐形眼镜。

13. 做好积极准备,等待配型成功进行骨髓移植。

五、观察

1. 密切观察患者意识、体温、呼吸、心率、脉搏、血压等的变化,动态监测患者血象,包括白细胞、血小板、血红蛋白浓度及骨髓象。

2. 仔细询问及认真观察患者有无感染、出血和贫血的迹象,重点关注体温的变化,口腔、会阴部有无感染征兆,乏力的程度及血红蛋白的多少,皮肤黏膜瘀点、瘀斑范围、大小及数量的变化。

3. 注意患者神志的变化,警惕颅内出血的发生。

4. 注意观察化疗后的不良反应。

5. 注意深静脉置管后局部有出血、红肿、损伤等情况。

六、健康教育

1. 生活指导。保持良好的生活方式,生活要有规律,保证充足的休息和营养,保持乐观情绪。指导患者注意个人卫生,少去人群拥挤的地方,经常检查口腔、咽部有无感染,学会自测体温。注意预防和避免各种创伤。

2. 用药指导。指导患者按医嘱用药,说明坚持强化治疗可延长白血病缓解期,有利于延长生存期。定期复查血象及骨髓象,发现出血、感染等症状应及时就医。

3. 个人防护。长期接触放射性核素及苯类化学物质的工作人员,必须严格遵守劳动保护制度。

【任务实施流程图】

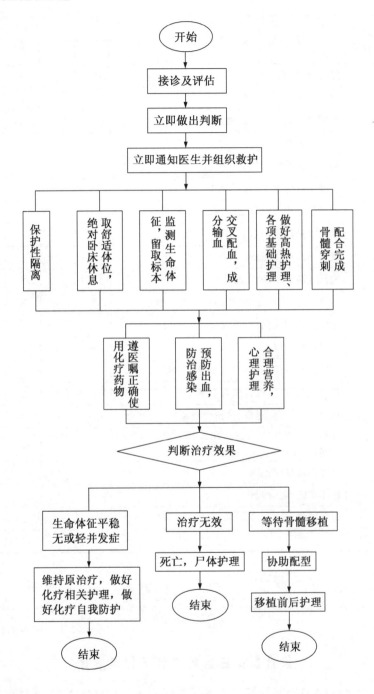

【评价标准】

项　　目		项目总分	要　　　求	评分等级及分值				实际得分
				A	B	C	D	
	接诊	5	接诊及时,态度热情	5	4	3	2—0	
	评估	5	评估及时,判断正确	5	4	3	2—0	
	组织	5	立即通知医生并组织救护	5	4	3	2—0	
护理过程	护理	55	取合适体位	5	4	3	2—0	
			给予正确的隔离措施	5	4	3	2—0	
			正确留取标本,交叉配血	5	4	3	2—0	
			正确建立化疗静脉通路,按医嘱给予化疗药	5	4	3	2—0	
			对化疗副作用采取正确的护理措施	5	4	3	2—0	
			成分输血操作正确	5	4	3	2—0	
			配合骨髓穿刺操作正确	5	4	3	2—0	
			PICC管道护理正确,严格执行无菌操作	5	4	3	2—0	
			化疗自我防护到位、及时	5	4	3	2—0	
			心理护理到位	5	4	3	2—0	
			基础护理措施到位,有效沟通,宣教到位	5	4	3	2—0	
	观察	15	监测生命体征、血常规及骨髓象的变化	5	4	3	2—0	
			观察有无出血、感染、贫血的征象	5	4	3	2—0	
			观察化疗药物的全身作用及副作用、局部副作用,并及时采取措施	5	4	3	2—0	
质量控制		15	处置护理程序正确	5	4	3	2—0	
			操作熟练,配合到位	5	4	3	2—0	
			记录准确、及时	5	4	3	2—0	
总计		100						

ZHI SHI TUO ZHAN

知识拓展

急性髓系白血病的分子靶向治疗

　　急性髓系白血病(AML)是起源于造血干细胞的恶性克隆性疾病,因体细胞突变和染色体易位导致正常干细胞分化受阻致病。基因改变在 AML 的发生、发展中起着关键性作用。目前,美国国立综合癌症网络(NCCN)已经将 NPM1、CEBPA、FLT3-ITD、FLT3-TKD、ASXL1、RUNX1、TP53 等纳入患者预后分层因素,分子靶向治疗成为 AML 的研究热点。2017 年,美国食品药品监督管理局(FDA)批准 2 种治疗 AML 的小分子靶向新药上市,

FLT3 抑制剂米哚妥林和 IDH2 抑制剂 enasidenib(AG-221)。

更多的靶向治疗药物开始进行治疗 AML 的临床试验,其中一部分已获批上市。新药的出现为不能进行高强度化疗的 AML 患者提供了更多的选择。

(一)基因突变与靶向治疗

1. FLT3-ITD 突变与其靶向治疗

FLT3-ITD 突变在 AML 患者中的发生率约为 30%,提示预后不良,FLT3-ITD 的阳性患者完全缓解(CR)率及长期总生存(OS)率均低于 FLT3-ITD 阴性患者。一代 FLT3-ITD 抑制剂包括索拉菲尼、米哚妥林等,已被 NCCN 指南推荐应用,并均取得一定疗效;从研究结果来看,索拉菲尼和米哚妥林维持治疗均能够使移植后 AML 患者获得更好的收益,且耐受性良好。

(1)奎扎替尼(quizartinib,AC220)。奎扎替尼是口服的二代酪氨酸激酶抑制剂(TKI),具有抗 FLT3-ITD 突变作用,适用于复发难治 AML(R/R AML)、FLT3-ITD 突变阳性的患者。

(2)吉列替尼(gilteritinib,ASP2215)。吉列替尼是口服的 FLT3/AXL 抑制剂,具有抗 FLT3-ITD 和 FLT3-TKD 活性。前期临床试验显示该药对 FLT3 阳性的 R/R AML 患者有效。目前该试验仍在继续,而该药已经在日本和美国获批上市。

(3)crenolanib。crenolanib 是一种口服 TKI 抑制剂,具有高度选择的抗 FLT3 活性。

2. IDH 突变及其靶向治疗

在初发成年 AML 患者中,IDH1 和 IDH2 的突变率分别为 5%～10%、10%～15%,并随着年龄的增长而增加。目前,IDH1 靶向药物 ivosidenib(AG-120)已经通过美国 FDA 批准用于治疗 R/R AML 患者,而 IDH2 靶向药物 enasidenib(AG-221)也于 2017 年获美国 FDA 批准上市,目前正进行 R/R AML 患者的全球Ⅲ期临床试验。

(1)ivosidenib。对于高龄 IDH1 突变的初发 AML 患者,ivosidenib 仍然是一个有效的治疗手段。

(2)enasidenib。携带 IDH2 突变的老年初发 AML 患者使用 enasidenib 可延长寿命,提高生活质量。

(二)信号通路与靶向治疗

1. bcl-2 抑制剂 ABT-199

bcl-2 家族是定位于细胞内膜系统的膜整合蛋白,调控细胞凋亡。ABT-199 是选择性 bcl-2 抑制剂,前期在慢性淋巴细胞白血病中疗效显著,在 AML 患者中也有相当出色的疗效。目前包括中国在内的 ABT-199 和阿扎胞苷联合应用的Ⅲ期临床研究正在进行中。

2. Hedgehog 信号通路抑制剂 glasdegib

Hedgehog 基因最早是从果蝇体内分离的一种分节性基因,因其突变可使果蝇胚胎发育成毛团状,酷似刺猬而得名。Hedgehog 信号通路在胚胎发生过程中起着至关重要的作用,然而在成年人中,Hedgehog 信号通路的异常激活有助于癌细胞的发生和存活,在多种类型癌症的发生和发展中起作用,包括实体瘤和血液系统的恶性肿瘤。Glasdegib(商品名 Daurismo)是一种口服的 Smoothened 蛋白(SMO)抑制剂,通过抑制 SMO 受体而抑制 Hedgehog 信号通路。一项Ⅱ期临床试验结果表明,该药与 LDAC 联合应用可提高不能耐受高强度化疗的初诊 AML 患者的 OS 率,美国 FDA 批准该药与 LDAC 联合应用治疗这一部分患者。

(三) 其他

1. alvocidib

alvocidib 专门针对转录调节抑制,可通过抑制 CDK9 而抑制其调控的基因,如 MCL1。

2. alisertib

Aurora 激酶在细胞分化中发挥重要作用,并且在 AML 和骨髓增生异常综合征患者中高表达。alisertib 是一种 Aurora 激酶抑制剂。

3. uproleselan

E-选择素结合至白血病细胞表面可活化细胞生存通路,促进 AML 对化疗耐药。uproleselan 是一个 E-选择素拮抗剂。

4. 靶向药物联合应用

虽然靶向药物单用或与常规化疗药物联合具有不同程度的疗效,但越来越多的血液学专家尝试将不同靶点的靶向药物进行联合应用。一项临床前研究提示,ABT-199 联合 IDH2 抑制剂 enasidenib 可以获得更好的抗白血病疗效,很可能会进行后续临床阶段的研究。另外,ART838、ABT-199 与索拉菲尼三药联合应用在体外试验中也显示出协同的抗白血病作用。索拉菲尼与 TAM 抑制剂的联合应用可杀伤对 FLT3 抑制剂耐受的白血病细胞。CDK9 抑制剂与 bcl-2 抑制剂的联合应用亦在探索当中。

【小结】

完成该任务必须了解急性白血病的临床表现、主要的辅助检查,能有针对性地收集资料,并做出正确的病情判断,能够提出护理问题,根据提出的护理问题按照轻重缓急护理先后次序进行相应的处置。

 能力训练

患者,女性,18 岁,自感乏力 3 个多月,伴月经量增多,无特殊处理,2 周来下肢出现散在瘀点、瘀斑,发热 2 天,拟以"血液病"由门诊收入院。

作为值班护士应从哪些方面对该患者进行护理评估?患者现存的主要护理问题是什么?说出主要的护理措施。

【练习题】

1. 急性白血病常见的护理问题有哪些?

2. 急性白血病的临床表现有哪些?

3. 如何给白血病化疗患者进行专业的护理?

4. 护士在护理化疗患者时如何进行有效的自我防护?

(张玲芝)

任务十三　伤寒患者的临床处置

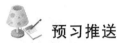

预习推送

■概述

■病原学

■流行病学

■临床表现

■实验室检查

1-13-1

预习推送

学习目标

知识目标

1. 阐述伤寒的主要护理诊断及护理要点。

2. 列出肠道隔离的护理要点。

3. 说出伤寒的流行病学特点、临床表现和治疗原则。

技能目标

1. 熟练收集伤寒患者的资料。

2. 根据收集到的具体资料初步判断疾病和存在的护理问题。

3. 根据所做的判断熟练进行相应处置。

4. 学会消化道隔离的护理措施。

任务描述

患者,女,28 岁,因持续发热 17 天,腹痛 3 天伴黑便 1 天,外院拟诊为"伤寒伴消化道出血",由急诊收住入院。

作为接诊护士,请对该新患者进行接诊和临床处置。

任务实施

一、接诊及评估

1. 接诊及时,态度热情。

2. 收集资料。

(1) 病史。患者既往体健。患者于 17 天前开始突起畏寒,发热,体温 38℃,自认为"感冒",未经特殊治疗,3 天后体温上升至 39℃,感全身不适,到当地医院就诊,血常规检查:

WBC $7×10^9$/L,N 0.62,E 0.02,L 0.35,经青霉素、链霉素治疗 7 天无效。因体温持续不退,全身酸痛,当地医院加用地塞米松每日 10mg 静脉滴注 2 天后体温下降,2 天后又开始发热,体温达 39.5℃,同时伴有腹胀,右下腹压痛,食欲不振,在外院抽血做肥达试验,结果是"H"凝集效价 1：80,"O"凝集效价 1：160,"Vi"凝集效价 1：40。1 天前晨起大便呈暗红色,并感头晕,面色苍白,口渴,出冷汗。

（2）体格检查。体温 38.5℃,脉搏 85 次/分,呼吸 22 次/分,血压 80/50mmHg,发育正常,急重病容,面色苍白,前胸皮肤可见淡红色皮疹,压之褪色,颈软,心律齐,无杂音,肺部清晰,腹软,肝肋下 1cm,质软,脾肋下 1.5cm,右下腹部压痛,移动性浊音（一）。

即问即答

体格检查项目包括哪些?

1-13-2
体格检查

（3）心理社会状态。患者文化程度为大学本科,从事文秘工作,未婚,与父母同住,父母均体健。患病后对疾病有所了解,担心预后;家庭支持好,享有职工医疗保险。

（4）实验室检查。血常规 WBC $6.7×10^9$/L,N 0.65,L 0.35,Hb 7.8g/L;肥达试验结果:"H"凝集效价 1：80,"O"凝集效价 1：160,"Vi"凝集效价 1：40;大便检查:见少许白细胞及脓细胞,细菌培养待一周后出结果。

即问即答

应做哪些有针对性的辅助检查?

1-13-3
辅助检查

二、判断

1. 初步判断该患者所患的疾病及其依据、发病原因。

初步判断该患者所患的疾病:伤寒并发肠出血。

依据:① 持续高热,由病菌释放内毒素所致;② 肝脾大,由全身单核-巨噬细胞系统的巨噬细胞反应性增生所致;③ 腹痛、腹泻,回肠淋巴组织病变最为显著;④ 皮肤出现淡红色皮疹,由伤寒杆菌阻塞毛细血管所致;⑤ WBC $6.7×10^9$/L,N 0.65,L 0.35;⑥ 肥达试验结果是"H"凝集效价 1：80,"O"凝集效价 1：160,"Vi"凝集效价 1：40。

发病原因:患者由消化道感染了伤寒杆菌,当细菌毒力强、数量多时则不能被胃酸杀死,于是细菌进入肠道,侵入肠黏膜,进入肠道淋巴组织及肠系膜淋巴结进行繁殖,经胸导管进入血流,形成菌血症。伤寒杆菌又随血流进入全身网状内皮系统内大量繁殖,同时释放大量内毒素,继而随血流播散全身各脏器,加重肠道病变而引起急性肠道传染病。

2. 目前患者主要存在哪些护理问题?

（1）出血。与伤寒、饮食不当引起并发症有关。

（2）体温过高。与伤寒杆菌感染有关。

（3）腹胀、便秘。与中毒性肠麻痹、长期卧床、进无渣饮食有关。

（4）潜在并发症。肠穿孔,与溃疡累及病灶部血管、侵及肌层和浆膜有关。

（5）焦虑。与伤寒病情严重、疾病知识缺乏有关。

三、组织

立即通知医生并组织救护。

四、护理

1. 消化道隔离。患者器具专用,用后消毒。排泄物应进行彻底消毒后弃去。接触患者时穿隔离衣,接触患者后严格消毒双手。病室内消灭苍蝇。

2. 休息与体位。绝对卧床休息,取平卧位或休克体位。发热期卧床休息至热退后一周,以减少热量和营养物质的消耗,减少肠蠕动,减少肠道并发症;恢复期无并发症者逐渐增加活动量;做好皮肤、口腔及生活护理,防止压疮和肺部感染。

3. 立即开通 2 条静脉通路,吸氧,交叉配血,输血,补液,同时运用止血药、制酸剂、生长抑素等急诊对症处理措施。做好采血、皮试、胸片及相应检查、备皮等术前准备工作,根据病情变化准备急诊手术。

4. 正确留取血生化标本及血、大便细菌培养标本。

5. 嘱患者禁食,置胃管行胃肠减压。

6. 对症护理。

(1)高热护理。每 4 小时测一次体温。遵医嘱应用抗生素,合理降温,全身皮疹者禁止酒精擦浴,不要轻易用退热发汗药,若患者大量出汗,则应密切观察有无虚脱。保持衣被干洁。鼓励患者多饮水,保证足够的液体摄入。

(2)便秘时禁用泻药及大量不保留灌肠,可用开塞露或口服液体石蜡等润滑剂。

(3)腹胀不宜用新斯的明,宜用肛管排气、腹部热敷等方法。

(4)肠出血、肠穿孔。如出现出血表现,应立即止血;若症状提示肠穿孔,应尽快手术修补。

7. 遵医嘱使用抗菌药物。首选喹诺酮类如氧氟沙星,足量足疗程用药,观察胃肠道反应、失眠、头痛、头晕、皮疹、可逆性白细胞减少等副作用,另因其影响骨骼发育,故儿童、孕妇、哺乳期妇女慎用。

8. 饮食护理。肠出血时应禁食,减压,静脉补充营养;术后待肛门排气、胃肠道症状改善,可逐渐由流质过渡为易消化的高热量、高蛋白、高维生素、少渣或无渣的半流质饮食,进而过渡为软食及正常饮食,但应注意避免进食生、冷、过硬、刺激性强、多渣食物,少量多餐,避免过饱,以防再次肠出血、肠穿孔。

9. 皮疹的护理。穿着棉质宽松衣服,保持皮肤清洁干燥,剪短指甲,避免用手搔抓皮损处,可用炉甘石洗剂局部涂擦,或按医嘱给予抗组胺类药物。

10. 做好心理护理。帮助患者及家属了解疾病,消除不良心理反应。

11. 预防措施。① 控制传染源:隔离患者至体温正常后 15 日,或每隔 5 日做大便培养 1 次,连续 2 次阴性方可解除隔离;② 切断传播途径,做好"三管一灭":管理粪便、水源、饮食卫生,消灭苍蝇,养成良好的生活卫生习惯;③ 提高人群免疫力:易感人群可口服灭菌菌苗预防。

12. 定期复查,如有便血、剧烈腹痛,及时随诊。

五、观察

1. 密切观察患者生命体征,注意观察休克表现及面色、意识状态的变化。

2. 密切观察大便情况,如颜色、性状,注意大便隐血以及腹胀、便秘、腹泻等情况。

3. 注意观察玫瑰疹出现的部位、数量、颜色、大小,压之是否褪色等情况。

4. 注意监测有无突发右下腹剧痛、腹肌紧张、腹部压痛及反跳痛。

5. 注意监测有无肝、脾大及肝功能情况。

6. 观察有无神经精神状态异常,有无意识改变、表情淡漠、反应迟钝,有无听力减退或重听、耳鸣;有无脑膜刺激征。

六、健康教育

1. 疾病知识指导。指导患者及其家属学习本病的有关知识和自我护理方法,使患者了解本病,有助于树立信心。

2. 生活指导。保证足够的休息和睡眠,出院后应继续休息 1～2 周,逐渐增加活动量。注意个人卫生。向患者及其家属说明饮食治疗的重要性、饮食与并发症的关系,切实遵循饮食治疗原则。

3. 病情观察指导。指导患者及其家属观察病情变化,重点观察脉搏、神志变化、腹部症状,如便血、腹胀、腹痛等,定期复查,如有不适,及时就诊。

4. 用药指导。详细介绍所用药物的作用、副作用、服用方法等,教会患者观察疗效及副作用。

【任务实施流程图】

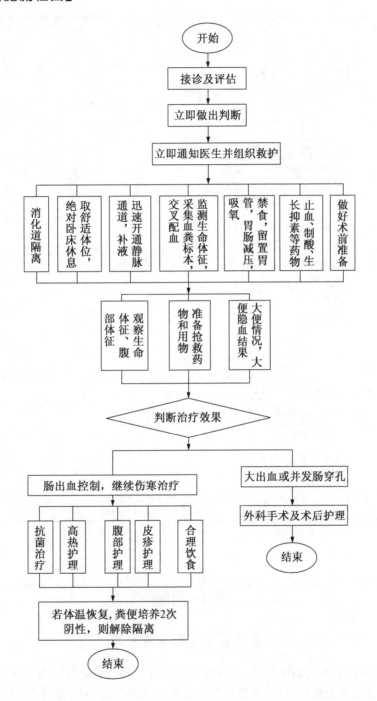

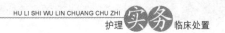

【评价标准】

项 目		项目总分	要 求	评分等级及分值				实际得分
				A	B	C	D	
护理过程	接诊	5	接诊及时,态度热情	5	4	3	2—0	
	评估	5	评估及时,判断正确	5	4	3	2—0	
	组织	5	立即通知医生并组织救护	5	4	3	2—0	
	护理	55	取合适体位	5	4	3	2—0	
			给予正确的隔离措施	5	4	3	2—0	
			正确留取标本,交叉配血	5	4	3	2—0	
			吸氧迅速有效,禁食宣教及时	5	4	3	2—0	
			插胃管方法正确,胃肠减压方法正确	5	4	3	2—0	
			迅速建立有效静脉通路,补充血容量,纠正水、电解质和酸碱失衡,输液速度合理	5	4	3	2—0	
			按医嘱用药,如止血剂、制酸剂、生长抑素及抗生素,用药安全有效	5	4	3	2—0	
			高热护理	5	4	3	2—0	
			皮疹护理	5	4	3	2—0	
			恢复饮食宣教到位	5	4	3	2—0	
			心理护理到位	5	4	3	2—0	
	观察	15	监测生命体征、休克表现	5	4	3	2—0	
			观察腹部体征、大便隐血和培养结果	5	4	3	2—0	
			观察皮疹情况	5	4	3	2—0	
质量控制		15	处置护理程序正确	5	4	3	2—0	
			操作熟练,配合到位	5	4	3	2—0	
			记录准确、及时	5	4	3	2—0	
总计		100						

ZHI SHI TUO ZHAN

知识拓展

常见消化道传染病护理

消化道传染病通常是指由细菌、病毒等病原体引起的经消化道传播的疾病,一年四季均可发病,但以夏秋季发病较多见,常见的疾病有霍乱、伤寒、副伤寒、病毒性甲型肝炎、细菌性痢疾、细菌性食物中毒以及其他感染性腹泻等。消化道传染病的病原体经常造成水源和饮食污染,由此可引起传染病暴发流行和集体发病等突发事件,直接危害着人类健康和社会经济的发展。早发现、早报告、早隔离、早治疗,采取针对性有效护理措施,是提高消化道传染病治愈率、降低病死率和控制流行的关键。

消化道传染病护理要点如下：

1. 做好消毒隔离处理。医护人员应做好消毒隔离，接触患者时应穿隔离衣，必要时戴手套、口罩，护理不同病种的患者应更换隔离衣并消毒手。每天用含氯消毒剂擦拭消毒病室地面、家具、门把手等。按病种、病期分类收容患者。患者所用的物品（食具、便器）、吐泻物均应严格消毒。患者不可随意离开隔离病房与他人接触或交换食物和物品。患者出院后对病室进行终末消毒。

2. 密切观察病情变化。密切观察患者生命体征，尤其是血压、体温、意识、皮肤弹性、呕吐和腹泻、尿量变化情况。高热易引起惊厥而加重脑缺氧及脑水肿，应遵医嘱用退热药，积极采取物理降温或亚冬眠疗法。对血压不升的休克者应快速扩充血容量及纠正酸中毒，防治呼吸衰竭，保持呼吸道通畅，给予吸氧，必要时应用呼吸机辅助呼吸，以保证足够、有效的氧交换，同时还要及时清理呕吐物，以免误吸。

3. 保持输液静脉畅通。按脱水程度控制输液速度，轻度脱水，可按 4～5ml/min 滴入；中度脱水，全天补液量的一半以 5.5ml/min 滴入，其余按 4～5ml/min 滴入；重度脱水，必须快速补液，成人第一小时可按 10～15ml/min 滴入，以后按 4～5ml/min 滴入。由于每个人的心肾功能不同，输液速度应根据患者的具体情况适当调整，特别是对年老体弱、心肺功能不良的患者，要注意避免补液量过多引起心肺功能紊乱。

4. 皮肤护理。保护肛周皮肤，由于患者排便的刺激可引起肛周红肿、疼痛，每次便后，应用软纸轻轻擦拭干净，用温水清洗，然后涂抹凡士林保护。

5. 饮食和营养。消化道传染病发病初期应进易消化、清淡的饮食，少食多餐，随着病情的好转逐渐增加食量。伤寒恢复期患者要食少渣、不易产生肠胀气的饮食，适当控制食量。霍乱患者呕吐停止、腹泻缓解后，先给予果汁、米汤等，而后给予低脂、易消化、不易产生肠胀气的流质饮食，缓慢增加饮食量。

6. 健康宣教。健康教育是预防肠道传染病的关键，要教育患者把好"病从口入"关，注意养成良好的个人卫生习惯，养成饭前、便后洗手的习惯，不喝生水；多进行经常性体育活动，增强机体对疾病的抵抗力，接受相应的预防性接种；保护好水源，严防污染。

只要进一步加强肠道传染病的监测，加强食品与环境卫生的监督管理工作，广泛开展多种形式的健康教育活动，增强全民的自我保健意识，消化道传染病是可以得到有效控制的。

【小结】

完成该任务必须了解伤寒的临床表现、主要的辅助检查，能有针对性地收集资料，并做出正确的病情判断，能够提出护理问题，根据提出的护理问题按照轻重缓急护理先后次序进行相应的处置。

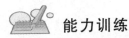 能力训练

患者，男性，30 岁，因持续发热 2 周，腹胀腹痛 3 天，表情淡漠，胸腹部可见红色斑疹数粒，由肠道门诊收住入院，拟诊为"伤寒"。

作为传染科责任护士应从哪些方面对该患者进行护理评估？患者现存的主要护理问题是什么？针对该患者应做好哪些消毒隔离措施？

【练习题】

1. 伤寒患者的护理问题有哪些?
2. 典型伤寒的临床表现是什么?
3. 伤寒的预防措施有哪些?
4. 消化道传染病的护理要点有哪些?
5. 如何做好消化道传染病的消毒隔离工作?

（张玲芝）

任务十四　蛛网膜下腔出血患者的临床处置

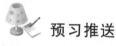

预习推送

■ 脑膜结构
■ 病因
■ 诱因
■ 临床表现
■ 脑脊液检查

1-14-1

预习推送

学习目标

知识目标

1. 列出蛛网膜下腔出血的特征性临床表现。
2. 阐述蛛网膜下腔出血的护理,特别是用药护理。
3. 说出蛛网膜下腔出血的诊断依据。

技能目标

1. 熟练收集蛛网膜下腔出血患者的资料。
2. 根据收集到的具体资料初步判断疾病和护理问题。
3. 根据所做的判断进行相应处置。
4. 学会静脉滴注甘露醇和止血剂、吸氧、冰帽降温。

任务描述

患者,男,62岁。家中如厕时突感头痛、呕吐,伴右侧肢体无力半小时而急诊就诊。作为接诊护士,请对该患者进行临床处置。

任务实施

一、接诊及评估

1. 接诊及时,态度热情。

2. 收集资料。

(1)病史。既往有高血压史 27 年。患者半小时前在家中如厕,用力排便时突感剧烈头痛,呈炸裂样全头痛,伴频繁呕吐,呕吐物为胃内容物。

即问即答

病史主要从哪几个方面进行收集?

1-14-2
病史收集

(2)体格检查。体温 37℃,脉搏 82 次/分,呼吸 18 次/分,血压200/116 mmHg,嗜睡,能唤醒但不能回答问话,语言不流利,心肺检查未见异常。颈项强直,克氏征阳性,右侧偏瘫。

即问即答

体格检查项目包括哪些?

1-14-3
体格检查

(3)心理社会状态。家属对该病的病因等有一定了解,对该病可能引起的死亡感到恐惧,对疾病的预后非常担忧,享有职工医疗保险,家属非常支持治疗。

二、判断

1. 初步判断该患者所患的疾病及其依据、发病原因。

初步判断该患者所患的疾病:蛛网膜下腔出血。

依据:① 27 年的高血压史;② 用力排便时发生;③ 有典型的临床表现:浅昏迷,颅内压增高表现(剧烈头痛伴呕吐),伴右侧偏瘫、脑膜刺激征阳性。

发病原因:患者用力排便时原有的高血压进一步升高,使硬化的脑动脉破裂出血。

2. 目前患者主要存在哪些护理问题?

(1)头痛。与蛛网膜下腔出血致颅内压增高有关。

(2)潜在并发症。脑疝。

(3)生活自理能力下降。与蛛网膜下腔出血致活动能力下降有关。

三、组织

立即通知医生并组织救护。

四、护理

1. 体位。绝对卧床休息 4～6 周,床头稍抬高 15°～30°,一切日常生活由护理人员帮助进行,避免搬动和过早离床活动,特别是 2～3 周内防止活动头部;进食不宜过饱,保持大便通畅。

2. 吸氧。给予中等浓度流量吸氧 2～3 天,吸氧浓度为 40％～60％,也可以用面罩给氧,吸氧浓度为 6L/min。

3. 头部降温。用冰帽或冰水降低脑部温度,降低颅内新陈代谢,减慢脑细胞坏死速度,减少脑出血量,降低颅内压。

4. 降血压。由于患者血压为 200/116mmHg,需要降压治疗,应积极而慎重地给予适当降压药物,应抬高患者床头约 30°～45°,按医嘱可肌注利舍平 1mg,必要时可重复应用,血压维持在 150～160/90～100mmHg 为宜。

5. 降低颅内压。过高的颅内压,使脑静脉回流受阻,脑动脉阻力增加,脑血流量减少,使脑组织缺血、缺氧继续恶化而导致脑疝形成。因此,应积极降低颅内压,可选用下列药物:

(1)脱水剂。20％甘露醇注射液或 25％山梨醇注射液 250ml 于 30 分钟内静滴完毕,注意静脉滴注应快速,避免药物漏出血管外,引起组织坏死。

(2)利尿剂。呋塞米 40～60mg 溶于 50％葡萄糖液 20～40ml 中静注;也可用利尿酸钠 25mg 静注;每 6～8 小时一次,利尿剂与脱水剂可交替使用。

(3)按医嘱可以在急性期短期应用肾上腺糖皮质激素,如地塞米松,脱水作用温和而持久,一般没有"反跳"现象。每日可用 20～60mg,分 2～4 次静注。

6. 按医嘱使用止血药物和血管扩张药物。应用止血药如抗血纤溶芳酸时,静脉滴注应缓慢,以免引起血压下降。血管扩张药物如异丙肾上腺素和盐酸利多卡因应注意心率变化。

7. 补充热量和保持水、电解质及酸碱平衡。该患者由于呕吐而暂时禁食,在禁食期间应静脉补充营养和水分,每日总输液量以 1500～2500ml 为宜,每日补充钾盐 3～4g,并经常检查电解质及血气分析,以便对症治疗。

8. 防治并发症。保持呼吸道通畅,注意定时翻身、叩背,必要时吸痰或行气管切开;如有呼吸道感染,应及时使用抗生素。防止压疮和尿路感染。尿潴留者可导尿或留置导尿管。

9. 手术治疗。如有手术适应证应尽早进行开颅清除血肿术或血肿穿刺术,目的在于清除血肿,解除脑组织压迫,有效降低颅内压,改善脑血液循环,挽救患者生命,并有助于神经功能的恢复。

五、观察

1. 观察病情变化,特别是血压和颅内压的变化。血压不能过高,也不能过低,应维持在 150～160/90～100mmHg 为宜;在应用甘露醇静滴降低颅内压时应特别注意尿量的监测和记录,以了解肾脏功能。

2. 观察有无再出血的发生。初次发病后 1 个月内,再出血的可能性最大,第 2 周发生率最高,应特别关注患者有无再次头痛、呕吐、昏迷、脑膜刺激征等情况,一旦出现,及时协助医生处理。

3. 观察并发症的情况。观察有无脑疝的症状,如脉搏变慢、呼吸不规则、瞳孔变化、意识障碍加重等,一旦出现,则很可能发生脑疝,应及时通知医生,配合抢救;观察有无吸入性肺炎或窒息;观察有无压疮和尿路感染;观察有无消化道出血的发生。

六、健康教育

1. 减少病因,避免诱因。该患者的病因是高血压、动脉粥样硬化。指导患者按医嘱定时定量服药,避免晨起运动,维持血压在目标范围。该病因的诱因是用力排便,指导患者养成良好的排便习惯,如便秘时给予缓泻剂等,一般禁用灌肠,以免引起血压和颅内压增高导致再出血。

2. 饮食指导。根据患者的体重、血脂情况在营养师的指导下选择适当热量、低脂、低盐、高膳食纤维饮食,保持大便通畅。

【任务实施流程图】

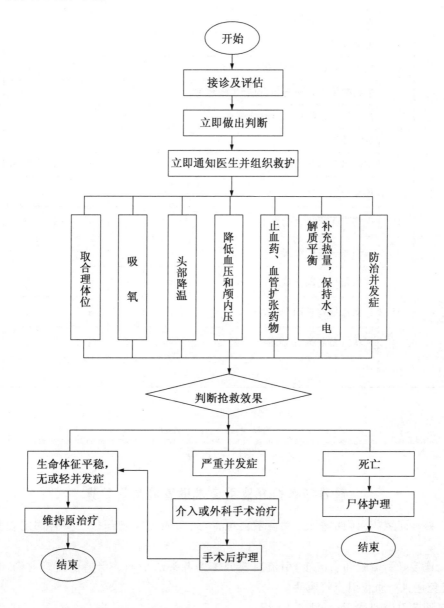

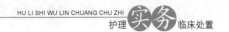
【评价标准】

项 目		项目总分	要 求	评分等级及分值				实际得分
				A	B	C	D	
护理过程	接诊	5	接诊及时,态度热情	5	4	3	2—0	
	评估	5	评估及时,判断正确	5	4	3	2—0	
	组织	5	立即通知医生并组织救护	5	4	3	2—0	
	护理	55	取合适体位	5	4	3	2—0	
			吸氧方法正确、及时、熟练	10	8	6	4—0	
			头部降温方法恰当	5	4	3	2—0	
			按医嘱降血压、颅内压	10	8	6	4—0	
			按医嘱使用止血药物、血管扩张药物	5	4	3	2—0	
			补充热量,保持水、电解质平衡	10	8	6	4—0	
			防治并发症	5	4	3	2—0	
			做好术前准备	5	4	3	2—0	
	观察	15	观察病情变化	5	4	3	2—0	
			观察有无再出血的发生	5	4	3	2—0	
			观察并发症的情况	5	4	3	2—0	
质量控制		15	抢救结果判断正确	5	4	3	2—0	
			抢救后处理正确	5	4	3	2—0	
			操作规范熟练,护患沟通良好	5	4	3	2—0	
总 计		100						

ZHI SHI TUO ZHAN

知识拓展

腰椎穿刺脑脊液引流术患者的术后护理

1. 妥善固定。用碘伏消毒,无菌敷料覆盖,胶布固定穿刺部位。妥善固定硬膜外麻醉导管。

2. 连接好引流管和引流瓶,引流瓶要低于患者头部平面。保持引流管通畅,帮患者翻身时避免拖、拉,防止引流管脱落。

3. 调节引流速度,每分钟3～4滴。

4. 观察病情。嘱患者术后去枕平卧 6 小时,观察神志、瞳孔及生命体征,有无恶心、呕吐等,一旦发现异常,及时报告医生。

5. 观察和记录引流液的颜色和量。正常 24 小时引流量不超过 300ml,引流液颜色如加深,提示有再出血;如浑浊、呈毛玻璃状或有絮状物,提示发生颅内感染。

6. 穿刺部位敷料要保持干燥,每天换药 1 次,每天更换引流瓶,防止逆行感染。

7. 根据引流液的颜色(由血性逐渐转为正常色)及患者症状好转情况,及时拔出麻醉导管。拔管后加压包扎伤口,注意穿刺口有无渗血及脑脊液漏出,并观察患者意识及瞳孔变化,一旦发现异常,及时报告医生作相应处理。

【小结】

完成该任务必须了解蛛网膜下腔出血的病因、临床表现、脑脊液检查,能有针对性地收集资料,并做出正确的疾病和护理问题的判断,按照轻重缓急护理先后次序进行相应的处置。

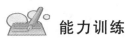 能力训练

患者,男,25 岁。突感剧烈头痛、呕吐,烦躁不安半小时而急诊就诊。
值班护士应从哪些方面对患者进行护理评估并进行临床处置?

【练习题】

1. 蛛网膜下腔出血年轻患者的常见病因是什么?
2. 蛛网膜下腔出血特异性辅助检查项目是什么,有哪些变化?
3. 怎样配合医生抢救蛛网膜下腔出血患者?

(张玲芝)

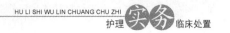

任务十五　癫痫患者的临床处置

 预习推送

■概述

■病因及影响因素

■临床表现

■辅助检查

1-15-1

预习推送

学习目标

知识目标

1. 列出癫痫的病因分类、影响癫痫发作的因素、处理要点。

2. 阐述癫痫的临床表现、癫痫发作国际分类、脑电图检查、药物治疗一般原则。

3. 列出癫痫发作的病情监测要点和癫痫持续状态的抢救措施。

4. 说出抗癫痫药的应用剂量及不良反应。

技能目标

1. 熟练收集癫痫患者的资料。

2. 根据收集到的具体资料初步判断疾病和存在的护理问题。

3. 根据所做的判断熟练进行相应处置。

4. 学会保持呼吸道通畅的方法和静脉注射法。

 任务描述

患者,女,22 岁,四肢抽搐伴意识障碍半天 1 次,由门诊收治入院。

作为接诊护士,请对新患者进行接诊和临床处置。

 任务实施

一、接诊及评估

1. 接诊及时,态度热情。

2. 收集资料。

(1)病史。患者于晚上 8 点左右上街时突然出现头后仰神志不清,跌倒在地,四肢抽搐,两眼上翻,牙关紧闭,伴小便失禁。发作 5 分钟后自行缓解。缓解后感全身乏力。当时无呕吐及发热。被路人发现后急送医院就诊。收入病房第 2 天上午突然出现四肢抽搐、意识障碍、两眼上翻、口吐白沫、大小便失禁,1 小时内连续发作 3 次。

即问即答

病史主要从哪几个方面进行收集?

1-15-2
病史收集

(2)体格检查。体温 37.1℃,脉搏 86 次/分,呼吸 20 次/分,血压100/80 mmHg。

(3)心理社会状态。患者对该病的病因等一无所知,对疾病的预后非常担忧,享有职工医疗保险。

(4)辅助检查。

1)实验室检查:血糖 7.9mmol/L,血 K^+ 4.98mmol/L。

2)脑电图:痫性放电。

3)脑电图:左颞叶痫灶可能。

4)头颅 MRI 示:右海马硬化。

即问即答

应做哪些有针对性的辅助检查?

二、判断

1. 初步判断该患者所患的疾病及其依据、发病原因。

初步判断该患者的疾病:继发性癫痫,癫痫持续状态。

依据:① 典型的临床表现:发作性、刻板性、短暂性;② 发作时有意识丧失证据(大小便失禁,两眼上翻,瞳孔对光反射消失,发作时有外伤,有目击者);③ 脑电图异常:痫性放电,脑电图示左颞叶痫灶可能;④ 影像学证据:头颅 MRI 示右海马硬化;⑤ 排除其他疾病。癫痫持续状态的诊断标准为患者全身强直,阵挛性发作持续不停,暂停后意识尚未恢复,又有发作。该患者符合这一诊断。

发病原因:主要是海马硬化,目前发病机制尚不清楚,可能与胶质增生有关。

2. 目前患者主要存在哪些护理问题?

(1)抽搐。与脑实质神经元异常放电有关。

(2)清理呼吸道无效。与抽搐、气道不通有关。

(3)急性意识障碍。与一过性脑缺氧有关。

(4)思维记忆障碍。与颞叶痫性发作有关。

(5)有受伤的危险。与癫痫发作时意识突然丧失或判断力受损有关。

(6)知识缺乏。缺乏自我保健知识。

三、组织

立即通知医生并组织救护。

四、护理

癫痫持续状态是患者最危险的情况,多伴有高热、脱水、酸中毒、电解质紊乱等险情,需紧急抢救。

1. 专人护理。首先应将患者置于安全处,让患者平卧,迅速解开衣扣,清除任何约束,取假牙、牙垫放于上下白齿之间,以防咬伤舌肌,头偏向一侧,并轻轻扶着抽搐的肢体,以防止骨折、脱臼、头部损伤等。

2. 保持呼吸道通畅。及时吸氧 3～4L/min,防止脑组织缺氧,及时吸出口腔和气道内分泌物,以利呼吸道通畅并减少分泌物吸入气管,必要时可行气管切开。

3. 迅速控制抽搐。

(1) 地西泮。成人首次剂量 10～20mg,按 1～5mg/min 缓慢静脉注射,有效而复发者,30 分钟后可重复应用,或在首次用药后将 20～40mg 地西泮加入 10％葡萄糖液 100～250ml 中缓慢静滴,10～20mg/h,视发作情况控制滴注速度和剂量,24 小时总剂量不超过 120mg。应同时注意有无抑制呼吸。因其作用时间较短,可同时给鼻饲苯妥英钠或肌注苯巴比妥钠。

(2) 异戊巴比妥钠。成人用 0.5g,以注射用水或生理盐水稀释成 10ml,以 50mg/min 速度缓慢匀速静注,直到抽搐停止后再追加 50mg,剩余部分可行肌内注射。注射过程中需密切观察呼吸情况,如有抑制呼吸现象应立即停止注射,并做人工呼吸。

(3) 苯妥英钠。按 8～10mg/kg 或冲击剂量 14～20mg/kg,成人以 50mg/min 速度缓慢静注。有心律失常、呼吸功能障碍及低血压者慎用。

(4) 利多卡因。成人用 1％利多卡因溶液 10ml,以 20ml/min 速度匀速静注。

(5) 10％水合氯醛。成人 20～30ml 保留灌肠。

(6) 抽搐得到控制后应继续鼻饲或口服抗癫痫药。

4. 防治肺水肿。20％甘露醇 250ml,20～30 分钟内滴完,4～6 小时后可重复应用。

5. 全面维持循环。高热时物理降温,纠正水、电解质紊乱,若有肺部感染应用抗生素。

6. 避免各种刺激,卧床休息,保持口腔清洁,加强皮肤护理。

7. 抗癫痫药物的使用原则。

(1) 一经确诊为癫痫,原则上应及早用药,但仅有一次发作而有明确诱因或数年一发者可先观察,暂不给药。

(2) 尽快控制发作。应长期按时定量服药,间断服药既无治疗价值,又有导致癫痫持续状态的危险。

(3) 按癫痫发作类型选药。选择有效、安全、价廉和来源有保证的药物。通常全身强直-阵挛性发作选用苯妥英钠、丙戊酸钠、苯巴比妥、卡马西平;部分性发作选卡马西平、苯妥英钠、苯巴比妥;失神发作选丙戊酸钠、乙琥胺。

(4) 合适的药物剂量。通常从小剂量开始,逐渐增加至有效控制发作而无明显毒副作用的剂量,嘱患者坚持长期按时定量服用。最好结合血浆药物浓度的监测来调整剂量。病情尚未控制,血浆浓度未达稳态时宜加量。儿童因随年龄增长体重不断增加,故需经常调整药物剂量。

(5) 单一药物为主。一般主张使用单一药物治疗。只有当一种药物最大剂量仍不能控制发作、出现明显不良反应或有两种以上发作类型时,可考虑两种药物联合使用,但需注意药物相互作用。

8. 用药护理。根据癫痫发作的类型遵医嘱用药,注意观察用药疗效和副作用。药物用到一定量时可做血药浓度测定,以防药物不良反应。各种抗癫痫药物都有多项副作用,如苯妥英钠常可致牙龈增厚、毛发增多、乳腺增生、皮疹、中性粒细胞减少、眼球震颤、小脑性共济失调等毒性反应,轻者可以坚持服药,严重者应停药。卡马西平有中性粒细胞减少、骨髓抑制之副作用。丙戊酸钠、苯巴比妥、扑痫酮等均有不同程度的肝脏损害。因此,服药前应做血、尿常规和肝、肾功能检查,以备对照。服药后除定期体检外,每月复查血象,每季做生化检查。

五、观察

1. 多参数监护。
2. 监测生命体征,观察神志、瞳孔等变化。
3. 注意发作类型,观察发作的持续时间及次数,发作时呼吸频率、意识状态、有无受伤等。
4. 观察药物的作用与副作用。

六、健康教育

1. 避免诱发因素。向患者及其家属介绍本病基本知识及发作时家庭紧急护理方法。避免过度疲劳、睡眠不足、便秘、情绪激动等诱发因素,反射性癫痫还应避免突然的声光刺激、惊吓、外耳道刺激等。
2. 饮食指导。保持良好的饮食习惯,食物以清淡且营养丰富为宜,不宜辛、辣、咸、过饱,戒烟、酒。
3. 适当活动。鼓励患者参加有益的社交活动,适当参与体力和脑力活动,做力所能及的工作,注意劳逸结合。
4. 注意安全。避免单独行动,限制具有危险性的工作和活动,如攀高、游泳、驾驶车辆、带电作业等;随身携带简要病情诊疗卡。
5. 用药指导。应向患者及其家属说明遵守用药原则的重要性,不可随意增减药物剂量,不能随意停药或换药,要坚持长期、正规、按时服药。注意药物不良反应,一旦发现立即就医。

【任务实施流程图】

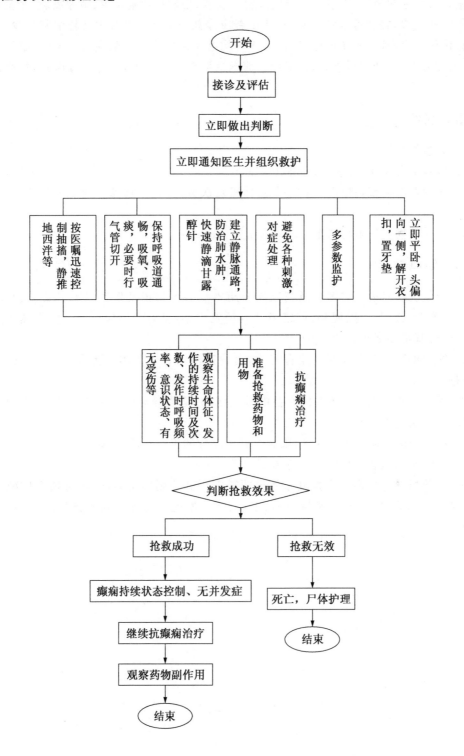

【评价标准】

项	目	项目总分	要 求	评分等级及分值				实际得分
				A	B	C	D	
救护过程	接诊	5	接诊及时,态度热情	5	4	3	2—0	
	评估	5	评估及时,判断正确	5	4	3	2—0	
	组织	5	立即通知医生并组织救护	5	4	3	2—0	
	护理	55	立即平卧,头偏向一侧,解开衣扣,置牙垫	5	4	3	2—0	
			吸氧迅速有效、呼吸道通畅	5	4	3	2—0	
			迅速建立有效静脉通路,按医嘱静推地西泮等,迅速控制抽搐	5	4	3	2—0	
			补充血容量,纠正水、电解质和酸碱失衡,输液速度合理	5	4	3	2—0	
			按医嘱抗癫痫治疗,用药安全有效	5	4	3	2—0	
			防治肺水肿、使用20%甘露醇方法正确	5	4	3	2—0	
			准备吸痰、气管切开等物品	5	4	3	2—0	
			心电监护及时、连接正确	5	4	3	2—0	
			安全护理措施到位、无并发症发生	5	4	3	2—0	
			及时做好物理降温	5	4	3	2—0	
			基础护理措施到位、有效沟通、避免各种刺激	5	4	3	2—0	
	观察	15	监测生命体征,观察神志、瞳孔等变化	5	4	3	2—0	
			注意发作类型,观察发作的持续时间及次数、发作时呼吸频率、意识状态、有无外伤等	5	4	3	2—0	
			观察药物的作用与副作用	5	4	3	2—0	
质量控制		15	救护程序正确	5	4	3	2—0	
			操作熟练,配合到位	5	4	3	2—0	
			记录准确、及时	5	4	3	2—0	
总计		100						

ZHI SHI TUO ZHAN

知识拓展

癫痫患者心理性格特征

1. 忧郁。这本身就是一种发病因素,一旦患了癫痫,忧郁的特征就更加明显,心理负担加重,闷闷不乐,心情不畅,时间稍长,会形成较严重的精神抑郁症,给患者造成生活痛苦,也会影响治疗效果。

2. 自卑。一般地讲,常见两方面的原因:一是患者自己,因为癫痫发作不分时间、不分地点、不分场合,发作稍多,患者就会形成病态心理,产生较严重的自卑;二是社会压力,生活在患者周围的人有意无意之间会给患者造成心理伤害,更不要说社会歧视给患者造成的精神负担了,甚至患者亲属或周围的人对他的过分照料、保护也会使患者产生自卑感。

3. 孤独。有时患者意识到自己是个癫痫患者,工作、生活、学习等方面都要受到一定的限制,不能和正常人一样,于是便陷入孤独,不愿和大家在一起,不愿参加集体活动,喜欢一个人待着。特别是处于青春期的患者,孤独感会更强烈些。

4. 悲观。由于上述几个特征的存在,患者受到极大的心理创伤,是产生悲观情绪的一个原因。癫痫是一种难治病,长时间治疗,对患者身心都造成了严重伤害,动摇了战胜疾病的信心,甚至产生绝望心理。

【小结】

完成该任务必须了解癫痫的病因、诱发因素、癫痫发作国际分类、临床表现、脑电图检查,能有针对性地收集资料,并做出正确的疾病和护理问题的判断,按照轻重缓急护理先后次序进行相应的处置。

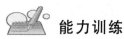 能力训练

患者,男,32岁。25岁开始出现反复右上肢发作性抽搐,开始时约2~3个月发作一次,每次1~2分钟,无意识障碍。近两年来,发作频繁,约每月发作一次,其中3次出现四肢抽搐伴意识丧失。平时不规则服用卡马西平、苯妥英钠及中药偏方,控制不佳。今来院就诊。

值班护士应从哪些方面对患者进行护理评估并进行临床处置?

【练习题】

1. 癫痫诊断的主要依据及最重要的辅助检查是什么?
2. 如何鉴别癫痫发作与假性癫痫发作?
3. 简述癫痫持续状态的定义。如何治疗癫痫持续状态?

(张玲芝)

任务十六　肺结核患者的临床处置

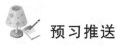

预习推送

■概述

■病因

■临床表现

■辅助检查

1-16-1

预习推送

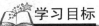

学习目标

知识目标

1. 阐述肺结核的主要护理诊断及护理要点：用药护理、结核菌素试验方法、结果判断及意义。

2. 列出呼吸道隔离的护理要点和肺结核的预防。

3. 说出肺结核的病因及发病机制、临床表现和治疗原则、特异性的辅助检查、胸腔穿刺术护理等。

技能目标

1. 熟练收集肺结核患者的资料。

2. 根据收集到的具体资料初步判断疾病和护理问题。

3. 根据所做的判断熟练进行相应处置。

4. 学会咯血护理、化疗护理、呼吸道隔离措施的实施、结核菌素试验方法及结果判断、痰标本的正确采集。

任务描述

患者，女，30岁，因发热22天，咳嗽10天，咯血1天，外院拟诊为"上呼吸道感染"，于8月24日由门诊收住入院。

作为接诊护士，请对该患者进行接诊和临床处置。

任务实施

一、接诊及评估

1. 接诊及时，态度热情。

2. 收集资料。

(1) 病史。患者既往体健。患者于8月2日下午开始畏寒、发热，体温38℃左右，每日下午或傍晚体温升高至 38.5℃ 左右,次晨降至正常或 37.5℃,伴有倦怠不适、食欲不振等。8月6日开始有咳嗽,咳出少量黏液痰,伴有右上胸刺痛,可随咳嗽、深呼吸而加剧。患者夜间睡醒时全身出汗,内衣湿透。经当地卫生所诊断为"上呼吸道感染",用青霉素治疗无效。在入院前一天患者感觉喉部发痒,咳嗽后咯血,约 15 口,咯血量约 250ml。有 4 年前因车祸住院治疗输血 1000ml 史。

(2) 体格检查。体温 38.6℃,脉搏 105 次/分,呼吸 20 次/分,血压 126/76mmHg。发育、营养中等。慢性消瘦病容,意识清楚合作,面部潮红,五官端正,颈软。胸部视诊:右侧胸部呼吸运动减弱;触诊:右胸语音震颤增强;叩诊:右腋后线第 4 肋上,右锁骨中线第 5 肋上呈浊音;听诊:右胸叩诊浊音区有支气管肺泡呼吸音及少许湿啰音。左肺、心脏无异常。腹柔软,肝脾未触及。四肢、脊柱及神经系统检查均无异常发现。

即问即答

体格检查项目包括哪些?

1-16-2
体格检查

(3) 心理社会状况。患者,已婚,工人。育有一女,一周岁,与患者共同生活。患者对该病一无所知,对疾病的预后非常担忧。丈夫非常关心照顾妻子,对妻子的疾病十分担忧。享受职工医疗保险。

(4) 辅助检查。

1) 实验室检查:WBC $9.5×10^9$/L,N 0.71,淋巴细胞(L)0.28,嗜酸性粒细胞(E)0.01,血沉 45mm/h(魏氏法)。血 CD_4^+ T 淋巴细胞计数和 CD_4^+/CD_8^+ 比值正常,血清 HIV 抗体阳性,血清 P_{24} 抗原阴性。

2) 胸部 X 线透视:右肺上、中部呈云絮状阴影,中央部密度较高,病灶周围有渗出,向四周扩散,边缘模糊。

3) 痰液检查:痰涂片抗酸染色阳性。

即问即答

应做哪些有针对性的辅助检查?

1-16-3
辅助检查

二、判断

1. 初步判断该患者所患的疾病及其依据、发病原因。

初步判断该患者所患的疾病:肺结核并发咯血;艾滋病无症状感染期。

依据:① 近一个月午后低热,由结核杆菌毒性症状所致;② 咳嗽,咳出少量黏液痰,伴有右上胸刺痛,结核累及胸膜所致;③ 夜间盗汗明显,慢性消瘦病容;④ 右胸触诊语颤增强,叩诊呈浊音,该区听诊有支气管肺泡呼吸音等肺实变体征,渗出性病变范围较大或干酪样坏死所致;⑤ WBC $9.5×10^9$/L,N 0.71,L 0.28,E 0.01,血沉 45mm/h;⑥ 胸片示右肺上、中部呈云絮状阴影,中央部密度较高,病灶周围有渗出,向四周扩散,边缘模糊;⑦ 经青霉素治疗无效;⑧ 4 年前输血史;⑨ HIV 抗体阳性,血 CD_4^+ T 淋巴细胞计数和 CD_4^+/CD_8^+ 比值正常。

发病原因:患者通过各种感染途径感染结核杆菌,考虑该患者非初次感染,属继发性。患者对结核菌有免疫和变态反应,感染结核菌的毒力较大,身体抵抗力低下,从而发展成肺结核。病变在右肺上、中部，渗出病变范围较大，肺内局部组织炎症反应剧烈。

2. 目前患者主要存在哪些护理问题？

（1）咯血。与结核累及呼吸道小血管引起并发症有关。

（2）知识缺乏。缺乏有关疾病知识。

（3）体温过高。与结核杆菌感染有关。

（4）营养失调，低于机体需要量。与机体消耗增加、食欲减退有关。

（5）气体交换受损。与大量胸腔积液压迫肺不能充分舒张，气体交换面积减少有关。

（6）活动无耐力。与疲劳、营养不良和慢性低热有关。

（7）恐惧与绝望。与预后不良，疾病折磨，缺乏社会支持有关。

（8）潜在并发症。窒息，化疗副作用，各种机会性感染。

三、组织

立即通知医生并组织救护。

四、护理

1. 呼吸道隔离或血液、体液隔离。患者器具专用，用后消毒；严禁随地吐痰。接触患者时带口罩、穿隔离衣，接触患者后彻底洗手。选择通风良好的病房，房间有换气装置，与户外相通。严格执行消毒隔离制度和采取个人防护措施，提倡使用一次性注射器。

2. 休息与体位。卧床休息，取右侧卧位，以减少患侧活动度，防止病灶向健侧扩散，有利于健侧肺的通气功能。

3. 立即开通静脉通路，遵医嘱及时用药。

4. 正确留取血生化标本及痰菌涂片、培养标本。

5. 正确实施纯蛋白衍生物结核菌素试验（PPD试验）。

6. 结核毒性症状对症护理。

（1）高热护理。改低热时，随着化疗的有效进行，体温逐渐恢复正常，常不予特殊处理。保持衣被干洁，鼓励患者多饮水。

（2）夜间盗汗时，做好皮肤护理，勤换衣服，防止受凉。

7. 咯血护理。

（1）休息与体位。患者中等量咯血时应静卧休息，取患侧卧位（右侧卧位）；保持病室安静，避免不必要的交谈，避免搬动患者。

（2）保持呼吸道通畅。协助患者头偏向一侧，嘱其轻轻将气管内存留的积血及时咯出，或咯出呼吸道积血，防止血块阻塞呼吸道。呼吸道通畅后加压给氧，并按医嘱使用呼吸兴奋剂。

（3）密切观察并准确记录咯血量和尿液的量、颜色、性状等。

（4）心理护理。咯血时给予精神安慰，遵医嘱给少量镇静剂，减轻其恐惧心理。

（5）告知患者不能屏气，以免诱发喉头痉挛，血液引流不畅形成血块，导致窒息。

（6）配合抢救。当窒息发生时，立即采取头低脚高体位，轻叩背部，排出血块。及时清除口鼻腔内血凝块，或迅速抽吸积血。备齐抢救用物及抢救药品。必要时做好气管插管或气管切开的准备。

（7）用药护理。遵医嘱静推或静滴脑垂体后叶素，但忌用于高血压、心脏疾病患者或孕妇，亦可用氨基己酸、氨甲苯酸等药物止血；必要时可用小量镇静剂、止咳剂。咯血时慎用强镇咳药，以免抑制咳嗽反射和呼吸中枢，使血块不能咳出而发生窒息。

（8）基础护理。及时为患者漱口，擦净血迹，保持口腔清洁、舒适，防止口腔异味刺激再度引起咯血。

（9）根据需要做好输血准备。

（10）饮食护理。咯血时暂禁食，咯血停止后宜进少量温流质，多饮水、多食含纤维素食物，以保持大便通畅，避免排便时腹压增大而引起再度咯血。忌饮浓茶、咖啡、刺激性饮料。

8. 用药护理。遵医嘱使用抗结核化学药物。施行全程督导短程化疗（directly observed treatment＋short-course chemotherapy，DOTS），提高治愈率。首选异烟肼、利福平、吡嗪酰胺、乙胺丁醇和链霉素这5种药物。向患者和家属介绍疾病特点、治疗方案和潜在的副作用有助于自我护理，讲述坚持早期、规律、全程、适量、联合用药的重要性。在解释药物不良反应时，重视强调药物的治疗效果，及时发现并处理副作用，制订切实可行的计划，遵从治疗方案。

9. 胸腔穿刺术护理。

（1）术前准备。告知患者在操作过程中不要咳嗽、深呼吸或突然移动体位，以免损伤胸膜或肺组织。测定出凝血时间、血常规、血型、肝功能等，准备无菌胸腔穿刺包、消毒用物、利多卡因、肾上腺素、无菌试管、量杯等胸腔穿刺用物。协助患者摆好胸腔穿刺体位。

（2）术中配合。穿刺过程中密切观察患者的脉搏、面色等变化，如患者有任何不适，应减慢抽吸或立即停止抽液。抽液时，若患者突觉头晕、心悸、出冷汗、面色苍白、脉细、四肢发凉，提示可能出现"胸膜反应"，应立即停止抽液，患者平卧，密切观察血压，防止休克。必要时，按医嘱皮下注射0.1％肾上腺素0.5ml。每次抽液不宜过快、过多，防止因抽液过多过快使胸腔内压骤然下降，发生肺水肿或循环障碍、纵隔移位等意外。

（3）术后护理。卧床休息1小时，协助医师留取标本，及时送检。2小时内每30分钟测血压、脉搏、呼吸一次。观察患者的脉搏和呼吸状况，及时发现并发症，如血胸、气胸、肺水肿等，必要时协助患者拍胸片，以排除意外损伤导致的肺部并发症。观察穿刺处有无渗血或渗液。记录穿刺液的量、形状、颜色。鼓励患者深呼吸，促进肺膨胀。如无气胸或其他并发症，术后1小时可恢复活动。

10. 饮食护理。

（1）嘱患者进高蛋白、高热量、高脂肪、含维生素丰富的食物，少量多餐。成人蛋白质总量应为90～120g/d，每日摄入一定量的蔬菜和水果以补充各种维生素。

（2）补充水分。因机体代谢增加、盗汗使水分的消耗量增加，应鼓励患者多饮水，不少于1.5L/d，必要时静脉补充液体，以利于体内毒素排泄。

11. 做好心理护理，帮助患者及家属了解疾病，消除不良心理反应。不能歧视患者，鼓励患者采取积极的生活态度，改变不良的行为，配合治疗与护理。保护患者隐私，营造友善、理解、宽松和健康的生活工作环境。

五、观察

1. 密切观察生命体征、瞳孔和意识状态的变化。

2. 密切观察临床症状的变化，如咳嗽咳痰有无加重，痰量有无增多或呈脓性；有无高热，若有高热则应考虑病情加重或发生并发症。

3. 注意观察咯血的量、颜色、性状及出血速度。

4. 及时发现并处理呼吸衰竭、肺源性心脏病、气胸、窒息等情况。

5. 密切观察抽液时患者的脉搏和呼吸状况。

6. 观察抗结核药的作用与副作用。

六、健康教育

1. 结核病的预防。控制肺结核最好的方法是预防，预防传播必须抓好三个环节。

（1）控制传染源。结核病的主要传染源是结核病患者，尤其是痰结核菌阳性者。连续 3 次痰菌检查阴性方可解除隔离。

（2）切断传染途径。结核菌主要通过呼吸道传染。严禁随地吐痰，有痰时应吐在卫生纸或有消毒剂的有盖广口瓶中。呕吐物、痰液经灭菌处理再弃去或直接焚烧带有痰液的纸巾。接触患者时戴口罩、穿隔离衣，接触患者后彻底洗手；患者应尽量减少和健康人的接触，包括其家人。

（3）保护易感人群。接种卡介苗是预防结核病最有效的武器，保护率约为 80%，可维持 5～10 年。数年后结核菌素试验转阴者还需复种。接种对象是未受结核菌感染的结核菌素试验阴性者，年龄越小越好。

2. 坚持正确用药。坚持化疗的原则：早期、联合、规律、适量、全程。坚持这一原则是彻底治愈的保证。同时应注意药物不良反应的自我观察，如有不适应及时就医，不可私自停药或减少剂量。

3. 定期复查。

4. 保持心情舒畅，合理安排生活。

【任务实施流程图】

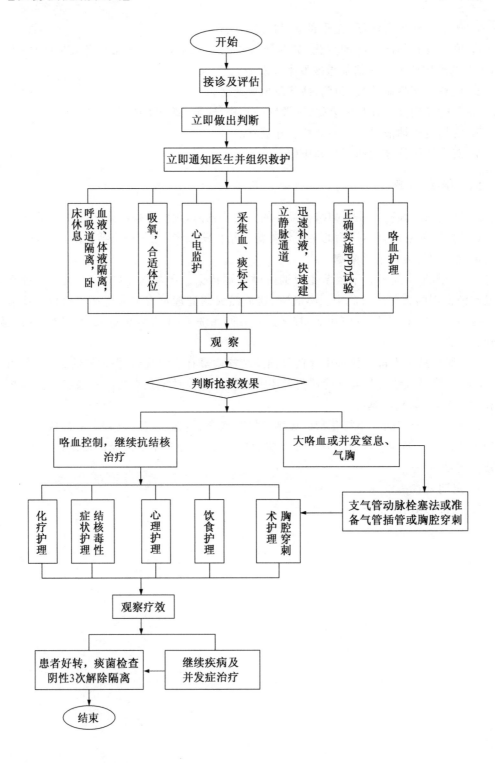

【评价标准】

项 目		项目总分	要 求	评分等级及分值				实际得分
				A	B	C	D	
护理过程	接诊	5	接诊及时,态度热情	5	4	3	2—0	
	评估	5	评估及时,判断正确	5	4	3	2—0	
	组织	5	立即通知医生并组织救护	5	4	3	2—0	
	护理	55	取合适体位	5	4	3	2—0	
			给予正确的隔离措施	5	4	3	2—0	
			正确留取血、痰标本,送痰菌检查	5	4	3	2—0	
			正确实施结核菌素试验	5	4	3	2—0	
			胸腔穿刺术术前准备充分,术中配合到位	5	4	3	2—0	
			胸腔穿刺术术后护理到位,无并发症发生	5	4	3	2—0	
			按医嘱用药,如止血剂、抗结核药,用药安全有效,化疗护理到位	5	4	3	2—0	
			咯血护理	5	4	3	2—0	
			结核毒性症状护理	5	4	3	2—0	
			饮食护理宣教到位	5	4	3	2—0	
			心理护理到位	5	4	3	2—0	
	观察	15	监测生命体征、意识变化、有无并发症	5	4	3	2—0	
			观察呼吸道症状和结核毒性症状,血和痰菌检查结果	5	4	3	2—0	
			观察化疗副作用情况	5	4	3	2—0	
质量控制		15	护理程序正确	5	4	3	2—0	
			操作熟练,配合到位	5	4	3	2—0	
			记录准确、及时	5	4	3	2—0	
总 计		100						

知识拓展

肺结核患者的治疗管理

肺结核患者的治疗管理保证患者在治疗过程中坚持规律用药、完成规定疗程,是肺结核治疗能否成功的关键,为此必须对治疗中的患者采取有效管理措施,具体要求为:

1. 归口管理。目前结核病治疗管理已有较为完整的技术规范,结核病防治机构医务人员必须接受系统培训,并出专人负责到底,直至痊愈。按我国法规要求,各级医疗卫生单位发现肺结核患者或疑似肺结核患者时,应及时向当地卫生保健机构报告,并将患者转至结核病防治机构进行统一检查,督导化疗与管理。

2. 督导化疗。早期、联合、规律、适量、全程五项原则为肺结核的治疗原则。整个化疗方案分为强化和巩固两个阶段。多数肺结核患者采用不住院治疗同样收到良好效果。在不住院条件下要取得化学疗法的成功,关键在于对肺结核患者实施有效治疗管理,即目前推行的全程督导短程化疗(DOTS),确保肺结核患者在全疗程中规律、联合、足量和不间断地实施规范化疗,减少耐药性的产生,最终获得治愈。

结核病防治机构对痰菌阳性患者实施督导化疗管理,每次用药应在医务人员面视下进行,监控治疗。对不能实施督导管理的痰菌阳性肺结核患者和痰菌阴性肺结核患者也要采用家庭访视、家庭督导等方法,加强治疗管理。

3. 住院与不住院治疗。肺结核患者一般采用不住院化疗,结核病专科医院负责急、危、重肺结核患者和有严重并发症、合并症、药物不良反应及耐多药等患者的住院治疗,未愈出院患者转到结核病防治机构继续督导化疗,完成规定疗程。

【小结】

完成该任务必须了解肺结核的病因、流行病学特点、临床表现、特异性的辅助检查,能有针对性地收集资料,并做出正确的疾病和护理问题的判断,按照轻重缓急护理先后次序进行相应的处置。

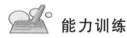 能力训练

患者,男,23岁,因咳嗽、咯血、午后发热1个月入院。

作为值班护士,应从哪些方面收集资料,进行护理评估并处置?

【练习题】

1. 简述结核病的治疗原则。
2. 简述结核菌素试验方法、结果判断、临床意义。
3. 如何对肺结核患者的咯血进行护理?
4. 如何预防肺结核?

(张玲芝)

任务十七 急性肾功能衰竭患者的临床处置

预习推送

■ 概述
■ 病因
■ 临床表现
■ 辅助检查

1-17-1
预习推送

学习目标

知识目标

1. 能说出急性肾功能衰竭的病因、主要护理问题。
2. 能判断急性肾功能衰竭的少尿期、多尿期、恢复期的临床表现、辅助检查、血液透析过程。
3. 能说出急性肾功能衰竭的诊断及依据。
4. 能说出鱼胆中毒引起肾损害的机制。

技能目标

1. 能熟练收集急性肾功能衰竭患者的资料。
2. 根据收集到的具体资料初步判断疾病和存在的护理问题。
3. 根据所做的判断熟练进行相应处置。
4. 学会深静脉置管的护理。

任务描述

患者,女,67岁,因"呕吐、腹痛、尿少2天"由门诊收治入院。

作为接诊护士,请对新患者进行接诊和临床处置。

任务实施

一、接诊及评估

1. 接诊及时,态度热情。
2. 收集资料。

(1) 病史。患者有糖尿病史8年,长期服用格列喹酮(糖适平)。入院前10小时口服1枚3.5kg重草鱼的鱼胆,服后3小时出现剧烈腹痛,频繁恶心、呕吐,在当地医院给予输液治疗后症状无好转,伴有少尿,2 天后为进一步治疗转来我院。

即问即答

病史主要从哪几个方面进行收集?

1-17-2
病史收集

(2) 体格检查。体温 36℃,呼吸 20 次/分,脉搏 66 次/分,血压95/60 mmHg。意识清楚,表情淡漠,颜面浮肿,双肺呼吸音清,未闻及干湿啰音,律齐,未闻及杂音,腹软,剑突下压痛,无反跳痛,肝脾未触及,肝区叩痛(+),双肾区叩痛(+),双下肢无浮肿,尿量 70ml/d。

即问即答

体格检查项目包括哪些?

1-17-3
体格检查

(3) 心理社会状态。患者对该病的病因等一无所知,对疾病的预后非常担忧,自费医疗。

即问即答

心理社会评估应主要从哪几个方面进行?

(4) 辅助检查。

1) 实验室检查。血常规:WBC $12.6×10^9$/L,RBC $3.56×10^{12}$/L,Hb 110g/L;尿常规:PRO(+++),BLD(++)。镜检:RBC 10~12/HP;肝肾功能:血 BUN 22mmol/L,Cr 726μmol/L,CO_2CP 23.3mmol/L,ALT 106.3 U/L,AST 53.20U/L,血糖 5.6mmol/L。

2) B超检查:双肾急性肾损害图像。

1-17-4 心理
社会评估

即问即答

应做哪些有针对性的辅助检查?

1-17-5
辅助检查

二、判断

1. 初步判断该患者所患的疾病及其依据、发病原因。

初步判断该患者所患的疾病:鱼胆中毒,急性肾功能衰竭,轻度中毒性肝脏损害,糖尿病。

依据:① 入院前10 小时口服 1 枚 3.5kg 重的草鱼鱼胆,服后 3 小时出现剧烈腹痛,频繁恶心、呕吐;② 入院时一般状态较差,表情淡漠,颜面浮肿,双肾区及肝区叩痛(+),尿量 70ml/d;③ 肝肾功能损害表现:血 BUN 22mmol/L,Cr 726μmol/L,ALT 106.3U/L,AST 53.20U/L。B超检查示双肾急性肾损害图像。

发病原因:服用草鱼鱼胆及有糖尿病病史。

2. 目前患者主要存在哪些护理问题?

(1) 知识缺乏。对鱼胆会引起中毒的知识缺乏。

(2) 有误吸的危险。与置胃管、洗胃有关。

(3) 体液过多。与急性肾功能衰竭所致的肾小球滤过功能受损有关。

（4）焦虑。与不了解疾病的预后及对血液透析治疗有恐惧有关。

（5）潜在并发症。心力衰竭、急性成人呼吸窘迫综合征、急性肝衰竭。

三、组织

立即通知医生并组织救护。

四、护理

1. 体位。平卧位，头偏向一侧，绝对卧床休息，注意保暖。

2. 吸氧。3L/min，改善组织细胞缺氧，保持呼吸道通畅。

3. 多参数监护。观察心率、心律、ST段变化，观察呼吸、血压、体温、血氧饱和度变化，观察神志、意识、瞳孔、四肢活动等，掌握患者生命体征及机体组织缺氧情况和循环系统的功能状况。

4. 正确留取动静脉血及尿标本。如血气分析、血肝肾功能、血糖等生化全套、血常规、出凝血时间等，立即送检。

5. 留置导尿。无菌操作下留置导尿管。

6. 立即准备洗胃用物。插胃管，洗胃，迅速清除胃内毒物，用25～28℃清水洗胃，直到洗出液澄清无味为止，同时用50%硫酸镁导泻。因为鱼胆在胃内可存留较长时间，故不论治疗时间早晚，均应予以彻底洗胃。

7. 建立静脉通路。进行静脉输液，根据医嘱补液给药，如激素、利尿、护肾、保肝、保护胃黏膜治疗，防止感染，纠正水、电解质和酸碱代谢紊乱，避免使用肾毒性药物。

8. 立即进行血液透析。准备透析设备（透析器、透析液、透析管路等）、透析药品（肝素钠针、高渗葡萄糖注射液等），建立血管通路进行股或颈内深静脉插管置管。血液透析主要利用弥散对流作用来清除血液中的毒性物质，同时，它也通过半透膜两侧压力差产生的超滤作用来去除肾衰竭时体内过多的水分。应早期、及时争取在24～48小时内进行血液透析2～3次，它是抢救急性肾衰竭、降低死亡率的重要措施，同时随着血液净化技术的发展，对治疗毒物中毒有着明显疗效，尤其是抢救没有特异性抗毒剂的毒物中毒，如鱼胆中毒，有很好的疗效。同时做好血液透析护理，防止发生低血压、空气栓塞、出血、管路凝血、热原反应等。

9. 深静脉置管后的护理。

（1）预防感染。因急性肾衰竭患者免疫功能低下，易发生感染，尤其是置管患者，管腔直接与外界相通，如操作不当，细菌直接进入血液，极易引起菌血症、败血症。因此，必须严格无菌操作技术，每次透析前后动、静脉端用1%碘伏消毒液做中心螺旋形消毒后盖上肝素帽，用无菌纱布包扎固定。皮肤消毒以双腔管壁为中心，用1%碘伏消毒液进行消毒，直径＞5cm，盖上无菌纱布固定，以防感染。若局部发红，或有少许渗液，敷料下方敷一块碘伏纱布，碘伏可逐步释碘持续灭菌，防止细菌从皮下隧道入内。若局部分泌物多，换用"百多邦"涂于导管口周围，每天换药1次。若患者出现不明原因的发热，必须立即做血培养和药敏试验，选用抗生素封管，同时根据药敏试验结果，选用合适的抗生素治疗。若上述保守治疗无效，尽早拔管。

（2）防止脱管。导管要妥善固定，防止折叠、脱落。告之患者及家属避免弯折和牵拉导管，尽量减少颈部活动范围；定期检查导管与皮肤缝线是否断开，若留置时间长，固定的缝线会全部脱落,应消毒后重新缝合固定。一旦发生脱管,立即通知医生,采用压迫止血法止血。采用无菌纱布包裹肝素帽,其外用绷带系一活结,绷带游离两端绕头一周固定于前额,此法可避免管路打折,同时可减少胶布对皮肤的刺激。

(3)防止堵管。血透结束后,用生理盐水注入双腔导管内,冲净残余血液,然后用12500U肝素钠加生理盐水 1.6ml 分别注入双腔导管并夹管,肝素帽拧紧,再用无菌纱布包扎固定。下次透析前必须抽出上次注入双腔导管内的肝素钠,以防止肝素过量,发生出血现象,再用生理盐水回抽管腔,观察有无凝血块。

(4)防止血栓形成。置管后避免过度活动和局部受压,因其可致静脉压力过高导致血液反流,容易导致出血或血栓的形成。如导管已发生了血栓,采用揉摩回抽法,可恢复导管的功能。

(5)防止空气栓塞。静脉置管时,穿刺针必须接注射器,以防空气通过穿刺针进入血管;透析前后消毒管道末端时及时夹紧动静脉端上的夹子;肝素帽拧紧,血路管与导管衔接牢固。

(6)观察全身情况。置管后要观察患者的生命体征变化,尤其是透析开始后 0.5～1 小时内严密监测体温,有发热和其他不适感时,及时处理。

(7)导管贴壁的护理。置管术后如血流量不足或血液透析过程中突然出现血流不畅,常系导管尖端"贴壁",此时应关掉透析机血泵,将导管旋转180°,然后开泵,使血流量缓慢上升,可以恢复满意的血流量。

(8)留置导管的时间。达到治疗目的后应立即拔除导管,因随导管留置时间的延长,发生皮肤感染及血行感染的危险性也明显增加。据文献报道,一旦发现置管入口皮肤化脓即应拔除导管。拔管时严格消毒局部皮肤,用厚纱布按压拔出,并加压包扎,防止插管处出血。

10. 生命体征监测。注意观察神志、意识、瞳孔、呼吸、脉搏、血压、尿量等变化,进行多参数监护,观察心率、心律、ST 段变化,留置导尿,动脉采血检测血气分析等。

11. 准确记录 24 小时出入量及每小时尿量。入量包括饮水量、输液量、进食饭菜、水果等;出量包括尿液、粪便、呕吐物等,特别是尿液,应注意观察其总量、颜色、比重等。控制输液速度及量,少尿期每日液体进入量为前一天液体排出量加上 500ml 给予,多尿期则为前一天尿量乘以 2/3 再加上 720ml 给予。每日测体重,做好基础护理。

12. 合理饮食。饮食治疗的目的是减轻肾脏负担,减轻体内代谢产物的潴留和水肿,并维持患者营养,延缓疾病的进展。少尿期应尽可能地摄入足够的热量,限制钠的摄入,食盐宜 2～3g/d,限制高钾食物的摄入,如肉类、橘子、土豆、香蕉等。限制蛋白质的摄入,蛋白质 0.5～0.8g/(kg•d),如鱼类、肉类、豆类、奶类、蛋类等。

13. 重视心理护理。因患者病情凶险,患者及家属均有恐惧、焦虑心理,应向患者及家属解释病情,让患者了解疾病的治疗、护理和预后,减轻心理压力。鱼胆常被作为民间治病的偏方,我国一些地区常有吞食鱼胆治疗某些疾病的习惯,此患者就认为鱼胆有"清热解毒""明目"等功效而误服鱼胆,导致急性肾衰竭。

五、观察

1. 密切观察患者意识、体温、呼吸、心率、脉搏、血压及血糖等的变化,精神状态是否好转,防止感染发生。

2. 正确记录 24 小时出入量,尤其注意 24 小时尿量,观察浮肿消退情况,每日检测血电解质,注意水、电解质的平衡,定期监测血常规、凝血、肝肾功能、血糖、血气分析,观察肝肾功能恢复状态。

3. 观察药物疗效及不良反应,注意置胃管及深静脉插管后局部有无出血、损伤情况。

六、健康教育

1. 生活指导。合理休息,劳逸结合,避免劳累;严格遵守饮食计划,并注意加强营养、个人卫生、保暖、糖尿病饮食。

2. 病情监测。学会自测体重、尿量、末梢血糖;明确高血压脑病、左心衰竭、高钾血症及代谢性酸中毒的表现;定期门诊随访,监测肾功能、电解质及血糖等,维持血糖在正常范围。

3. 心理指导。在日常生活中能理智调节自己的情绪,保持愉快的心情;遇到病情变化时不恐慌,能及时采取积极的应对措施。

4. 预防指导。禁用库血;慎用氨基糖苷类抗生素;避免妊娠、手术、外伤;避免接触重金属、工业毒物等;误服或误食毒物,立即进行洗胃或导泻,并采用有效解毒剂。

【任务实施流程图】

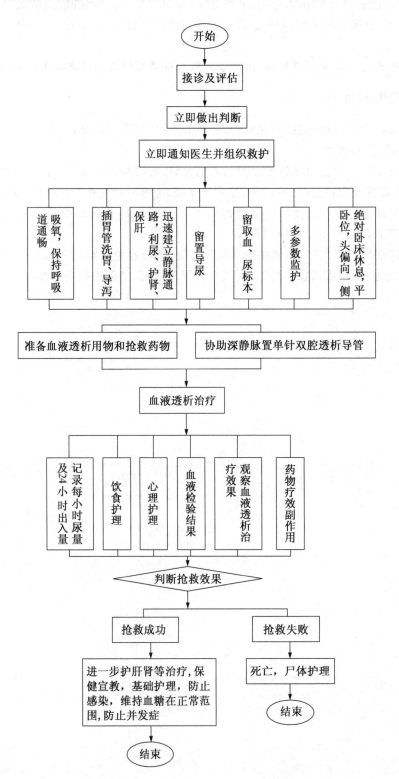

【评价标准】

项目		项目总分	要 求	评分等级及分值				实际得分
				A	B	C	D	
护理过程	接诊	5	接诊及时,态度热情	5	4	3	2—0	
	评估	5	评估及时,判断正确	5	4	3	2—0	
	组织	5	立即通知医生并组织救护	5	4	3	2—0	
	护理	55	取合适体位	5	4	3	2—0	
			吸氧迅速有效	5	4	3	2—0	
			插胃管方法正确,洗胃液选择及洗胃方法正确	5	4	3	2—0	
			迅速建立有效静脉通路,输液速度合理	5	4	3	2—0	
			按医嘱用药,如利尿、护肾保肝,用药安全有效	5	4	3	2—0	
			动脉、静脉采取血标本一次成功,送检及时	5	4	3	2—0	
			血液透析治疗及时,无并发症发生	5	4	3	2—0	
			心电监护及时、连接正确	5	4	3	2—0	
			留置导尿规范,导尿管护理到位	5	4	3	2—0	
			严格执行无菌操作	5	4	3	2—0	
			基础护理措施到位、有效沟通、宣教到位	5	4	3	2—0	
	观察	15	监测肝肾功能、电解质、血糖、血气分析及24小时出入量及每小时尿量	5	4	3	2—0	
			监测生命体征、血流动力学,观察心率、心律、ST段变化	5	4	3	2—0	
			观察洗胃、血液透析及利尿、护肾保肝治疗效果及副作用	5	4	3	2—0	
质量控制		15	救护程序正确	5	4	3	2—0	
			操作熟练,配合到位	5	4	3	2—0	
			记录准确、及时	5	4	3	2—0	
总计		100						

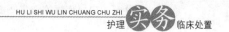

知识拓展

如何预防药源性急性肾衰竭

药源性急性肾衰竭十分严重,甚至会危及生命,应以预防为首要原则。药源性急性肾衰竭中的一种类型与药物剂量无关,系过敏体质,另一种类型与药物剂量、疗程密切相关。其发生之前往往存在一些易感因素或者说某些人群中已存在某些潜在因素,若在此基础上再使用肾毒性药物或过量使用治疗药物就易发生急性肾衰竭,因此临床上预防药源性急性肾衰竭可以从以下几方面着手:

1. 用药前应详细询问病史及药物过敏史,禁用曾经有过过敏现象的药物。

2. 严格掌握肾毒性药物的使用。对老年人、幼儿、糖尿病、高血压、高血凝及血容量不足的患者,使用药物应慎重,这是因为这些患者容易发生药源性急性肾功能衰竭。脱水患者用药前应补足液体。心功能不全和肝病患者分别由于肾灌注问题及肝脏对药物的解毒能力下降,应考虑到药物的使用剂量;肾病患者应尽量避免使用非甾体抗炎药。即使对于正常人群,当有需要用药如感冒时,亦要严格掌握肾毒性药物剂量与疗程。

3. 避免合用肾毒性药物。如头孢菌素与氨基糖苷类药物不宜联合使用;氨基糖苷类药物尽量不与利尿剂合用。

4. 造影剂的肾毒性仅次于氨基糖苷类药物,其易感因素有:造影剂剂量过大或连续多次造影,年老,脱水,原有肾灌注不足或肾损害,糖尿病、高血压或多发性骨髓瘤等。因此,有上述情况者应尽量不做造影检查,其次接受碘造影前需补充足量的液体。

5. 肿瘤化疗前应预先服用别嘌呤醇,以减少尿酸的形成。

6. 化疗(如顺铂等药物)前及化疗期间应补足液体,可降低肾毒性发生率。

7. 某些易在尿液中结晶的药物使用时宜同时碱化尿液及水化治疗,避免肾小管阻塞。

8. 肾源性出血时不宜使用6-氨基己酸治疗,以免引起输尿管内血凝块阻塞,其他出血性疾病即使使用该药亦要密切观察。

9. 必要时进行药物血液浓度监测。如对环孢菌素浓度进行测定有助于及时调整其剂量,以避免引起急性肾衰竭。

10. 使用可能造成急性肾功能衰竭的药物,尤其是使用直接肾毒性损伤药物时宜进行监测,如尿溶菌酶、β-N-乙酰氨基葡萄糖苷酶、$β_2$-微球蛋白等是反映肾小管损害程度的敏感指标,以便早期发现患者的肾损害情况,尽早停药,以免发生急性肾衰竭。

【小结】

完成该任务必须了解急性肾衰竭的病因、临床表现、辅助检查、诊断、依据,能有针对性地收集资料,并做出正确的疾病和护理问题的判断,进行相应的处置。

 能力训练

患者,女,24岁,于4日前进食不洁食物后出现恶心、呕吐3次,腹泻伴脐周疼痛、发热、全身酸痛,遂去当地医院急诊,查血压正常,无明显口干、冷汗等症状,查尿常规正常,血白细胞升高,诊断为"急性胃肠炎"。给予补充足量液体及庆大霉素静脉滴注,每日一次,次日尿色加深,但未引起重视,继续庆大霉素治疗,3 天后呕吐及腹泻症状消失。但入院前 1 天起出现少尿,尿量仅 109ml,查肾功能肌酐达 442.5μmol/L,故收治入院。

值班护士应从哪些方面对患者进行护理评估并进行临床处置?

【练习题】

1. 急性肾功能衰竭时,应当如何预防和处理高钾血症?
2. 如何维持急性肾功能衰竭患者的水平衡? 应当注意什么?

(周彩华)

项目二 外科疾病的临床处置

任务一 颅脑损伤患者的临床处置

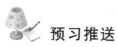

预习推送

■概述
■病因
■临床表现
■辅助检查

2-1-1
预习推送

学习目标

知识目标

1. 说出颅脑损伤的分类和临床表现。

2. 根据病例提出患者主要的护理问题,并列出护理要点。

技能目标

1. 能熟练收集颅脑损伤患者的资料。

2. 根据收集到的具体资料初步判断现存的或潜在的护理问题。

3. 根据所做的判断熟练进行相应处置。

4. 正确实施格拉斯哥昏迷评分以及肌力、肌张力检查等。

任务描述

王某,男,29 岁。因车祸造成右颞部损伤,伤后 1 小时入院。

作为接诊护士,请对患者进行接诊和临床处置。

任务实施

一、接诊及评估

1. 接诊及时,态度热情。

2. 收集资料

(1)病史。患者骑自行车上班途中与小汽车相撞,头部着地,当即意识丧失,现场未作任何处理,被汽车司机送来医院。来医院途中,醒来一次,呕吐一次。

即问即答

病史主要从哪几个方面进行采集?

2-1-2
病史收集

(2)体格检查。体温 36.7℃,脉搏 88 次/分,呼吸 20 次/分,血压135/90 mmHg。昏迷状态,格拉斯哥昏迷评分(Glasgow coma scale,GCS)7 分,呼之不应。在头右颞顶部可触及 5cm×5cm 大小血肿,双侧瞳孔等大等圆,直径约 3.0mm,对光反射存在。双鼻道、外耳道无液体流出。四肢有不自主活动,左侧较右侧活动少,生理反射正常,左侧巴宾斯基征阴性。

即问即答

体格检查项目包括哪些?

2-1-3
体格检查

(3)心理社会状况。患者呈昏迷状态,无法评估。

(4)辅助检查。CT 检查提示右颞叶脑挫伤、硬膜外血肿。

即问即答

应做哪些有针对性的辅助检查?

2-1-4
辅助检查

二、判断

1. 初步判断该患者所患的疾病及其依据、发病原因。

初步判断该患者所患的疾病:脑外伤、硬膜外血肿。

依据:① 外伤史;② 临床表现,如昏迷、中间清醒期、呕吐、头部血肿、肢体活动能力降低;③ 辅助检查,如 CT 检查提示右颞叶脑挫伤、硬膜外血肿。

发病原因:外伤。

2. 目前患者主要存在哪些护理问题?

(1)意识障碍。与脑损伤、颅内压增高有关。

(2)清理呼吸道无效。与意识障碍有关。

(3)潜在并发症。脑疝、癫痫、感染、压疮等。

三、组织

立即通知医生并组织救护。

四、护理

(一)术前护理

1. 体位。仰卧位或侧卧位。如患者清醒,可采取头高斜坡卧位,床头抬高 15°～30°。

2. 保持呼吸道通畅。及时清除呼吸道分泌物,及时吸痰。在呼吸道通畅前提下吸氧。

3. 降低颅内压。遵医嘱用甘露醇快速脱水,降低颅内压。常用 20％甘露醇 250ml,15～30分钟内滴完。

4. 禁食禁饮。禁食期间可肠外营养,以后根据病情采取肠内营养或恢复饮食。

5. 观察病情

(1)生命体征。伤后可出现生命体征紊乱。

(2)意识。结合格拉斯哥昏迷评分。

(3)瞳孔。观察瞳孔大小、对光反射情况等。

(4)神经系统症状体征。观察神经系统症状体征有无好转或加重,是否出现新的症状或体征。

(5)其他。注意观察有无脑脊液漏、有无呕吐、有无烦躁不安等。

6. 维持水、电解质及酸碱代谢平衡。每日输液控制在 1500～2000ml,注意输液速度不宜过快。

7. 基础护理。做好口腔护理、五官护理、皮肤护理、二便护理、安全护理等。

(二)术后护理

1. 术后观察伤口情况,保持敷料清洁干燥。

2. 颅脑引流护理。妥善固定引流管;严格无菌操作;记录引流液的量、颜色和性质。

3. 其他。病情观察,保持呼吸道通畅,降低颅内压,维持水、电解质及酸碱代谢平衡,营养支持,基础护理等同术前。

五、健康教育

1. 疾病知识指导。待患者清醒后,告知引起昏迷及相关症状的原因、主要的治疗和护理措施等,使之积极配合治疗和护理。

2. 康复训练指导。肢体应保持功能位,并进行被动或主动运动,促进肌肉、关节活动和改善肌力,特别注意加强左侧肢体的活动训练。必要时还可配合推拿、按摩、针灸及理疗等。

3. 生活指导。养成良好饮食习惯,少食多餐,供给营养丰富、易消化的食物;注意休息,劳逸结合。

4. 安全教育。平时注意安全,遵守交通规则等。

【任务实施流程图】

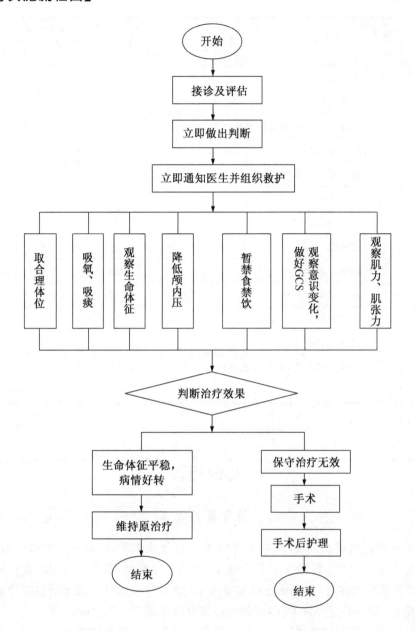

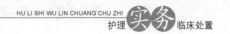

【评价标准】

项　目		项目总分	要　　求	评分等级及分值				实际得分
				A	B	C	D	
护理过程	接诊	5	接诊及时,态度热情	5	4	3	2—0	
	评估	5	评估及时,判断正确	5	4	3	2—0	
	组织	5	立即通知医生并组织救护	5	4	3	2—0	
	护理	45	取合适体位	5	4	3	2—0	
			保持呼吸道通畅、吸氧	10	8	6	4—0	
			降低颅内压	10	8	6	4—0	
			进行 GCS	10	8	6	4—0	
			遵医嘱用药	10	8	6	4—0	
	观察	30	观察生命体征	10	8	6	4—0	
			观察意识和瞳孔	10	8	6	4—0	
			观察肢体活动	10	8	6	4—0	
质量控制		10	术前术后护理正确	5	4	3	2—0	
			操作规范熟练,护患沟通良好	5	4	3	2—0	
总计		100						

ZHI SHI TUO ZHAN

知识拓展

脑脊液分流术

早期为了治疗脑积水,人们采取了各种各样的分流手术,包括:① 脑室与脑池分流,如侧脑室与枕大池分流术;② 脑室体腔分流,如脑室(或脑池)腹腔分流术、脑室胸腔分流术等;③ 将脑脊液引出体外,如侧脑室鼓室分流术、脑室与输尿管分流术等;④ 将脑脊液引入心血管系统,如脑室心房分流术、脑室颈内静脉分流术等。

上述脑脊液分流术中许多因疗效差或易导致较多并发症而已被淘汰。目前常用的分流术为脑室腹腔分流等。目前,困扰分流手术效果的主要是并发症,包括:

1. 分流系统堵塞。最为多见,发生率一般在 50%～70%。

2. 感染。发生率为 7%～10%,在儿童中更高达 30% 以上。主要为脑室炎或腹膜炎。

3. 分流过度或不足。

(1)过度分流综合征。儿童多见。患者出现典型的体位性头痛,直立时加重而平躺后缓解。CT 检查显示脑室变小。

(2)慢性硬膜下血肿或积液。多见于正常压力脑积水术后,多为采用低阻抗分流管导致脑脊液过度引流、颅内低压所致。

（3）脑脊液分流不足。患者术后症状不改善,检查发现脑室扩大仍然存在或改变不明显。主要原因是使用的分流管阀门压力不适当,导致脑脊液排出不畅。

4.裂隙脑室综合征。通常指脑室腹腔分流手术后,由于过度引流引起的脑室变小,患者出现颅内压降低的症状,如头痛、恶心、呕吐及共济失调、反应迟钝、昏睡等。影像学检查发现脑室明显缩小,像一道缝隙,甚至看不到脑室形态。

防止上述并发症最有效的方法是采用可调压分流系统进行分流。

5.其他并发症。① 癫痫:约 5％;② 脑室端管的并发症:如视神经损伤等;③ 腹腔端管的并发症:包括分流管移位、断裂、脏器穿孔、肠梗阻、腹部积液等。

【小结】

完成该任务必须了解颅脑损伤后的临床表现、主要的辅助检查,能有针对性地收集资料,并做出正确的伤情判断,能够提出护理问题,根据提出的护理问题按照轻重缓急先后次序进行相应的处置。

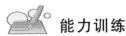 能力训练

孙某,男,33 岁,建筑工地工人。于上午 10 时在劳动中被高空坠落的砖块击中头顶部,当即昏迷倒地,头部流血,被工友送来急诊。伤者工友提供资料:路途时间约 1 小时,途中呕吐一次。

作为值班护士应从哪些方面对孙某进行护理评估? 患者现存或潜在的主要护理问题是什么? 说出主要的护理措施。

【练习题】

1. 颅内压增高的临床表现是什么?
2. 如何降低颅内压?
3. 对颅脑损伤患者该如何进行病情观察?
4. 如何进行 GCS?

（李光兰）

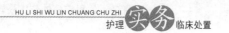
任务二　甲状腺功能亢进患者的临床处置

预习推送

■病因

■临床表现

■辅助检查

2-2-1
预习推送

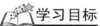
学习目标

知识目标

1. 能说出甲状腺功能亢进(甲亢)的临床表现。

2. 能阐述甲亢围手术期护理要点及并发症的预防和处理。

技能目标

1. 熟练掌握收集甲状腺功能亢进患者的资料。

2. 根据收集到的具体资料初步判断疾病和存在的护理问题。

3. 根据所做的判断熟练进行相应处置。

4. 学会基础代谢率测定、伤口护理、引流护理。

任务描述

　　患者,女,35 岁。心慌,怕热多汗,易饥多食,急躁易怒,乏力 4 年,头晕、恶心、心悸,无胸闷及气促 1 天,由门诊收治入院。

　　作为接诊护士,请对新患者进行接诊和临床处置。

任务实施

一、接诊及评估

1. 接诊及时,态度热情。

2. 收集资料

(1)病史。患者 4 年前无明显诱因下出现心慌,怕热多汗,易饥多食,急躁易怒,乏力,未予重视及治疗。3 年前因发热到某医院就诊,测体温 38.2℃,查三碘甲状腺原氨酸(T_3)、四碘甲状腺原氨酸(T_4)明显升高,促甲状腺激素(TSH)降低,诊断为甲状腺功能亢进。给予盐酸普萘洛尔(心得安)、丙硫氧嘧啶治疗,规律服药 1 年,心率控制在 80 次/分左右。2 年前复查甲状腺功能异常,行放射性核素治疗。1 年前患者发现双眼突出,怕光流泪。今晨起头晕、恶心,以"甲状腺功能亢进"收治入院。患病以来体重减轻 10kg。否认肝炎、结核等传染病史,无手术外伤史及药物过敏史。

即问即答

病史主要从哪几个方面进行收集?

2-2-2
病史收集

（2）体格检查。体温 37℃,脉搏 78 次/分,呼吸 12 次/分,血压130/70 mmHg。表情较紧张,情绪激动,双眼球突出,辐辏反射受损,眼球无震颤。甲状腺Ⅱ度肿大,质软,无压痛,可随吞咽上下移动。未扪及震颤,可闻及血管杂音。心尖搏动弥散,心浊音界扩大,心律齐,第一心音亢进,各瓣膜未闻及杂音。

即问即答

体格检查项目包括哪些?

2-2-3
体格检查

（3）心理社会状况。患者能正确认识疾病,但时有情绪激动、焦虑紧张。家属关心,并积极配合治疗。有社会医疗保险。

即问即答

心理社会评估应主要从哪几个方面进行?

2-2-4　心理
社会评估

（4）辅助检查。

1)实验室检查。甲状腺功能检查提示:游离三碘甲状腺原氨酸（FT_3）36.2pmol/L,游离四碘甲状腺原氨酸（FT_4）113pmol/L,T_3 6.20nmol/L,T_4 221nmol/L,TSH 0.5mIU/L。血糖 6.8mmol/L。

2)甲状腺彩超。双侧甲状腺弥漫性非均匀肿大,双腺体内血管增多、增粗,血流增快。

3)心电图检查。窦性心动过速,右心房大。

即问即答

应做哪些有针对性的辅助检查?

2-2-5
辅助检查

二、判断

1. 初步判断该患者所患的疾病及其依据、发病原因。

初步判断该患者所患的疾病:甲状腺功能亢进。

依据:原有甲亢病史 3 年,体检、实验室检查、影像学检查结果符合甲亢。

发病原因:病因不明,可能为自身免疫性疾病。

2. 目前患者主要存在哪些护理问题?

（1）营养失调,低于机体需要量。与代谢增高有关。

（2）焦虑。与甲亢引起患者情绪激动、烦躁有关。

（3）潜在并发症。眼球突出,有潜在角膜溃疡的可能等。

三、组织

立即通知医生并组织救护。

四、护理

(一) 术前护理

1. 饮食护理。评估患者营养情况,制订饮食计划,以保证足够热量和营养。术前 12 小时禁食、4 小时禁饮。

2. 监测体重。每天测量体重。

3. 基础代谢率测定。清晨空腹安静状态下进行测量。基础代谢率(%)计算公式为:(脉率+脉压差)-111。

4. 用药护理。

(1) 术前服碘剂(复方碘化钾溶液)作术前准备,目的是降低基础代谢率,使甲状腺腺体缩小、变硬,减少术中出血,防止并发症。服碘方法是:复方碘化钾溶液 3 滴/次,每日 3 次,逐日增加 1～16 滴/次,然后维持此剂量至达到手术标准。手术标准:情绪稳定,睡眠好转,体重增加,脉率稳定在 90 次/分以下,基础代谢率在+20% 以下。

(2) 先服硫脲类药物,待甲亢控制症状后停药,然后单独服用碘剂 1～2 周,再行手术。

(3) 如患者服碘剂后心率不下降,加服普萘洛尔(心得安)。

5. 保护眼睛。滴眼药水,睡时涂眼膏保护。

6. 术前进行有效咳嗽和呼吸练习。教会患者正确的深呼吸和有效咳嗽方法。

7. 术前体位训练。颈过伸仰卧位,方法为颈部垫斜坡形软枕,每日练习数次,逐渐延长时间,至 2～3 小时。

8. 术日晨准备麻醉床(床边备吸引装置)、无菌手套、拆线包及气管切开包等。

(二) 术后护理

1. 体位与活动。麻醉清醒后,若血压平稳取半坐卧位。在床上变换体位后,可起身活动。

2. 饮食与营养。患者全麻清醒后即可饮少量温开水,观察有无呛咳、误咽等。若无不适,逐渐给予温流质,以后逐渐过渡到半流质、普食。只要吞咽无不适,鼓励患者少食多餐。

4. 保持呼吸道通畅。指导患者深呼吸,协助有效咳嗽。必要时雾化吸入。

5. 术后并发症防治与护理。

(1) 术后呼吸困难和窒息。多发生于术后 48 小时内,表现为呼吸困难、烦躁、发绀甚至窒息。术后常巡视病房,密切注意生命体征变化,做好伤口护理,观察伤口渗液情况,维持引流通畅。

(2) 喉返神经损伤。一侧喉返神经损伤引起声音嘶哑,双侧喉返神经损伤引起声带麻痹、呼吸困难甚至窒息。注意观察患者发音情况。

(3) 喉上神经损伤。损伤外支会引起音调降低,损伤内支引起误咽、饮水呛咳。术后注意发音、饮水进食情况,一般术后数日可恢复正常。

(4) 手足抽搐。甲状旁腺损伤、误切等引起甲状旁腺功能低下,血钙浓度降低,引起手足抽搐。多数患者表现为面部、唇、手足部的针刺、麻木感或强直感。发作时静脉注射葡萄糖酸钙。

（5）甲状腺危象。表现为术后 12～36 小时内高热，脉快而弱，大汗、烦躁不安、谵忘，甚至昏迷，常伴有呕吐、腹泻。如处理不及时或处理不当会导致死亡。术后对患者定期巡视，密切观察，一旦发生危象立即配合治疗。① 碘剂。口服复方碘化钾溶液 3～5ml，紧急时 10% 碘化钠溶液 5～10ml 加 10% 葡萄糖注射液 500ml 静脉滴注。② 氢化可的松。每日 200～400mg 分次滴注。③ 利血平 1～2mg，肌内注射。④ 镇静剂。常用苯巴比妥或冬眠合剂 Ⅱ 号半量肌内注射，每隔 6～8 小时 1 次。⑤ 降温。用退热药、冬眠药物，尽量保持体温在 37℃ 左右。⑥ 静脉输入大量葡萄糖。⑦ 吸氧。⑧ 心力衰竭者用洋地黄类药物。⑨ 保持病室安静。

五、观察

1. 观察生命体征变化。特别注意脉率、体温变化，如脉率过快，体温过高，应警惕甲状腺危象的发生。

2. 观察伤口渗血情况，并观察切口负压引流情况，固定引流管、引流袋，维持负压，保持引流通畅，更换时无菌操作。

3. 观察患者有无手面部、唇部麻木感或强直感，一旦出现应口服钙片或注射钙剂。

六、健康教育

1. 加强颈部活动，防止瘢痕挛缩。

2. 注意观察甲状腺功能的异常（亢进或低下）。若患者出现精神萎靡、反应减慢、记忆力减退，可能是甲状腺功能低下，应及时就医。

3. 需要服用甲状腺制剂的，按医嘱服用。

4. 有声音嘶哑、音调变低者，出院后继续理疗。

5. 定期复查甲状腺功能，术后 3、6、12 个月各复查 1 次，以后每年复查 1 次，共 3 年。

2-2-6　颈肩功能操

【任务实施流程图】

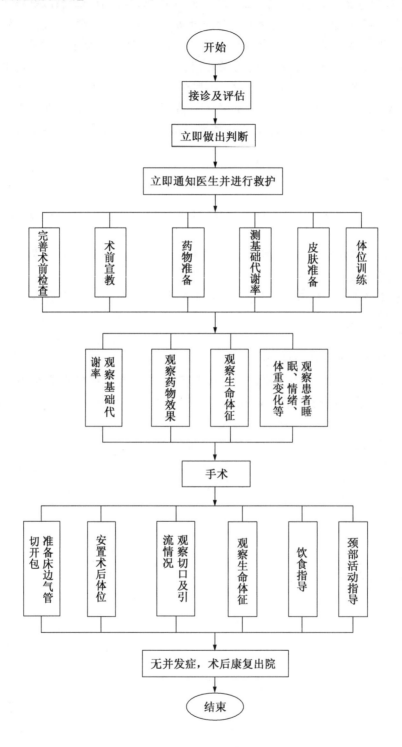

【评价标准】

项　　目		项目总分	要　　求	评分等级及分值				实际得分
				A	B	C	D	
护理过程	接诊	5	接诊及时,态度热情	5	4	3	2—0	
	评估	5	评估及时,判断正确	5	4	3	2—0	
	组织	5	立即通知医生并组织救护	5	4	3	2—0	
	护理 术前20		基础代谢率测定	5	4	3	2—0	
			用药指导方法正确	5	4	3	2—0	
			体位训练	5	4	3	2—0	
			呼吸功能训练	5	4	3	2—0	
	术后30		抢救物品准备	5	4	3	2—0	
			安置术后体位	5	4	3	2—0	
			伤口引流护理	5	4	3	2—0	
			指导用药	5	4	3	2—0	
			指导饮食	5	4	3	2—0	
			指导活动	5	4	3	2—0	
	观察	25	观察生命体征	5	4	3	2—0	
			观察伤口,观察引流效果	5	4	3	2—0	
			观察饮食饮水情况	5	4	3	2—0	
			观察预防并发症	10	8	6	4—0	
质量控制		10	术前术后护理正确	5	4	3	2—0	
			操作规范熟练,护患沟通良好	5	4	3	2—0	
总计		100						

ZHI SHI TUO ZHAN

知识拓展

超声引导下甲状腺射频消融术

甲状腺疾病是一种常见病,多发于中青年女性,如甲状腺腺瘤、结节性甲状腺肿、甲亢、甲状腺癌等。这些疾病大多需要外科治疗,而传统甲状腺手术会在颈部留下 6～10 cm 长的手术瘢痕,严重影响美观,给患者心理上造成了很大的压力。

超声引导下甲状腺射频消融术是近年来国内外开展的适用于甲状腺结节、甲状腺腺瘤和甲状腺癌等的微创手术方法。此方法是在超声引导下经皮肤将消融电极植入病灶中,释放射频电流,通过电流加热引起病灶组织的凝固性坏死。最后坏死组织被人体吸收,从而局部灭活病灶。

【小结】

完成该任务必须了解甲亢的临床表现、主要的辅助检查,能有针对性地收集资料,并做出正确的病情判断,能够提出护理问题,根据提出的护理问题按照轻重缓急先后次序进行相应的处置。

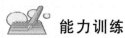

能力训练

张女士,43 岁,普通职工。3 年前发现颈部增粗,多食、怕热、多汗,于当地医院就诊,诊断为甲亢(轻度),给予硫脲类药物治疗,患者未规律服药,近 3 个月以来病情加重,患者因消瘦、怕热多汗、心悸烦躁来院就诊。

作为值班护士应从哪些方面对张某进行护理评估?患者现存的主要护理问题是什么?说出主要的护理措施。

【练习题】

1. 如何通过简单方法初步判断患者的甲亢程度?
2. 甲亢的手术指征是什么?
3. 如何测定基础代谢率?
4. 从哪些方面观察甲亢的术后并发症?

(邬维娜)

任务三 乳腺癌患者的临床处置

预习推送

■ 概述
■ 病因
■ 临床表现
■ 辅助检查

2-3-1
预习推送

学习目标

知识目标
1. 列举乳腺癌的发病因素和临床表现。
2. 叙述乳腺癌的治疗方法和手术前后护理措施。

技能目标
1. 熟练掌握收集乳腺癌患者的资料。
2. 根据收集到的具体资料初步判断疾病和存在的护理问题。
3. 根据所做的判断熟练进行相应处置。
4. 学会更换引流袋、指导患肢功能训练方法、指导患者乳房自我检查方法。

任务描述

　　患者,女,43岁。偶然发现右侧乳房无痛硬块 1 个月,肿块逐渐增大,伴有疼痛 3 天,由门诊收治入院。

　　作为接诊护士,请对新患者进行接诊和临床处置。

任务实施

一、接诊及评估

1. 接诊及时,态度热情。

2. 收集资料

(1)病史。1 个月前偶然发现右侧乳房外上象限有一肿块,约 2.0cm×2.5cm 大小,质硬,未予重视。近日来肿块逐渐增大,伴有疼痛。既往 3 年前曾行子宫肌瘤切除术。

即问即答

病史主要从哪几个方面进行收集?

2-3-2
病史收集

(2) 体格检查。体温 37℃,脉搏 72 次/分,呼吸 18 次/分,血压128/68 mmHg,表情较紧张。右侧乳房外上象限有一肿块,质硬,边界不清。乳头向外上象限牵拉,无溢液,未见皮肤破溃。双侧腋窝淋巴结未触及。

即问即答

体格检查项目包括哪些?

2-3-3
体格检查

(3) 心理社会状态。患者心理负担较重,担心失去乳房和身体外形变化、担心乳癌治疗后仍然复发等。家人关心、支持、配合治疗。有社会医疗保险。

即问即答

心理社会评估应主要从哪几个方面进行?

2-3-4 心理
社会评估

(4) 辅助检查。① 乳房钼靶检查示右侧乳房有一约 2.3cm×2.5cm 大小、形状不规则高密度影,有钙化。② 乳房肿块活检:浸润性导管癌。

即问即答

应做哪些有针对性的辅助检查?

2-3-5
辅助检查

二、判断

1. 初步判断该患者所患的疾病及其依据、发病原因。

初步判断该患者所患的疾病:乳腺癌。

依据:活检找到癌细胞。

发病原因:尚不清楚,可能与体内雌激素升高有关。

2. 目前患者主要存在哪些护理问题?

(1) 疼痛。癌性疼痛。

(2) 焦虑。担心失去乳房、治疗后复发等。

三、组织

立即通知医生并组织救护。

四、护理

(一)术前护理

1. 化疗期间患者恶心、呕吐,按医嘱给予止吐药物。白细胞计数降低至 $3×10^{12}/L$,按医嘱给予升高白细胞的药物,预防感染。

2. 做好术前准备。

(1) 备皮:按照乳房手术范围备皮。

(2) 肠道准备:开塞露通便。

（3）心理护理：消除患者紧张焦虑等，使之配合治疗和护理。

（4）有效咳嗽和深呼吸练习。

（术前准备完善后，在全身麻醉下进行改良乳腺癌根治术，手术顺利。）

（二）术后护理

1. 麻醉清醒前去枕平卧位。麻醉清醒后可改为健侧卧位，防止患肢受压。

2. 做好负压引流的护理。固定引流管、引流袋，维持负压，保持引流通畅，必要时更换负压吸引器（或负压引流球），更换时严格无菌操作。

3. 指导患肢功能锻炼。术后 24 小时做腕部运动，48 小时后下床活动，要注意保护患侧，1 周后做肩部运动，10～12 天后可以自我生活料理。

4. 预防并发症。

2-3-6　乳腺功能操

（1）上肢水肿：健侧卧位，抬高患肢，避免在患肢做穿刺、注射、测量血压等。

（2）皮下积液：维持负压吸引，保持引流通畅。

（3）皮瓣坏死：注意观察伤口颜色，防止皮下积液，避免感染，保持胸带松紧适宜。

5. 指导患者自我检查乳房。（以下检查方法也可用于健康人群。对于此病例患者，只需要检查左侧乳房即可。）

（1）乳房自我视诊：首先取坐位，正直坐在椅子上，面对较大的镜子（如大衣柜镜子），脱去上衣，双臂下垂。首先看乳房大小、位置、形状；其次看乳头的大小、位置高低、颜色是否正常、乳头有无分泌物，特别是有无血性分泌物；再看乳房的表面情况，是否有皱褶、颜色改变等现象。如有异常都应该引起特别重视。

（2）乳房自我触诊：主要是用自己的双手检查乳房内有无肿块。取仰卧位，用右手触摸左侧乳房，将左臂上举抱头，使左侧胸部皮肤肌肉展开变平，用右手掌或并拢的手指掌面，对乳房由内到外、由上到下，轻柔地进行触摸。发现肿块或硬结，及早到医院检查确诊，做到早期诊断，早期治疗。

五、观察

1. 观察生命体征变化。

2. 观察伤口及引流情况，保持敷料清洁干燥，注意引流液量、颜色、性质变化。

六、健康教育

1. 术后五年内避免妊娠。

2. 术后继续患侧上肢功能锻炼。

3. 避免患侧上肢损伤、感染，如有异常及时治疗。

4. 鼓励患者增加战胜疾病的信心。保持良好的心态。

5. 加强心理社会支持系统，家庭和社会都要给予关注和支持。

6. 坚持完成各项放疗、化疗。

7. 术后可穿宽松肥大的衣服，佩带义乳，年轻女性可做隆胸手术。

【任务实施流程图】

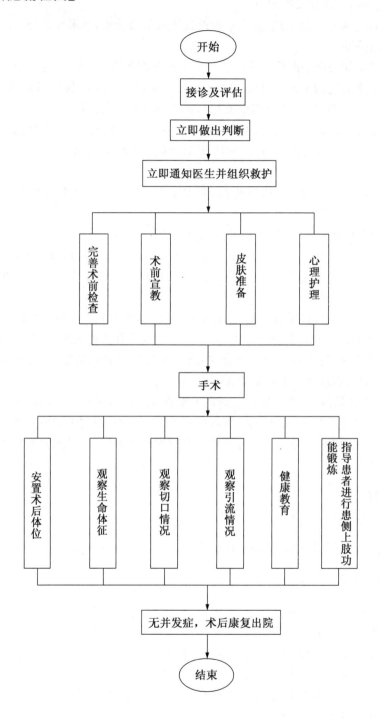

【评价标准】

项 目		项目总分	要 求	评分等级及分值				实际得分
				A	B	C	D	
护理过程	接诊	5	接诊及时,态度热情	5	4	3	2—0	
	评估	5	评估及时,判断正确	5	4	3	2—0	
	组织	5	立即通知医生并组织救护	5	4	3	2—0	
	护理	术前 30	术前准备完善	10	8	6	4—0	
			术前宣教正确到位,患者消除紧张	10	8	6	4—0	
			按医嘱给予化疗药物	10	8	6	4—0	
		术后 30	取合适体位	5	4	3	2—0	
			术后伤口护理、引流护理正确	10	8	6	4—0	
			术后按医嘱用药	5	4	3	2—0	
			指导患者正确进行上肢功能训练	10	8	6	4—0	
	观察	15	观察生命体征	5	4	3	2—0	
			观察化疗后反应	5	4	3	2—0	
			观察负压引流效果	5	4	3	2—0	
质量控制		10	术前术后护理正确	5	4	3	2—0	
			操作规范熟练,护患沟通良好	5	4	3	2—0	
总计		100						

ZHI SHI TUO ZHAN

知识拓展

乳 腺 肿 块 微 创 旋 切 术

乳腺肿块的传统手术方法不但创伤大、术后并发症多,而且还容易遗留手术瘢痕,影响胸廓美观,给患者带来了较大的心理负担。而乳腺肿块微创旋切术是目前国际上领先的微创技术,具有 B 超引导定位精确、创伤小、出血少、并发症少、术后疼痛轻、无明显瘢痕等优势而广受年轻女性的欢迎。

乳腺肿块微创旋切术是在高频彩色超声引导下确定病变部位,在乳腺隐蔽部位或自然纹线处取 3mm 左右的微切口,通过此口将旋切针插入并贴附在病灶上,逐层切割,并通过负压吸引,将病灶组织随旋切针吸出体外。整个手术过程显示在电脑屏幕上,一般 30 分钟左右即可完成,患者无痛苦,皮肤切口无明显瘢痕。

【小结】

完成该任务必须了解乳腺癌的临床表现、主要的辅助检查,能有针对性地收集资料,并做出正确的病情判断,能够提出护理问题,根据提出的护理问题按照轻重缓急先后次序进行相应的处置。

 能力训练

土某,女,51岁,2年前发现右乳外上象限有一硬块,约蚕豆大小,可移动,未予重视。近2个月来硬块增大,来院就诊,做了乳腺钼靶检查,怀疑乳腺癌,又做了活检,找到癌细胞,确诊乳腺癌。目前患者不知道此诊断。

作为值班护士应从哪些方面对新患者进行护理评估? 患者现存的主要护理问题是什么? 说出主要的护理措施。

【练习题】

1. 乳腺癌的临床表现是什么?
2. 如何对患者做好心理护理?
3. 如何对行乳腺癌术后的患者做上肢功能训练?

(邬维娜、章小飞)

任务四　食管癌患者的临床处置

预习推送

■ 概述
■ 病因
■ 临床表现
■ 辅助检查

2-4-1
预习推送

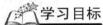

学习目标

知识目标

1. 说出食管癌的临床表现、主要检查方法和治疗原则。
2. 根据病例提出患者主要的护理问题,并列出护理要点。

技能目标

1. 能熟练收集食管癌患者的资料。
2. 根据收集到的具体资料初步判断患者所患疾病和病情。
3. 根据所做的判断熟练进行相应处置。
4. 学会胸腔闭式引流护理、胃肠减压护理。

任务描述

　　患者,男,54 岁。5 个月前吞咽食物有哽噎感。近 1 个月来咽喉干燥,吞咽困难程度加重,胸骨后疼痛不适入院。

　　作为接诊护士,请对新患者进行接诊和临床处置。

任务实施

一、接诊及评估

　　1. 接诊及时,态度热情。

　　2. 收集资料

　　(1) 健康史。患者既往体健。饮食习惯偏咸,喜欢吃腌制食物。5 个月前吞咽食物有哽噎感,未予重视。近 1 个月来,哽噎感加重,咽喉部干燥,胸骨后不适。近 3 个月来,体重减轻 8kg。

　　(2) 体格检查。体温 37℃,脉搏 78 次/分,呼吸 16 次/分,血压 110/80mmHg。神志清楚,精神状态一般,体型消瘦。气管居中,无胸骨按压痛,心肺正常,其他部位未见阳性体征。

即问即答

体格检查项目包括哪些?

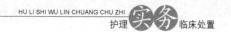

2-4-2
体格检查

（3）心理社会状况。患者对疾病不了解。家人对患者关心,不希望把病情告知患者。家庭经济情况一般,有社会医疗保险。

（4）辅助检查。

1)实验室检查。白细胞计数 $3.0×10^{12}/L$、血红蛋白 110g/L。

2)心电图检查。窦性心律,正常心电图。

3)食管镜检查。直视下取活组织做病理学检查,病理学检查发现癌细胞。

即问即答

应做哪些有针对性的辅助检查?

2-4-3
辅助检查

二、判断

1. 初步判断该患者所患的疾病及其依据、发病原因。

初步判断该患者所患的疾病:食管癌。

依据:病理学检查发现癌细胞。

发病原因:可能与吃腌制食物有关,腌制食物中含有亚硝酸盐。与食管癌相关的因素还有:土壤、水源被真菌污染;食物中缺少某些微量元素或维生素 A、维生素 B_2、维生素 C,动物蛋白不足等;慢性刺激、慢性炎症、食管自身疾病刺激、不良饮食习惯、阳性家族史等。

2. 目前患者主要存在哪些护理问题?

（1）疼痛。与癌肿刺激有关。

（2）营养缺乏。与进食受限有关。

（3）知识缺乏。与缺乏指导有关。

三、组织

立即通知医生并组织救护。

四、护理

（一）术前护理

1. 了解患者进食困难的程度,记录每次进食量。

2. 术前纠正营养不良,指导进食高热量、高蛋白、维生素丰富的流质或半流质饮食,如蛋羹、鱼汤、肉汤、牛奶、馄饨、米汤、果汁等食物;如进食困难,可管饲,必要时结合肠外营养。

3. 对患者有高度的同情心,多鼓励患者,安慰患者。

4. 术前进行呼吸道管理,戒烟,指导练习深呼吸、有效咳嗽、腹式呼吸。

5. 做好各项检查前准备工作,向患者解释各项检查项目、注意事项,解除患者顾虑,取得患者合作。

6. 术前做好食管冲洗、灌肠、备皮、药物过敏试验、术前宣教等护理工作。

（患者完善各项检查和术前准备后,在全麻下行食管癌切除＋胃食管吻合术。）

（二）术后护理

1. 生命体征。注意心率、心律和血压的变化,特别注意观察呼吸变化,防止肺不张。

2. 术后体位及活动。术后返回病房去枕平卧 6 小时后,可取半卧位,术后第二天可床上活动,后逐渐离床活动。

3. 维持水、电解质与酸碱代谢平衡。

4. 术后应用止血药物、抗感染药物。

5. 腔闭式引流护理。

(1)妥善固定引流管,确保各管道连接正确,不漏气。

(2)观察并准确记录引流量和颜色。

(3)观察水柱波动情况。

(4)保持引流通畅,避免管道折叠、扭曲。

(5)按照无菌操作原则更换引流瓶。

6. 胃肠减压护理。

(1)妥善固定胃肠减压管。

(2)维持负压,保持引流通畅。

(3)观察并准确记录引流量、引流液的颜色。

(4)按照无菌操作原则更换负压吸引器。

7. 饮食管理。术后禁食 4～6 天,肛门排气后,拔除胃肠减压管后先进食流质,每次量 60～100ml,无不适逐日增加量,术后 8～10 天可进半流质,2～3 周后进普食,少食多餐,有的患者食后有胸闷气短症状,1～2 个月后症状可缓解,进食后不要立即平卧,睡眠时用枕头垫高。

8. 预防并发症

(1)肺不张,肺部感染。应鼓励患者深呼吸,有效咳嗽,做好翻身叩背、雾化吸入等工作。

(2)吻合口瘘。术前矫正低蛋白血症,保证胃管通畅,加强饮食管理等。

五、健康教育

1. 一般术后 3～4 周后可恢复普食,少食多餐,禁忌辛辣刺激、坚硬食物。

2. 注意饮食成分的调配,每天摄取高营养的饮食,保持良好的营养状态。

3. 进食后可能会出现胸闷、气短,是由于进食后胃扩张,横膈上移,胸腔容积变小所致。一般经过 1～2 个月后,此症状可缓解。

4. 胃液返者可出现反酸、恶心、呕吐等症状,建议饭后不要立即平卧,饭后适当散步。

5. 在进食过程中如出现吞咽困难,及时来医院复诊。

【任务实施流程图】

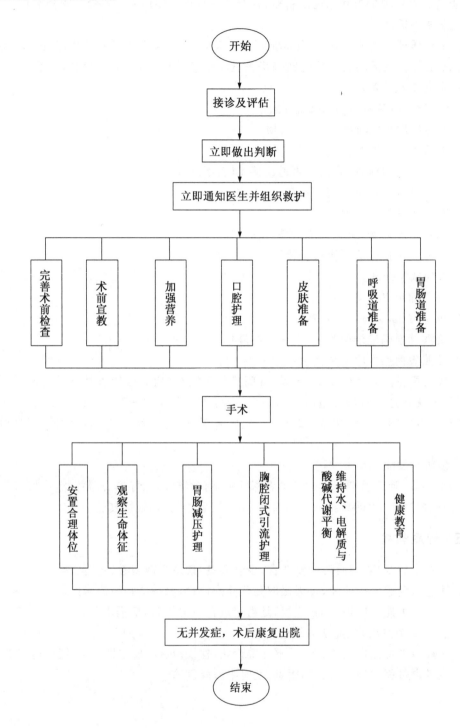

【评价标准】

项 目		项目总分	要 求	评分等级及分值				实际得分
				A	B	C	D	
护理过程	接诊	5	接诊及时,态度热情	5	4	3	2—0	
	评估	5	评估及时,判断正确	5	4	3	2—0	
	组织	5	立即通知医生并组织救护	5	4	3	2—0	
	护理 术前20		营养指导	5	4	3	2—0	
			肠道准备:灌肠或口服离子泻剂	5	4	3	2—0	
			指导有效咳嗽、深呼吸、腹式呼吸练习	5	4	3	2—0	
			术前宣教正确到位,患者消除紧张	5	4	3	2—0	
	护理 术后35		取合适体位	5	4	3	2—0	
			胸腔闭式引流护理	10	8	6	4—0	
			胃肠减压护理	10	8	6	4—0	
			按医嘱用药	5	4	3	2—0	
			指导患者咳嗽	5	4	3	2—0	
	观察	20	观察生命体征	5	4	3	2—0	
			观察胸腔闭式引流	5	4	3	2—0	
			观察胃肠减压	5	4	3	2—0	
			观察伤口	5	4	3	2—0	
质量控制		10	术前术后护理正确					
			操作规范熟练,护患沟通良好					
总计		100						

ZHI SHI TUO ZHAN

知识拓展

食管脱落细胞学检查

1960年,河南医学院沈琼教授发明"双腔管带网气囊"进行食管脱落细胞学检查,发现大量早期食管癌患者并得到根治,开创了食管癌早期诊断和普查的新阶段,并在全国食管癌高发区推广应用。食管拉网脱落细胞学检查是实现食管癌"早发现、早诊断、早治疗"的重要手段,不仅推动了食管癌病理组织学、X线影像学和外科学的发展,还推动了食管癌发病学和病因学研究的进展。1980年以后,随着纤维内镜、电子内镜和染色方法的推广和普及,食管拉网脱落细胞学方法的应用逐渐减少。

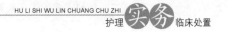

【小结】

完成该任务必须了解食管癌的临床表现、主要的辅助检查,能有针对性地收集资料,并做出正确的病情判断,能够提出护理问题,根据提出的护理问题按照轻重缓急护理先后次序进行相应的处置。

 能力训练

孙某,男,54岁,1年前有咽部干燥、异物感等不适,偶有剑突下疼痛。近来吃硬的食物吞咽困难,到医院就诊。

作为值班护士应从哪些方面对孙某进行护理评估?确诊还需做哪些检查?如果需要做手术,术前护理措施是什么?

【练习题】

1. 食管癌的发病原因有哪些?
2. 说出食管癌早、中、晚期表现。
3. 食管癌术前、术后的护理措施有哪些?
4. 对术后患者,胃肠减压管拔除后,如何进行饮食指导?

(李光兰)

任务五 二尖瓣狭窄患者的临床处置

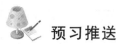 预习推送

■病因
■临床表现
■辅助检查

2-5-1
预习推送

学习目标

知识目标
1. 阐述二尖瓣狭窄的临床表现、手术适应证、术前药物准备和术后护理要点。
2. 列出二尖瓣狭窄的辅助检查。
3. 列出二尖瓣狭窄的发病原因。

技能目标

1. 熟练收集二尖瓣狭窄患者的资料。
2. 根据收集到的具体资料初步判断疾病和存在的护理问题。
3. 根据所做的判断熟练进行相应处置。
4. 学会异常心电图的判定、心包引流和纵隔引流的护理。

任务描述

　　患者,女,45 岁。劳累后气促、咳嗽多年,下午洗澡后呼吸急促,不能平卧,咯血,遂来就诊。

　　作为接诊护士,请对新患者进行接诊和临床处置。

任务实施

一、接诊及评估

1. 接诊及时,态度热情。
2. 收集资料。

（1）病史。患者 5 年前被诊断为风湿性心脏病,经常劳动后气促、咳嗽、心前区疼痛,应用苄星青霉素肌注、口服阿司匹林等治疗。近几个月来病情加重,夜间呼吸困难,不能平卧。今洗澡后呼吸急促、困难,咯红色血痰。否认肝炎、肺结核等传染病史,无手术外伤史及药物过敏史。

（2）体格检查。体温 37℃,脉搏 98 次/分,呼吸 20 次/分,血压 130/70mmHg。二尖瓣面容,口唇轻度发绀。心前区隆起,心尖部可触及舒张期细震颤,心界于第三肋间向左扩大。心尖部第一心音亢进,呈拍击性,在胸骨左缘第三、四肋间至心尖内上方可闻及开瓣音;心尖部可闻及舒张中、晚期隆隆样杂音,呈递增性,以左侧卧位、呼吸末及活动后杂音更明显;肺动脉瓣第二心音亢进伴分裂;在肺动脉瓣区胸骨左缘第二、三肋间闻及短促的舒张早期泼水样杂音（Graham-Steell 杂音）,深吸气时加强。

即问即答

体格检查项目包括哪些?

2-5-2
体格检查

（3）心理社会状况。患者对自己的疾病认识不清,心悸乏力时情绪低落。家属较关心,并积极配合治疗。有社会医疗保险。

（4）辅助检查。

1）心电图检查:P 波增宽且呈双峰形,提示左心房增大。右心室增大,电轴右偏,提示肺动脉高压。

2）X 线检查:左心房、右心室增大,肺动脉段突出,肺淤血。

3）超声心动图检查：二维超声心动图上可见二尖瓣前后叶反射增强，变厚，活动幅度减小，舒张期前叶体部向前膨出呈气球状，瓣尖的前后叶距离明显缩短，开口面积约 $1.4 cm^2$。

即问即答

应做哪些有针对性的辅助检查？

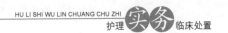

2-5-3
辅助检查

二、判断

1．初步判断该患者所患的疾病及其依据、发病原因。

初步评估该患者所患的疾病：二尖瓣狭窄。

依据：原有风湿性心脏病史 5 年，体检、实验室检查、影像学检查结果与二尖瓣狭窄符合。

发病原因：风湿性心脏病。

2．目前患者主要存在哪些护理问题？

（1）低效型呼吸形态。与肺淤血引起动脉血氧浓度下降有关。

（2）心排血量减少。与心脏病、心功能减退有关。

（3）睡眠不足。与夜间呼吸困难、不能平卧有关。

（4）潜在并发症。肺部感染、心力衰竭。

三、组织

立即通知医生并组织救护。

四、护理

（一）术前护理

1．休息，减少活动量。

2．饮食护理。根据患者基础体重制订饮食计划，鼓励患者多食肉类、蛋类、蔬菜、水果等食物，以保证足够热量和营养。术前 12 小时禁食、4 小时禁饮。

3．吸氧。改善缺氧，湿化瓶内装 25%～35% 的酒精。

4．饮食。适当限制钠盐摄入。

5．用药护理。

（1）服用洋地黄类药物者，监测心率、心律变化，监测血钾变化，注意患者有无胃肠道不适、黄视、绿视等，及时告知医生。

（2）服用利尿药物者，记录 24 小时尿量。

（3）夜间睡眠差，情绪紧张者，适当给予镇静药物，如地西泮。

（4）服用抗凝药物者，术前 3～5 天停止服用。

6．术前教会患者正确的深呼吸和有效咳嗽的方法，并指导其练习。

（术前准备完善后在全身麻醉下进行二尖瓣换瓣术，手术顺利。）

（二）术后护理

1．维持呼吸功能。术后机械辅助通气者，维持血氧饱和度在 95% 以上。及时清除呼吸道分泌物。去除气管插管后，协助患者排痰，观察呼吸变化。

2. 维持循环。补充血容量,密切观察血压、心率、尿量、外周循环、中心静脉压的变化。

3. 指导患者深呼吸,协助有效咳嗽。必要时雾化吸入。

4. 心包、纵隔引流护理。引流管连接水封瓶。观察引流液的量、颜色、性质变化,维持引流通畅。在更换引流瓶时注意无菌操作。

5. 观察和预防并发症。

(1)术后出血。术后易出现血压下降、脉搏增快、出冷汗等低血容量性表现或心包引流液、纵隔引流液呈鲜红色,引流量>100ml/h。

(2)感染。应用抗生素,预防感染。

五、健康教育

1. 注意休息,劳逸结合,避免过重体力活动。但在心功能允许情况下,可进行适量的轻体力活动或轻体力工作。

2. 预防感冒,防止扁桃体炎、牙龈炎等。

3. 换机械瓣者术后终生口服华法令;换生物瓣者术后口服华法令 3～6 个月。服用注意事项如下:

(1)通过抽血化验得出凝血酶原时间(PT)和国际标准比值(INR),根据化验结果调整华法令的口服剂量,使 INR 保持在 1.8～2.5。当 INR<1.8 时,增加华法令的口服剂量;当 INR>2.5 时,减少华法令的口服剂量;当 INR>3.0 时,停服当日的华法令,第二天到医院化验抗凝指标,根据结果决定华法令的口服剂量。每一次加减的量一般是 1/4～1/2 片(2.5mg/片)。

(2)逐渐延长化验的间隔时间,具体方法如下:

出院后每周查一两次抗凝指标,按照上述方法调整剂量,当 INR 稳定于 1.8～2.5 时可以延长化验间隔时间(每周或隔周查一次抗凝),同样按照上述方法调整剂量,当 INR 稳定时再延长化验间隔时间(每月查一次),若 INR 仍保持稳定,可再延长化验间隔时间(每两个月查一次)。抗凝指标长期稳定者可减少监测次数,术后第一年每月监测一次;手术满 2 年后建议每年至少监测 4 次(每季度 1 次)。

(3)稳定是指连续 3～4 次的 INR 化验结果都在 1.8～2.5,不需要增减华法令的口服剂量。每次的化验结果和华法令的口服剂量都要做记录。

(4)出院后如有出血或凝血并发症,要到当地医院就诊。出院 3～6 个月后做全面检查,包括超声心动图、胸片和心电图。在接受其他手术或者有创检查前,注意告知医生自己长期接受华法令抗凝治疗。如果发现出血征象(包括皮肤黏膜瘀斑、齿龈出血、血尿、妇女月经量明显增加、皮下关节血肿等);或者血栓栓塞征象、脑卒中等情况及时复查抗凝指标——凝血酶原时间(PT)和国际标准比值(INR)。

【任务实施流程图】

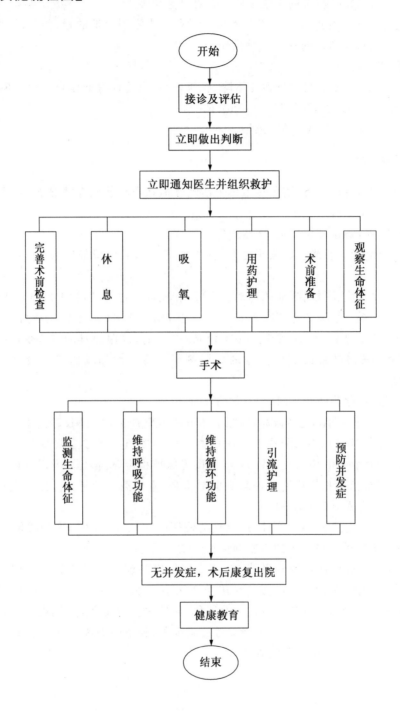

【评价标准】

项　目		项目总分	要　求	评分等级及分值				实际得分
				A	B	C	D	
护理过程	接诊	5	接诊及时,态度热情	5	4	3	2—0	
	评估	5	评估及时,判断正确	5	4	3	2—0	
	组织	5	立即通知医生并组织救护	5	4	3	2—0	
	护理	术前25	吸氧	5	4	3	2—0	
			用药护理	5	4	3	2—0	
			术前备皮	5	4	3	2—0	
			呼吸功能训练	5	4	3	2—0	
			饮食护理	5	4	3	2—0	
		术后35	维持呼吸功能	10	8	6	4—0	
			维持循环功能	10	8	6	4—0	
			引流护理	5	4	3	2—0	
			指导用药	5	4	3	2—0	
			健康教育	5	4	3	2—0	
	观察	15	观察生命体征	5	4	3	2—0	
			观察伤口,观察引流效果	5	4	3	2—0	
			观察、预防并发症	5	4	3	2—0	
质量控制		10	术前术后护理正确	5	4	3	2—0	
			操作规范熟练,护患沟通良好	5	4	3	2—0	
总计		100						

ZHI SHI TUO ZHAN

知识拓展

人 工 瓣 膜

人工瓣膜进入临床应用是近代胸心外科学的一个重大发展。近30年来,医学和工程技术人员不断研究,推陈出新,先后已有多种人工瓣膜问世。理想的人工瓣膜有以下优点:① 血流动力学性能良好;② 不发生血栓;③ 对人体组织相容性好;④ 对血液成分损坏极少;⑤ 植入操作便利;⑥ 经久耐用,不变形,不破损,不断裂;⑦ 不干扰患者等。但是现有的人工瓣膜尚未全部满足上述要求,有待于进一步改进。人工瓣膜可分为用合成材料制成的人工机械瓣膜和用生物组织制成的人工生物瓣膜两大类。机械瓣膜主要以耐磨损为其特点，实践证明，机械瓣膜工作 80 年未见明显磨损。它的主要缺点是需要终生服用抗凝药并监测抗凝强度，有可能出现与抗凝有关的并发症。生物瓣膜，又名组织瓣膜，最大优点是不需要终生抗凝，但它的主要缺点是耐久性不如机械瓣膜，目前生物瓣膜使用年限在 10～15 年。

临床应用较多的人工机械瓣膜有笼球瓣、笼碟瓣、倾斜碟瓣和双叶碟瓣等。笼球瓣和笼碟瓣因为阀体位于血流场的中央部位，血液必须从球或碟的周围通过，血流动力学性能较差，跨瓣压差较大，血栓形成率和红细胞破坏率均较高。倾斜碟瓣和双叶碟瓣对血流阻力小，血流动力学性能较好，血栓形成率和血液成分损坏率均下降。近年来改用各向同性碳制成的人工机械瓣膜，耐磨损性能和物理学强度均进一步提高。但现有的人工机械瓣膜均尚未能打消术后并发血栓的可能性，手术后需长期或终生抗凝治疗。

人工生物瓣膜在发展进程中曾利用过多种自体、同种异体、异种组织和灭菌及贮藏方式。临床应用较多的有猪主动脉瓣、牛心包瓣和同种硬脑膜瓣。人工生物瓣膜接近于正常人工瓣膜功效，血流动力学性能良好，对血液成分损坏极少，血栓形成率低，术后无须终生抗凝，从而避免因抗凝药物过量引起的出血并发症，适用于有出血倾向、育龄妇女和边远农村地域不便于进行抗凝治疗的病例。人工生物瓣膜的最大问题是生物组织退行性转变引起瓣膜钙化、僵硬、决裂、衰败、损失功效，需再次施行调换术。利用人工生物瓣膜施行二尖瓣置换术后，在应用的病例中 1 年内瓣膜衰败的产生率平均为 2%，瓣膜置换后 5 年衰败率有加速增加的趋势，15 岁以下的病例生物瓣膜衰败产生率更高，有的病例在术后 1 年半即出现瓣膜衰败。近年来已开始研制用液氮冷冻保藏并保留细胞活体的同种新型主动脉瓣制成的人工生物瓣膜，术后 10 年随诊，这种生物瓣膜衰败的产生率明显下降，耐用性能得到明显改善。

【小结】

完成该任务必须了解二尖瓣狭窄的临床表现、主要的辅助检查，能有针对性地收集资料，并做出正确的病情判断，能够提出护理问题，根据提出的护理问题按照轻重缓急护理先后次序进行相应的处置。

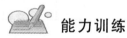 能力训练

张某，女，43 岁，普通职工。活动后心悸、急促、心前区疼痛多年，近期加重，轻体力活动也有上述症状，夜间睡眠差。由门诊收入院。

作为值班护士应从哪些方面对张某进行护理评估？患者现存的主要护理问题是什么？说出主要的护理措施。

【练习题】

1. 行人工瓣膜（机械瓣）置换术后为什么要长期服用抗凝药，服用抗凝药有哪些注意事项？

2. 如何对行换瓣术后的患者进行健康教育？

（张玲芝）

任务六　急性胆囊炎患者的临床处置

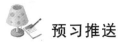

预习推送

■ 病因
■ 临床表现
■ 辅助检查

2-6-1
预习推送

学习目标

知识目标
1. 阐述急性胆囊炎、胆囊结石的临床表现、手术前后护理要点。
2. 列出胆囊炎、胆囊结石的主要护理问题。
3. 说出急性胆囊炎、胆囊结石的辅助检查。

技能目标
1. 熟练掌握 T 型管护理。
2. 掌握上腹部手术备皮范围及备皮方法。

任务描述

　　患者,女,57 岁。晚饭进油腻食物后右上腹剧烈疼痛。由急诊收入院。
　　作为接诊护士,请对新患者进行接诊和临床处置。

任务实施

一、接诊及评估

1. 接诊及时,态度热情。
2. 收集资料。
（1）病史。中上腹隐痛不适 2 年,当作胃病不规律治疗 1 年,近 1 个月来右上腹疼痛,时有胸骨后疼痛。发病当晚进食油腻食物,餐后感到右上腹剧烈疼痛、右肩背部疼痛。既往有高血压病史 5 年,一直规律服用降血压药物,血压控制良好。否认心脏病、糖尿病等病史。
（2）体格检查。体温 37.8℃,脉搏 88 次/分,呼吸 17 次/分,血压 135/70mmHg。体型肥胖,痛苦面容。墨菲征阳性,可触及肿大胆囊。

即问即答

体格检查项目包括哪些?

2-6-2
体格检查

（3）心理社会状况。退休工人，平时不注意饮食保健，对疾病认识不足。家人关心，积极配合治疗。有社会医疗保险。

（4）辅助检查。

1）实验室检查：WBC $12.9 \times 10^9/L$，N 0.78，血淀粉酶64U/L，尿淀粉酶56U/L，血清心肌酶无异常，大便常规（-）。

2）B超：显示"胆囊肿大，胆囊内多发结石，胆总管扩张"。

3）心电图检查：窦性心律。

即问即答

应做哪些有针对性的辅助检查?

2-6-3
辅助检查

二、判断

1. 初步判断该患者所患的疾病及其依据、发病原因。

初步判断该患者所患的疾病：慢性胆囊炎急性发作、胆囊结石。

依据：中老年女性，体型肥胖，属胆囊炎的高发人群。右上腹部疼痛史2年；发病当晚进食高脂肪餐诱发加剧，同时B超检查证实此诊断。

发病原因：可能是梗阻因素引起。患者长期有胆囊结石，发病前高脂肪餐，导致胆囊收缩、结石阻塞胆管，引起急性发作。

2. 目前患者主要存在哪些护理问题?

（1）疼痛。与胆囊收缩、结石嵌顿有关。

（2）知识缺乏。与缺乏指导有关。

三、组织

立即通知医生并组织救护。

四、护理

（一）术前护理

1. 禁食、禁饮。禁食、禁饮期间输液补充能量，维持水、电解质和酸碱代谢平衡。

2. 解痉止痛。做好疼痛评估，遵医嘱使用阿托品等解痉止痛药物，避免使用吗啡，以防Oddis括约肌收缩导致疼痛加剧。解痉药物用后观察疼痛的程度、部位、范围等有无改变。

3. 抗感染。胆管致病菌主要为肠道细菌，以大肠杆菌和厌氧菌为主。根据医嘱使用有效抗生素。

4. 密切观察病情。胆管疾病多为急、重症，病情变化快，应动态观察患者生命体征；定时观察各项化验指标变化。若出现腹痛加重、范围扩大等，应考虑病情加重，要及时报告医生，积极配合处理。

5. 做好手术治疗的护理准备，如备皮、术前宣教、肠道准备、备血，必要时进行胃肠减压等。

（术前准备完善后在连续硬膜外麻醉下进行胆囊切除＋胆总管切开探查术。）

（二）术后护理

1. 体位。麻醉清醒前去枕平卧位,麻醉清醒后可改舒适体位。

2. 维持水、电解质平衡。禁食、胃肠减压,引流液和体液丢失较多,应准确记录引流液,根据出入量、电解质变化情况做好液体、电解质的补充。

3. 防治感染。观察患者体温变化,根据医嘱合理使用抗生素。

4. 饮食指导。肛门排气后进少量流质饮食,逐渐过渡至半流质、普食。恢复正常饮食后应注意饮食规律,宜定时定量,少食多餐,不宜过饱。宜进低脂肪、低胆固醇饮食,少食或不食肥肉、油炸食品、动物内脏等食物。宜多食含维生素食物,如萝卜、青菜、豆类等食品。萝卜有利胆作用,并能帮助脂肪的消化吸收;青菜含大量维生素、纤维素。不可饮酒和进食辛辣食物。

5. 做好 T 型管引流护理。

（1）引流管应妥善固定,防止扭曲打折,防滑脱或意外拔除。

（2）保持引流管通畅,预防感染,必要时定时挤压,防止阻塞。

（3）每周更换引流袋 1～2 次,更换时注意无菌操作。必要时随时更换。

（4）管长应合适,以不妨碍患者翻身为宜,下床活动时引流袋应低于引流平面,随时观察并记录引流液的量、颜色及性质变化。

（5）掌握拔管指征:术后 14 天以上;无腹痛、腹胀、发热;黄疸症状减轻;引流量减少;颜色为透明金黄色,无脓液、结石或絮状物;经 T 型管造影证明胆总管通畅。

五、观察

1. 生命体征。注意呼吸、心率、心律和血压的变化,若行腹腔镜下胆囊切除,关注有无高碳酸血症的发生。

2. 药物效果。术前使用解痉止痛药后注意观察疼痛有无缓解。

3. 伤口情况。保持敷料干燥,注意伤口周围有无红、肿、分泌物等,防止感染的发生。

4. 引流情况。注意引流液的量、颜色、性质变化。

六、健康教育

1. 注意饮食习惯,忌食高胆固醇、高脂肪食物。

2. 遵医嘱坚持按时服用利胆药物。

3. 生活起居要有规律,不要过度劳累,心情要舒畅。

4. 带 T 型管出院者,指导患者学会自我护理,定期复查。

5. 出院后 6 个月、12 个月各返院复查 1 次,以后每年复查 1 次。

6. 凡是再次出现腹痛、黄疸、消化不良等情况,要立即到医院就诊,以免延误病情。

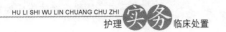

【任务实施流程图】

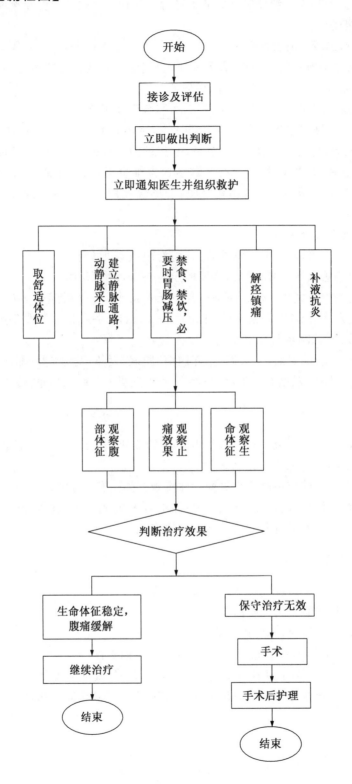

【评价标准】

项　目		项目总分	要　　求	评分等级及分值				实际得分
				A	B	C	D	
护理过程	接诊	5	接诊及时,态度热情	5	4	3	2—0	
	评估	5	评估及时,判断正确	5	4	3	2—0	
	组织	5	立即通知医生并组织救护	5	4	3	2—0	
	护理（术前25）		取合适体位	5	4	3	2—0	
			术前用药	5	4	3	2—0	
			术前宣教	5	4	3	2—0	
			备皮	5	4	3	2—0	
			肠道准备	5	4	3	2—0	
	护理（术后30）		T型管护理	10	8	6	4—0	
			术后指导饮食	10	8	6	4—0	
			术后用药	10	8	6	4—0	
	观察	20	观察切口情况	5	4	3	2—0	
			观察引流情况	5	4	3	2—0	
			观察生命体征	5	4	3	2—0	
			观察药物疗效	5	4	3	2—0	
质量控制		10	术前术后护理正确	5	4	3	2—0	
			操作规范熟练,护患沟通良好	5	4	3	2—0	
总计		100						

ZHI SHI TUO ZHAN

知识拓展

胆囊为什么容易发炎

　　从胆囊的解剖结构来看,胆囊是胆囊管末端的扩大部分,可容胆汁40～60ml。胆汁进入胆囊或自胆囊排出都要经过胆囊管,胆囊管长为3～4cm,直径为2～3mm,胆囊管内黏膜又形成5～7个螺旋状皱襞,使得管腔较为狭小,这样很容易使胆石、寄生虫嵌入胆囊管。嵌入后,胆囊内的胆汁就排不出来,这样,多余的胆汁在胆囊内长期滞留和过于浓缩,对胆囊黏膜直接刺激而引起发炎。

　　从胆囊的血供来看,供应胆囊营养的血管是终末动脉,当胆囊的出路阻塞时,由于胆囊黏膜仍继续分泌黏液,造成胆囊内压力不断增高而使胆囊膨胀、积水,胆囊壁的血管因此受压而缺血、坏死。当胆囊缺血时,胆囊抵抗力下降,细菌就容易生长繁殖,从而发生胆囊炎。

从胆囊的功能来看,由于胆囊有储藏胆汁和浓缩胆汁的功能,所以胆囊与胆汁的接触时间比其他胆管长,而且接触的胆汁浓度也高,此时当胆管内有细菌时,就会发生感染,形成胆囊炎的机会当然也就增多了。

【小结】

完成该任务必须了解胆囊炎的病因、临床表现、主要的辅助检查,能有针对性地收集资料,并做出正确的病情判断,能够提出护理问题,根据提出的护理问题按照轻重缓急护理先后次序进行相应的处置。

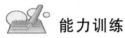 能力训练

赵某,女,42岁,家庭主妇。中餐后突然右上腹疼痛,剧烈难忍,恶心、呕吐一次,呕吐物为中餐食物。立即来医院急诊,腹部B超检查显示:胆囊肿大、胆囊结石。

作为接诊护士应从哪些方面对赵某进行护理评估? 患者现存的主要护理问题是什么? 如何进行处理?

【练习题】

1. 胆囊炎的病因是什么?
2. 胆石症疼痛发作时,该用什么药物解痉止痛?
3. 如何对T型管引流进行观察和护理?

(张玲芝)

任务七　消化性溃疡患者的临床处置

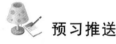 预习推送

■ 发病机制
■ 临床表现
■ 辅助检查

2-7-1
预习推送

学习目标

知识目标

1. 阐述消化性溃疡的手术适应证、手术前后护理措施。

2. 列出消化性溃疡的主要护理问题。

3. 说出消化性溃疡的辅助检查。

技能目标

1. 能熟练收集消化性溃疡患者的资料。

2. 根据收集到的具体资料初步判断所患疾病、病情以及存在的护理问题。

3. 根据所做的判断熟练进行相应处置。

4. 规范、熟练进行胃肠减压护理。

5. 规范、熟练完成腹部手术备皮。

任务描述

　　患者,男,49 岁,汽车司机。驾驶途中突发上腹部剧烈疼痛来院急诊。

　　作为接诊护士,请对新患者进行接诊和临床处置。

任务实施

一、接诊及评估

1. 接诊及时,态度热情。

2. 收集资料。

(1) 病史。既往胃溃疡病史 10 年,平时不规律用药,服药为雷尼替丁、硫糖铝、阿莫西林等。胃溃疡经常反复发作,一直未正规治疗。本次发病是在驾驶途中,突发上腹部剧烈疼痛,呈刀割样,后波及全腹。病程中有恶心,未吐。由急诊收入院。既往除胃溃疡病无其他疾病。

(2) 体格检查。体温 37℃,脉搏 88 次/分,呼吸 18 次/分,血压 110/80mmHg。神志清醒、痛苦面容,心肺检查(一)。腹部膨隆,全腹压痛、反跳痛,肌紧张。

　　即问即答

　　体格检查项目包括哪些?

2-7-2
体格检查

(3) 心理社会状况。患者对自己疾病有所了解,但不重视;目前紧张焦虑。外地人,住院无家人照顾。有社会医疗保险。

(4) 辅助检查。

1) 实验室检查:血常规,白细胞计数 4.0×10^{12}/L,血红蛋白 120g/L。

2) 心电图检查:窦性心律,正常心电图。

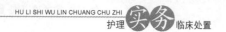

3）腹腔穿刺液检查：含有胃内容物。

即问即答

应做哪些有针对性的辅助检查？

2-7-3

辅助检查

二、判断

1. 初步判断该患者所患的疾病及其依据、发病原因。

初步判断该患者所患的疾病：胃溃疡穿孔。

依据：病史和腹腔穿刺结果。

发病原因：汽车司机，长期紧张作业，饮食不规律，胃溃疡病史 10 年。本次在工作过程中发生胃溃疡穿孔。

2. 目前患者主要存在哪些护理问题？

（1）疼痛。胃穿孔引起的疼痛和胃内容物刺激腹膜引起的疼痛。

（2）知识缺乏。与缺乏指导有关。

（3）焦虑恐惧。发病突然，病情严重。

（4）有感染的危险。胃酸、食物溢入腹腔引起感染。

三、组织

立即通知医生并组织救护。

四、护理

1. 体位。为患者安置合适体位，避免不必要的搬动。

2. 立即禁食禁饮、胃肠减压。减少胃内容物继续流入腹腔。

3. 监测生命体征、腹痛、腹膜刺激征及肠鸣音变化。

4. 开通静脉通路。输液，抗感染，维持水、电解质和酸碱代谢平衡。

5. 做好术前准备。

（1）备皮。按上腹部手术范围备皮。

（2）抽血查凝血酶原时间、血型及配血试验。

（3）做好药物过敏试验。

（急诊术前准备后在全麻下做胃大部切除术。）

6. 术后护理。

（1）体位。术后返回病房去枕平卧，血压平稳后取低半卧位。卧床期间，协助患者翻身。鼓励患者早日下床活动。

（2）维持水、电解质平衡。患者禁食期间维持水、电解质平衡。

（3）术后应用止血药物、抗感染药物。

（4）胃肠减压护理、腹腔引流护理。

1）妥善固定胃肠减压管和腹腔引流管。

2）观察并准确记录引流量、引流液颜色和性质。

3）保持引流通畅。

4）按照无菌操作原则更换引流袋。

（5）饮食管理。拔除胃肠减压管后可饮少量水和米汤；第 2 天进半量流质饮食，若患者无腹痛、腹胀等不适，第 3 天进全量流质，第 4 天可进半流质饮食，第 10～14 天可进软食。少食豆奶等产气食物。少食多餐，循序渐进。

（6）预防并发症。

早期并发症有：

1）术后胃出血：术后从胃管中不断吸出新鲜血液，若 24 小时后仍不停止，则为术后出血。多行非手术治疗，如禁食、止血、输新鲜血液。非手术治疗无效或出血量大时，应行手术治疗。

2）吻合口梗阻：一般系由吻合口的水肿所致，通过禁食或洗胃，绝大多数可渐恢复通畅。若术后一个月仍有梗阻，应考虑是否吻合口过小或存在其他机械性梗阻原因。

3）十二指肠残端瘘：见于比尔罗特Ⅱ式手术后，与十二指肠残端闭合不满意或近端空肠袢有梗阻致使十二指肠内压力过高有关。多发生于术后 10 天之内，目前发生率已不足 1％。一旦发生，应急诊手术充分引流。此为严重并发症，死亡率高达 40％以上。

4）吻合口瘘：偶见于比尔罗特Ⅰ式手术后，尤易发生于全胃切除后。注意吻合技术，保持吻合口无张力和良好的血液循环，一般可以避免发生此种情况。

5）急性胰腺炎：发生原因与术中损伤胰腺，以及比尔罗特Ⅱ式手术的近端空肠袢不够通畅，管腔内压力增高，致使十二指肠液反流到胰管有一定关系。发生率虽然不到 1％，但如发展为出血性坏死性胰腺炎，则死亡率可高达 50％。

晚期并发症有：

1）低血糖综合征（也称晚期倾倒综合征）。

2）营养障碍。

3）慢性近端肠袢梗阻。

4）碱反流性胃炎。

5）残胃癌。

6）反流性食管炎等。

五、观察

1.观察生命体征，特别注意血压变化。

2.观察胃肠减压情况和腹部引流情况，注意引流液的颜色、性质、量的变化。

六、健康教育

1.精神因素对疾病康复非常重要，让患者做到心情舒畅，消除不良因素的刺激。

2.术后 1 个月内应少量多餐，每天 5～6 餐，以后视具体情况逐渐适应正常进餐。合理安排膳食，忌食生硬及刺激性食品。

3.适当参加活动，术后 2 个月可参加轻便劳动，3 个月可逐渐适应正常工作。

4.定期复查，有病情变化，随时复诊。

【任务实施流程图】

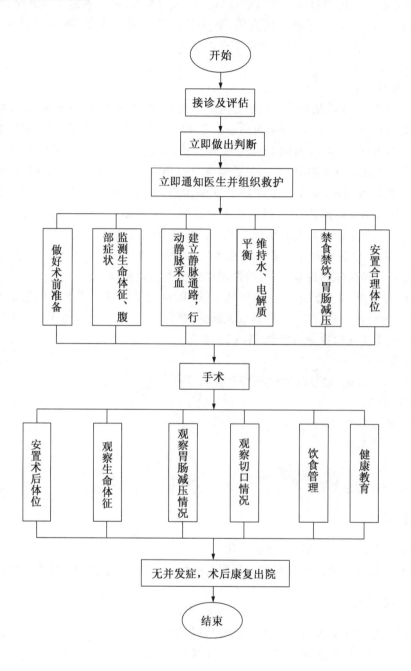

开始

接诊及评估

立即做出判断

立即通知医生并组织救护

做好术前准备

监测生命体征、腹部症状

建立静脉通路，行动静脉采血

维持水、电解质平衡

禁食禁饮，胃肠减压

安置合理体位

手术

安置术后体位

观察生命体征

观察胃肠减压情况

观察切口情况

饮食管理

健康教育

无并发症，术后康复出院

结束

【评价标准】

项 目		项目总分	要 求	评分等级及分值				实际得分
				A	B	C	D	
护理过程	接诊	5	接诊及时,态度热情	5	4	3	2—0	
	评估	5	评估及时,判断正确	5	4	3	2—0	
	组织	5	立即通知医生并组织救护	5	4	3	2—0	
	护理 术前 35		取合适体位	5	4	3	2—0	
			配合抢救工作:开通静脉通道、抽血送检等	10	8	6	4—0	
			做好胃肠减压护理	10	8	6	4—0	
			做好术前准备:备皮、过敏试验等	10	8	6	4—0	
	术后 30		安置术后体位,指导活动	5	4	3	2—0	
			胃肠减压护理、腹腔引流管护理	10	8	6	4—0	
			术后指导饮食	10	8	6	4—0	
			术后按医嘱用药	5	4	3	2—0	
	观察	10	观察生命体征	5	4	3	2—0	
			观察胃肠减压效果、腹腔引流效果	5	4	3	2—0	
质量控制		10	术前术后护理正确	5	4	3	2—0	
			操作规范熟练,护患沟通良好	5	4	3	2—0	
总计		100						

ZHI SHI TUO ZHAN

知识拓展

胃十二指肠溃疡饮食原则

1. 膳食应易消化、多样化,以提高食欲。

2. 选用营养丰富的食物,特别是蛋白质含量高和维生素 A、B$_1$、C 丰富的食物,以利于帮助修复受损伤的组织和促进溃疡面的愈合。

3. 避免进食刺激性过强的食物。不宜多吃促进胃酸分泌的浓缩肉汁、香料、浓茶、咖啡、酒(除有治疗作用者外)及过甜、过酸、过辣、过硬的或含纤维素过多的不易消化及易产气的食物,如整粒大豆、芹菜、韭菜、泡菜等。

4. 在烹调方法上应以蒸、烧、煮、烩、炖为主。煎、炸、烟熏、腌腊、生拌等法烹制的菜,不易消化,易增加胃的负担,不宜多食。

5. 在饮食制度上,应采取定时定量、少食多餐的原则,这样既可减轻胃的负担,又可使胃中常有适量食物以中和胃酸,减少对病灶的不良刺激。

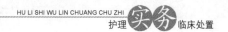

6. 为避免便秘,宜常吃香蕉、蜂蜜等润肠食物。

7. 少量出血时,宜适当用些牛奶、豆浆、米汤、藕粉一类流汁饮食,但不宜多加糖,以免引起胃酸过多,并应少食多餐,待出血停止病情稳定后,逐渐改用面糊、稀粥、蛋羹及饼干等食物。

【小结】

完成该任务必须了解消化性溃疡的病因、临床表现、主要的辅助检查,能有针对性地收集资料,并做出正确的病情判断,能够提出护理问题,根据提出的护理问题按照轻重缓急护理先后次序进行相应的处置。

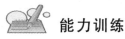

能力训练

李某,男,42岁,电工。近5年来偶有餐前剑突下疼痛,饥饿时疼痛,未予重视,也未治疗。近1个月来疼痛加重,发作频繁,来院就诊。初步诊断为十二指肠溃疡。

作为接诊护士应从哪些方面对李某进行护理评估?患者现存的主要护理问题是什么?确诊需要做哪些检查?

【练习题】

1. 胃十二指肠溃疡的手术适应证是什么?
2. 如何对患者进行健康教育?
3. 比尔罗特Ⅱ式手术后的并发症有哪些?

（张玲芝）

任务八　直肠癌患者的临床处置

预习推送

■病因
■临床表现
■辅助检查

2-8-1
预习推送

学习目标

知识目标

1. 阐述直肠癌的临床表现、手术前后护理措施。

2. 列出直肠癌的病因及发病机制、护理问题、辅助检查。

3. 说出直肠癌的病理和分期。

技能目标

1. 熟练掌握造口护理、会阴部护理。

2. 掌握腹腔引流护理。

任务描述

　　患者,男,58 岁。大便习惯改变 1 年,发现大便带血 2 天。由门诊收治入院。作为接诊护士,请对新患者进行接诊和临床处置。

任务实施

一、接诊及评估

1. 接诊及时,态度热情。

2. 收集资料。

　　(1)病史。1 年前无明显诱因下出现大便次数增多,2~3 次/天,有排便不尽感、肛门下坠感。曾在当地医院治疗,具体不详。近 3 个月来体重下降 5kg。有痔疮病史 30 年。无肝炎、结核病、伤寒等传染病史。脉搏 78 次/分,呼吸 14 次/分,血压 110/70mmHg。皮肤黏膜无瘀点、瘀斑,颜色略白。心肺无异常。腹壁软,无压痛、反跳痛,未触及腹部包块。肛查(膝胸位):肛门口可见环状痔;直肠内距肛缘 5~6cm 处可触及一肿块,质硬,边界清楚,可移动,位于时钟 3 点位;指套退出有血染。

　　即问即答

　　体格检查项目包括哪些?

2-8-2
体格检查

　　(2)心理社会状况。患者对疾病不了解,表示对疾病出现的可能情况能接受并愿意积极配合治疗。有紧张心理。家属关心患者并积极配合治疗。有社会医疗保险。

　　(3)辅助检查。

　　1)实验室检查:血红蛋白 70g/L,白细胞计数及分类正常。大便隐血试验阳性。

　　2)血癌胚抗原测定:195g/L。

　　3)结肠镜检查:距肛缘 5cm 处有一菜花状肿物,大小为 3cm×4cm,表面糜烂有溃疡。

即问即答

应做哪些有针对性的辅助检查？

2-8-3
辅助检查

二、判断

1. 初步判断该患者所患的疾病及其依据、发病原因。

初步判断该患者所患的疾病：直肠癌。

依据：老年男性，病程1年，主要症状为大便习惯改变，便血；直肠指检、结肠镜检符合直肠癌诊断。

发病原因：病因不明，可能与以下因素有关：

（1）高脂肪、高蛋白、低纤维素饮食。因为高脂肪、高蛋白食物能使粪便中甲基胆蒽物质增多，可引起胆酸分泌增加，被肠道内厌氧菌分解为不饱和的多环烃，此两种物质均为致癌物质。纤维素量减少，可使粪便通过肠道速度减慢，使这些致癌物质与肠结膜接触时间增加而导致癌变机会增多。

（2）腺瘤癌变。腺瘤性息肉可癌变。

（3）炎症性肠病。溃疡性结肠炎及克罗恩病等由于肠黏膜破坏，溃疡修复增生，肉芽组织形成过程中发生癌变。血吸虫的虫卵在直肠黏膜沉积，慢性炎症刺激致癌变。

（4）其他，如免疫功能缺陷、遗传因素、病毒感染、胃及胆囊切除术后影响等。

2. 目前患者主要存在哪些护理问题？

（1）营养失调，低于机体需要量。与出血消耗、贫血、营养不良有关。

（2）焦虑。与担心病情和手术有关。

（3）知识缺乏。与缺乏指导有关。

三、组织

立即通知医生并组织救护。

四、护理

（一）术前护理

1. 向患者讲解有关疾病的知识，做好术前心理准备，详细说明造口对治疗的必要性。

2. 纠正贫血，少量多次输血，使血红蛋白恢复至80g/L以上。增加营养，术前高蛋白、高热量、高维生素饮食。

3. 术前3天行肠道准备，包括控制饮食、口服肠道不吸收抗生素、清洁肠道（不用灌肠，口服缓泻剂，防止癌细胞扩散）。

4. 按照会阴部手术、下腹部手术备皮范围进行备皮。

（术前准备完善后在全身麻醉下做腹-会阴联合直肠癌根治术。）

（二）术后护理

1. 麻醉清醒前去枕平卧位。麻醉清醒后可改舒适体位。

2. 饮食。术后禁食、禁饮、胃肠减压。2～3天后肛门排气或造口开放后恢复饮食。开始进食流质，1周后进软食，2周后进普食，提高饮食的质和量，即要高蛋白、高热量、高维生素饮食,以豆制品、蛋、鱼等为最佳,另加菜汤、果汁等加强营养,尽快恢复体质。此外,饮食要定时、定量,食品调配要适当,选择易消化少渣食物,避免太稀或粗纤维太多的食物;酒类、辛辣类食物要适当控制;脂肪摄入不能过量;产气类食物要根据个体差异注意控制;多喝蜂蜜水和多吃香蕉、鸭梨等,有通便效果。还要注意饮食卫生,进食应有规律,防止腹泻、便秘等胃肠道功能紊乱的发生。

3. 引流管护理。保持腹部、骶前引流管通畅,妥善固定,避免扭曲滑脱。记录引流液量、性质、颜色变化。

4. 造口开放。术后 2～3 天肠蠕动恢复,可开放造口,使用透明造口袋(详见"造口护理技术")。

5. 造口周围皮肤护理。造口周围皮肤由于受粪便及消化液的刺激而易引起皮肤湿疹及糜烂等,若能早期注意是可以避免的。首先,要注意保持造口周围皮肤清洁干燥,在造口周围放消毒卫生纸数张,或用凡士林纱布,或氧化锌油膏、猪油膏敷于造口周围,每次排便后用清水擦洗后重新更换,防止造口周围皮肤发生炎症。若已发生皮肤湿疹,可用清水冲洗,保持局部清洁干燥。局部糜烂时,要控制大便,大便不能太稀,保持造口周围清洁,严重时可用京万红、派瑞松软膏等,效果均好。

6. 预防切口感染,特别是会阴部的切口,保持切口周围清洁干燥。会阴部切口于术后 4～7 天用 1∶5000 高锰酸钾温水坐浴,每日 2 次。

7. 健康教育。指导患者更换造口袋的方法,指导患者恢复正常生活,鼓励其参加社会活动。

五、观察

1. 观察生命体征变化。术后每半小时监测血压、呼吸、脉搏一次,病情平稳后延长间隔。观察腹部及会阴部切口敷料,如渗血较多应估计渗血量,并及时通知医生处理。

2. 造口情况。正常肠造口黏膜有黏液分泌,外观湿润,颜色红润。如果造口颜色粉红,表面发亮,提示黏膜水肿,可用硫酸镁湿敷。如黏膜颜色发紫、发黑,黏膜无血管纹理,提示黏膜坏死。局限性坏死暂不处理,黏膜坏死后自行脱落,长出肉芽组织或上皮化自愈,加强观察。如广泛坏死,往往需要再次手术。

3. 切口情况。观察切口敷料情况,注意有无渗血渗液。观察切口周围皮肤,保持清洁干燥。

六、健康教育

1. 以易消化食物为主,避免太稀或粗纤维太多的食物。多食豆制品、蛋、鱼类等,使大便干燥,便于清洁处理。

2. 教会患者掌握活动强度,避免过度活动增加腹压而引起人工肛门黏膜脱出。

3. 教会患者掌握人工肛门袋的应用方法。用肛袋前应先以清水将周围皮肤洗净,肛袋松紧适宜,随时清洗,避免感染,减少臭气。

4. 指导患者掌握人工肛门的护理,为避免造口狭窄,可定时用食指或中指扩张造口。

5. 若出现排便困难、造口异常等,及时到医院检查。

【任务实施流程图】

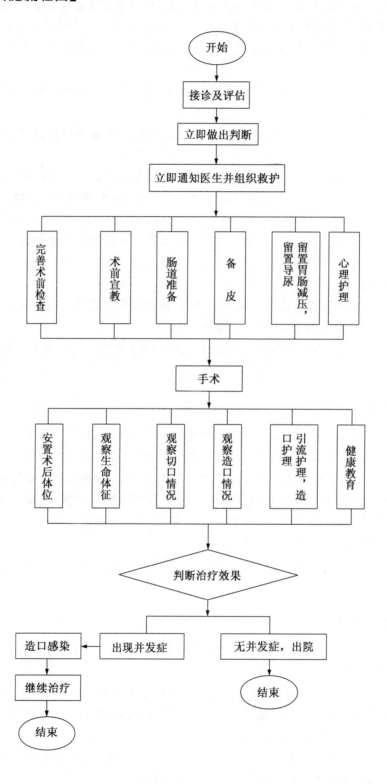

【评价标准】

项目		项目总分	要　　求	评分等级及分值				实际得分
				A	B	C	D	
护理过程	接诊	5	接诊及时,态度热情	5	4	3	2—0	
	评估	5	评估及时,判断正确	5	4	3	2—0	
	组织	5	立即通知医生并组织救护	5	4	3	2—0	
	护理 术前 15		术前备皮	5	4	3	2—0	
			术前肠道准备	5	4	3	2—0	
			术前健康教育	5	4	3	2—0	
	术后 40		安置合适体位	5	4	3	2—0	
			造口护理	10	8	6	4—0	
			会阴部护理	10	8	6	4—0	
			引流管护理	5	4	3	2—0	
			饮食指导	5	4	3	2—0	
			健康教育	5	4	3	2—0	
	观察	20	观察造口情况	10	8	6	4—0	
			观察生命体征	5	4	3	2—0	
			观察切口情况	5	4	3	2—0	
质量控制		10	术前术后护理正确	5	4	3	2—0	
			操作规范熟练,护患沟通良好	5	4	3	2—0	
总计		100						

ZHI SHI TUO ZHAN

知识拓展

肠 造 口 的 发 展 历 史

肠造口术早在 16 世纪就已开始,但是有目的、有计划的造口手术仅有 200 年的历史。16 世纪,肠造口多因病、因伤后自然形成而称为自然性肠造口。当时患者死亡率高,极少能带着肠瘘而幸存。自 16 世纪后,才有人开始用肠造口术治疗腹部外伤及肠梗阻,这是腹部肠造口的开端。

1961 年,Rupert Turnbull 首先提出肠造口治疗是一门新的学科——造口治疗学,并培养了世界上第一位专业肠造口治疗师 Norma Gill。1954 年,Norma Gill 本人因患溃疡性结肠炎行回肠造口,在与疾病斗争和护理自己及家人的过程中,她深深感受到造口患者的痛苦,从此投身于对其他患者进行帮助、辅导教育以及培养专业造口护理人员的造口事业中,全力协助 Rupert Turnbull 医生培养了数百名专业造口治疗师。1993 年,她亲自来到上海、杭州讲学,传授肠造口护理经验及最新概念,并用她的奖学金资助我国 2 名护士赴澳大利亚造口学校学习肠造口治疗,为我国培养了 2 名肠造口治疗师,填补了我国的空白。

1968 年,美国成立了造口治疗师协会,后改为国际造口治疗师协会。1978 年,成立了世界造口治疗师协会(World Council of Enterostomal Therapists,WCET)。目前,48 个国家有 WCET。WCET 的正式会员是造口治疗师,副会员是医生和造口材料公司人员。每两年召开一次世界性学术会议。

肠造口治疗师的职责是负责腹部造口的护理、预防及治疗肠造口并发症,为患者及家属提供与肠造口有关的咨询服务和心理护理,以达到患者完全康复的最终目的。除此之外,造口治疗师尚需负责慢性伤口、瘘管、大小便失禁、压疮及足部溃疡等的护理。国际造口协会(International Ostomy Association,IOA)会员主要是造口患者,但医生、护士也可参加,由 58 个正式协会和 4 个非正式协会组成。亚洲造口协会成立于 1993 年 9 月,由中国、日本、印度、泰国和马来西亚组成。各个国家也都有自己的协会。中国造口协会于 1996 年 4 月在沈阳成立,喻德洪教授为主席。

中国造口事业的发展离不开被誉为中国造口之父的喻德洪教授。在喻德洪教授的不懈努力下,先后创办了中国造口图书馆、造口博物馆,编写了《肠造口治疗》一书,率先成立了上海造口联谊会,并推动了全国造口联谊会活动的开展。2000 年,他在荷兰获得国际造口协会职业奉献奖,是此奖设立以来世界上第三位获此殊荣者,也是亚洲第一位。在他的倡导和支持下,中国开设了 4 所国际认证的造口治疗学校,分别在广州、北京、南京、上海。

世界卫生组织将 1993 年 10 月 2 日定为第一个"世界造口日",以后每三年举行一次,时间在 10 月份的第一个星期六。

【小结】

完成该任务必须了解直肠癌的病因、临床表现、主要的辅助检查,能有针对性地收集资料,并做出正确的病情判断,能够提出护理问题,根据提出的护理问题按照轻重缓急护理先后次序进行相应的处置。

 能力训练

程某,男,67 岁,退休教师。直肠癌住院患者,打算做 Mill 手术,患者担心以后的生活质量,不愿做人工肛门,你如何对患者做心理护理?

【练习题】

1. 直肠癌有哪些临床表现?
2. 如何对造口患者进行饮食指导?
3. 说出结肠造口的护理措施。

(张玲芝)

任务九　骨折患者的临床处置

预习推送

■ 概述

■ 病因

■ 临床表现

■ 辅助检查

2-9-1
预习推送

学习目标

知识目标

1. 说出骨折的临床表现、主要检查方法和治疗原则。

2. 列出主要的护理问题和护理措施。

技能目标

1. 能熟练收集骨折患者的资料。

2. 根据收集到的具体资料初步判断疾病和存在的护理问题。

3. 根据所做的判断熟练进行相应处置。

4. 能运用所学知识对骨折患者做健康教育。

任务描述

陈某,男,29岁,建筑工人。从5m高的脚手架坠落造成左胫腓骨骨折。伤后及时送来医院。

作为接诊护士,请对新患者陈某进行接诊和临床处置。

任务实施

一、接诊及评估

1. 接诊及时,态度热情。

2. 收集资料。

(1)病史。患者从5m高的脚手架坠落,当时左脚先着地,随后右脚着地,之后摔倒,感有左小腿疼痛。工友发现后随即送来医院。途中未做任何处理。

即问即答

病史主要从哪几个方面进行收集?

（2）体格检查。体温 36.7℃，脉搏 95 次/分，呼吸 20 次/分，血压135/85 mmHg。患者清醒，痛苦面容，表情紧张。头部无损伤，心肺正常。腹平软，无压痛和反跳痛。左小腿皮肤青紫、肿胀、畸形，触之疼痛。其余肢体正常，活动自如。

即问即答

体格检查项目包括哪些?

（3）心理社会状况。患者对摔伤的过程仍感恐惧、紧张状态。另外担心是否会落下残疾。工地负责人表示愿意支付医疗费用及误工费用。

即问即答

心理社会评估应主要从哪几个方面进行?

（4）辅助检查。X 线检查：左胫腓骨下 1/3 斜行骨折。

即问即答

应做哪些有针对性的辅助检查?

2-9-2
病史收集

2-9-3
体格检查

2-9-4　心理
社会评估

2-9-5
辅助检查

二、判断

1. 初步判断该患者所患的疾病及其依据、发病原因。

初步判断该患者所患的疾病：左胫腓骨闭合性骨折。

依据：外伤史和 X 线检查结果。

发病原因：外伤。

2. 目前患者主要存在哪些护理问题?

（1）疼痛。与骨折有关。

（2）焦虑。与担心疾病预后有关。

（3）潜在并发症，如出血、神经损伤、脂肪栓塞。

三、组织

立即通知医生并组织救护。

四、护理

（一）术前护理

1. 体位。采取仰卧位。

2. 联系相关检查。头颅 CT、腹部 B 超等，以防漏诊。

3. 开通静脉通道，抽血做相关检查。

4. 通知患者禁食禁饮、做好皮肤准备、术前宣教等。

5. 麻醉前用药。手术前半小时应用阿托品 0.01～0.02mg/kg 肌注,抑制腺体分泌。地西泮 10mg 肌注,稳定患者紧张焦虑情绪。

6. 观察病情。

(1)生命体征。特别注意血压的变化。

(2)注意观察有无颅脑损伤和脏器迟发型破裂等症状的发生。

(手术。采用切开复位,髓内钉固定。)

(二)术后护理

1. 观察患者生命体征。

2. 观察伤口情况。保持敷料清洁干燥。

3. 观察患侧肢体的血液循环。注意肢体有无肿胀、皮温改变、颜色改变、运动障碍等,如发现异常及时给予相应处理。

4. 维持循环功能,抬高患肢。根据患者具体情况,适当抬高患肢,促进静脉回流,减轻肢体水肿。

五、健康教育

1. 疾病知识指导。告知患者骨折的部位、治疗的方法以及可能出现的并发症。患者积极配合治疗和护理以及正确的功能锻炼,会减少或避免并发症的发生发生。

2. 功能锻炼指导。

(1)目的。增加局部血液循环,消除肿胀,加速周围软组织的修复,防止下肢肌肉萎缩、关节僵硬、神经肌肉粘连等并发症。

(2)功能锻炼方法。

1)术后早期疼痛稍减轻后即开始做股四头肌静止收缩运动,髋、膝、踝、趾关节的主动运动。

2)外固定去除后,可充分练习下肢各关节的活动,并逐步去拐行走;增加髋、膝、踝关节的练习,可以做起立与坐下的练习。患侧髋关节做屈伸、内收、外展活动,膝、踝关节屈伸活动,踝关节内外抗阻活动。

(3)注意事项。功能锻炼要坚持,活动幅度和力量要循序渐进。

3. 饮食指导。

骨折早期(伤后1～2周),饮食应以清淡、易消化、易吸收的食物为主,如新鲜蔬菜水果、蛋类、豆制品、鱼汤、瘦肉等。

骨折中期(伤后2～4周),饮食上应从清淡转为适当的高营养补充,以满足骨骼生长的需要。可在初期的食谱上适当增加蛋肉类、鱼虾类、奶类及奶制品、适当的动物肝脏等。

骨折后期(伤后5周以上),饮食上无禁忌,可食用各种高营养食物及富含钙、磷、铁等矿物质的食物。

4. 安全教育。活动时注意安全,出院后劳动时注意安全。

【任务实施流程图】

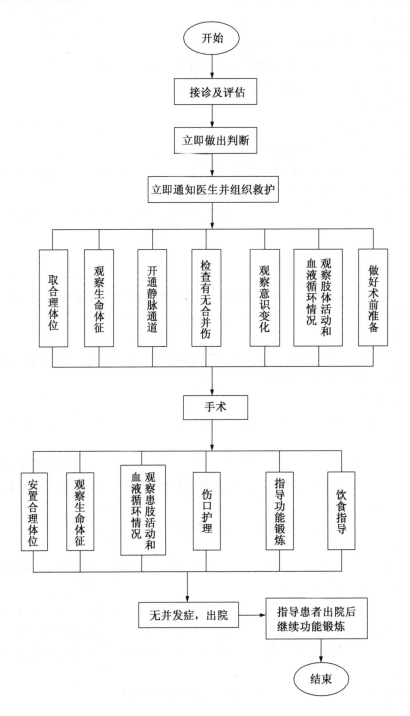

【评价标准】

项 目		项目总分	要 求	评分等级及分值				实际得分
				A	B	C	D	
护理过程	接诊	5	接诊及时,态度热情	5	4	3	2—0	
	评估	5	评估及时,判断正确	5	4	3	2—0	
	组织	5	立即通知医生并组织救护	5	4	3	2—0	
	护理	45	取合适体位	5	4	3	2—0	
			开通静脉通道	10	8	6	4—0	
			功能训练指导·	10	8	6	4—0	
			饮食指导	10	8	6	4—0	
			按医嘱用药	5	4	3	2—0	
			伤口护理	5	4	3	2—0	
	观察	30	观察生命体征	10	8	6	4—0	
			观察有无意识变化	10	8	6	4—0	
			观察患肢的活动和血液循环	10	8	6	4—0	
质量控制		10	术前术后护理正确	5	4	3	2—0	
			操作规范熟练,护患沟通良好	5	4	3	2—0	
总计		100						

ZHI SHI TUO ZHAN

知识拓展

骨折患者的体位及护理

骨折后的肢体维持在功能位对骨折的愈合以及功能恢复起着至关重要的作用。功能位是指能使肢体发挥最大功能的位置,是依据该部位功能的需要而综合考虑得出的一种位置。因此,肢体骨折后,一般需固定在功能位置。人体各大关节的主要功能位(中立位为0°)如下:

肩关节:外展45°,前屈30°,外旋15°。

肘关节:屈曲90°左右。

腕关节:背屈20°~30°,向尺侧倾斜5°~10°。

髋关节:外展10°~20°,前屈15°~20°,外旋5°~10°。

膝关节:屈曲5°~10°,儿童可用伸直位。

踝关节:功能位即它的中立位,不背伸或跖屈,不外翻或内翻,足底平面不向任何方向偏斜。

下面介绍常见四肢骨折的体位和护理。

1. 锁骨骨折

（1）仰卧位：应去枕仰卧，肩区垫枕以使两肩后伸。肩关节保持外展 45°，前屈 30°，内旋 15°；肘关节保持屈曲 90°。

（2）半卧位及站立位：用三角巾将患肢悬吊于胸前，不低于心脏水平。

（3）局部未加固定的患者，应嘱其不可随使更换卧位或下床活动。

2. 肱骨骨折

患肢曲肘于胸前，平卧位时在患肢下垫一软枕使之与躯干平行，避免前屈或后伸。术后第二日可抬高床头 30°～45°，患肢用软枕抬高，若无明显不适，可下床活动。下床活动时用三角巾或上肢吊带将患肢悬吊于胸前；若是内收型骨折，用外展支架固定患肢于外展位。

3. 桡骨远端骨折

（1）无移位骨折，可用功能位。

（2）移位型骨折，需闭合复位。术后腕关节保持背伸 20°～30°，尺倾 5°～10°。离床活动时需用三角巾或前臂吊带悬吊固定于胸前，保持中立位，即拇指向上，要特别防止前臂旋转。

4. 手部骨折

腕关节背伸 30°，掌指关节屈曲 45°，即半握拳状，拇指对掌位，其余四指指尖均指向腕舟骨结节。

5. 颈椎骨折

卧硬板床，压缩或移位较轻者，使用颌枕吊带在卧位复位牵引。手术患者术后取平卧位，维持颈部中立位，用颈托固定。

6. 胸腰椎骨折

卧硬板床休息，头部不用枕，以保持脊柱平直，防止发生畸形或进一步损伤。在受伤椎体下垫以适当高度的软垫，以维持腰部正常生理曲度。最佳垫枕高度为 10～15cm。

7. 骨盆骨折

平卧位，膝下放一软枕，保持关节于屈曲位，以减轻疼痛。对骨盆单环骨折有分离时可用骨盆兜带悬吊牵引固定。

8. 股骨颈、粗隆间骨折

下肢保持外展中立位，在双下肢之间放置软枕，在腘窝处放置一软枕，保持膝关节屈曲 10°～15°，脚穿"丁"字鞋限制外旋，使踝关节保持功能位。

9. 股骨干骨折

（1）悬吊固定法：用于 5 岁以内儿童。将两下肢用皮肤牵引向上悬吊，重量约 1～2kg，要保持臀部离开床面利用体重做对抗牵引。注意观察足部的血液循环及包扎的松紧程度，及时调整，以防足趾缺血坏死。此法现已不常用。

（2）平衡牵引法：根据骨折移位情况决定肢体位置：上 1/3 骨折，应屈髋 40°～50°，外展约 60°～80°；中 1/3 骨折，屈髋屈膝约 20°，并按成角状况调整外展角度；下 1/3 骨折，膝部屈曲约 60°～80°，以便腓肠肌松弛。

10. 胫骨平台骨折

保持膝关节屈曲 5°或伸直。抬高患肢，严禁肢体外旋。行腘动脉损伤血管吻合术后给予屈膝位，以防血管再破裂。

11. 胫腓骨骨折

平卧,抬高患肢,高于心脏平面 10°～20°。

12. 踝关节及足部骨折

将患肢置于高于心脏的支架或枕头上,促进血液回流,消除水肿。踝关节维持功能位。

13. 全关节置换术后

(1) 平卧时:患侧下肢外展中立体位。

(2) 侧卧时:一人轻度牵拉患肢,保持外展中立,然后在两腿间垫枕,向健侧翻身,保持患肢中立位,切忌关节内收、内旋。

14. 外固定支架体位护理

行上肢骨折术后,用薄枕垫高患肢 30°。行下肢骨折术后将薄枕垫于腘窝及小腿处,使膝关节屈曲 20°～30°,以促进淋巴和静脉血回流。合并血管损伤或骨筋膜室综合征患肢不宜垫高,以免加重肌肉缺血、坏死。

15. 牵引术后的体位护理

为保持反牵引,床尾应抬高,一般皮肤牵引抬高 10～15cm,骨牵引抬高 20～25cm,而颅骨牵引则抬高床头 10～30cm。

16. 石膏固定后体位护理

四肢石膏固定者,需将四肢抬高(高于心脏水平),以利于静脉血液和淋巴回流,预防并减轻肢体肿胀。抬高下肢可用枕垫或悬吊法,使患处高于心脏 20cm。

【小结】

完成该任务必须了解胫骨、腓骨骨折的临床表现、主要的辅助检查,能有针对性地收集资料,并做出正确的伤情判断,能够提出护理问题,根据提出的护理问题按照轻重缓急护理先后次序进行相应的处置。

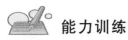 能力训练

田某,男,5 岁,玩耍时不慎致右肱骨髁上闭合性骨折,当时即送往医院。现患者大哭,右肘部肿胀、屈曲、畸形。

作为值班护士应从哪些方面对患者进行护理评估? 患者现存的主要护理问题是什么? 目前该做哪些检查?

【练习题】

1. 不同部位的胫骨骨折有哪些临床表现?

2. 为什么胫骨中下 1/3 骨折容易导致愈合延迟或不愈合?

3. 如何指导胫腓骨骨折后的患者做功能锻炼?

(李光兰)

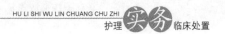
任务十　前列腺增生患者的临床处置

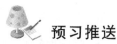 **预习推送**

■ 概述

■ 病因

■ 临床表现

■ 辅助检查

2-10-1
预习推送

■ 概述

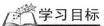 **学习目标**

知识目标

1. 能说出前列腺增生的临床表现。

2. 能阐述前列腺增生患者围手术期护理要点及术后并发症的预防和护理。

技能目标

1. 熟练收集前列腺良性增生患者的资料。

2. 根据收集到的具体资料初步判断疾病和存在的护理问题。

3. 根据所做的判断熟练进行相应处置。

4. 熟练掌握膀胱持续冲洗护理。

 任务描述

　　患者,男,69 岁,2 个月前无明显诱因下出现夜间尿频,4～5 次/夜。近 2 天来尿频加重,并出现排尿困难。由门诊收治入院。

　　作为接诊护士,请对新患者进行接诊和临床处置。

 任务实施

一、接诊及评估

1. 接诊及时,态度热情

2. 收集资料。

(1)病史。患者近两年来夜间排尿次数增多,为 2～3 次/夜,2 个月前排尿次数增加到 4～5次/夜,并出现排尿费力、尿线变细、尿后滴沥,未予重视。近 2 天,夜间排尿次数增加到 6～7 次/夜。既往糖尿病病史 6 年,规律服用降糖药格列齐特和阿卡波糖,空腹血糖控制在

$4.0\sim6.0$mmol/L。

即问即答

病史主要从哪几个方面进行收集？

2-10-2
病史收集

（2）体格检查。体温 37℃，脉搏 78 次/分，呼吸 20 次/分，血压110/80 mmHg。肛门指检：前列腺Ⅱ度增大，中央沟变浅。

即问即答

体格检查项目包括哪些？

2-10-3
体格检查

（3）心理社会状况。患者对疾病情况不了解，对尿频等症状焦虑不安。有社会医疗保险。家人对患者关心，积极配合治疗。

即问即答

心理社会评估应主要从哪几个方面进行？

2-10-4　心理
社会评估

（4）辅助检查。

1）实验室检查。血糖 7.6mmol/L；前列腺特异性抗原（PSA）$4\mu g/L$；游离前列腺特异性抗原（FPSA）$0.7\mu g/L$。

2）心电图检查。窦性心律，正常心电图。

即问即答

应做哪些有针对性的辅助检查？

2-10-5
辅助检查

二、判断

1. 初步判断该患者所患的疾病及其依据、发病原因。

初步判断该患者所患的疾病：前列腺增生、糖尿病。

依据：① 老年男性；② 典型的临床表现：尿频、夜尿增多、进行性排尿困难；③ 肛门指检：前列腺Ⅱ度增大，中央沟变浅；④ 糖尿病病史 6 年。

发病原因：目前对前列腺增生的病因尚无定论，有人认为，在老年时期体内雄激素和雌激素的平衡失调，可能是前列腺增生的发病原因之一；也有人认为可能与细胞老化相关，随着年龄的增长，细胞老化进程加快，老化上皮的积累可能对前列腺增生起重要作用。

2. 目前患者主要存在哪些护理问题？

（1）舒适性改变。与夜间尿频、睡眠不足、排尿困难等有关。

（2）知识缺乏。与缺乏有关本病病因及防治知识有关。

（3）潜在并发症。尿路梗阻可能继发尿路感染。

三、组织

立即通知医生并组织救护。

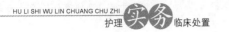

四、护理

(一)术前护理

1. 了解患者夜间尿频的程度,观察每次尿量、尿液颜色和排尿间隔时间,做好护理记录。

2. 对患者有高度的同情心,鼓励患者多饮水,安慰患者。

3. 做好各项检查前准备工作,向患者解释各项检查项目和注意事项,解除患者顾虑,取得患者合作。

4. 如需做残余尿量测定,应严格无菌操作,防止逆行感染。

5. 做好手术前准备。

(1)备皮。按会阴部手术备皮范围进行备皮。

(2)肠道准备。灌肠或口服离子泻剂。

(3)术前宣教。消除患者紧张焦虑等,使之配合治疗和护理。

(患者完善各项检查和术前准备,在腰麻下行经尿道前列腺电切术。)

(二)术后护理

1. 术后体位及活动。术后返回病房去枕平卧 6 小时后,可取舒适体位。术后第二天可床上活动。停止膀胱冲洗后,可逐渐离床活动。

2. 密切观察生命体征的变化。

3. 维持水、电解质平衡。注意观察血钠的变化,防止稀释性低钠血症的发生。

4. 膀胱持续冲洗期间。

(1)准确记录冲洗量和排出量。

(2)观察排出液的颜色。根据排出液的颜色及时调整冲洗速度。

(3)保持膀胱冲洗通畅。

(4)观察有无膀胱痉挛引起的疼痛。

5. 术后应用止血药物、抗感染药物。

6. 预防并发症。

(1)防止感染,因患者术后免疫力低下,加之留置导尿管,易引起尿路感染,应注意观察体温及白细胞变化,做好会阴部护理。

(2)定时翻身叩背,防止压疮、肺部并发症的发生。

五、观察

1. 注意观察生命体征,如心率、心律、血压和血糖的变化,特别注意观察体温变化,预防感染。

2. 注意观察膀胱持续冲洗效果,根据冲出液颜色及时调整冲洗速度。

3. 注意观察腹痛、膀胱痉挛情况,如发生及时分析原因并处理。

六、健康教育

1. 减少腹内压增高诱因。预防感冒和上呼吸道感染等,防止咳嗽;预防便秘。

2. 术后一段时间可能仍会出现尿频、尿失禁现象,指导患者加强盆底肌训练。

3. 少食辛辣刺激性食品,忌饮酒。防止前列腺及膀胱颈充血水肿而诱发尿潴留。

4. 不可憋尿,有尿意及时排尿。不可过度劳累。

5. 规律服用降糖药物,监测血糖变化。

6. 避免久坐,经常参加文体活动等,有助于减轻症状。

7. 适量饮水。

8. 经常按摩小腹,有利于膀胱功能恢复。小便后稍加压力按摩,可促进膀胱排空,减少尿残余量。

【任务实施流程图】

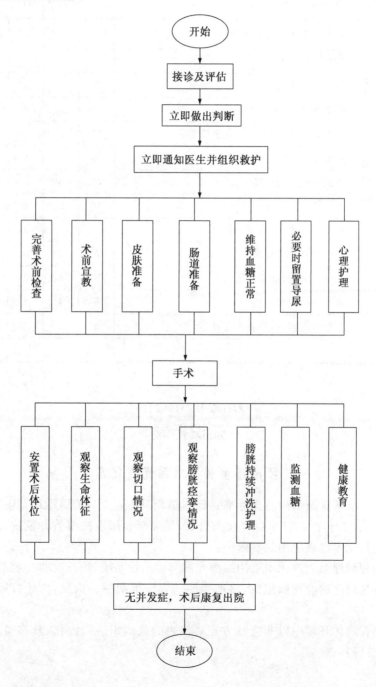

【评价标准】

项 目		项目总分	要 求	评分等级及分值				实际得分
				A	B	C	D	
护理过程	接诊	5	接诊及时,态度热情	5	4	3	2~0	
	评估	5	评估及时,判断正确	5	4	3	2~0	
	组织	5	立即通知医生并组织救护	5	4	3	2~0	
	护理 术前30		取合适体位	5	4	3	2~0	
			备皮方法正确	5	4	3	2~0	
			肠道准备	10	8	6	4~0	
			术前宣教正确到位,患者消除紧张	10	8	6	4~0	
	术后30		安置术后体位	10	8	6	4~0	
			膀胱冲洗方法正确	10	8	6	4~0	
			术后按医嘱用药	10	8	6	4~0	
	观察	15	观察生命体征、血糖变化	5	4	3	2~0	
			观察膀胱冲洗效果	5	4	3	2~0	
			观察腹痛、膀胱痉挛情况	5	4	3	2~0	
质量控制		10	术前术后护理正确	5	4	3	2~0	
			操作规范熟练,护患沟通良好	5	4	3	2~0	
总计		100						

ZHI SHI TUO ZHAN

知识拓展

经尿道前列腺绿激光汽化术

前列腺增生手术普遍采用的金标准是经尿道前列腺电切术(TURP),但 TURP 对前列腺的大小有要求(小于 80g)且术后存在大出血、尿失禁和尿道狭窄等并发症。目前,经尿道前列腺绿激光汽化术已被应用到临床中。

经尿道前列腺绿激光汽化术采用绿激光前列腺治疗系统,治疗时借助膀胱镜,绿激光通过尿道直接抵达增生的前列腺组织,将增生的前列腺组织——汽化,快速打通尿道,恢复尿路通畅。

绿激光能在液体环境中以非接触方式对浅表的软组织进行汽化,具有微侵袭、出血少、恢复快、愈后好等特点。

【小结】

完成该任务必须了解前列腺增生的发病原因、临床表现、主要的辅助检查,能有针对性地收集资料,并做出正确的病情判断,能够提出护理问题,根据提出的护理问题按照轻重缓急护理先后次序进行相应的处置。

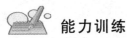 能力训练

王某,男,67 岁。夜间排尿次数增多近 3 年,出现排尿困难近 1 个月,加重 2 天入院。

作为接诊护士,该如何评估病情,确诊需要做哪些检查?

【练习题】

1. 前列腺增生的病因和临床表现如何?
2. 如何对前列腺增生患者做健康教育?

（邬维娜）

项目三　妇产科疾病的临床处置

任务一　正常妊娠分娩的临床处置

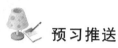

预习推送

- ■ 概述
- ■ 早期妊娠
- ■ 中、晚期妊娠

3-1-1
预习推送

学习目标

知识目标

1. 能进行预产期的推算,能列出正常分娩各产程的护理问题和护理要点。
2. 能概括妊娠诊断、产前保健、分娩各产程的临床表现、分娩机制。
3. 理解妊娠生理。

技能目标

1. 熟练掌握正常分娩产妇资料的收集。
2. 根据收集到的具体资料初步判断孕妇的情况和存在的护理问题。
3. 根据所做的判断熟练进行相应处置。
4. 学会胎心听诊、腹部四步触诊法。

任务描述 1

杜女士,26 岁,已婚。停经 48 天,恶心、呕吐 5 天。由门诊收治入院。

作为接诊护士。请对杜女士进行接诊和临床处置。

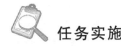

任务实施

一、接诊及评估

1. 接诊及时,态度热情。

2. 收集资料。

(1) 病史。患者平素月经规则,(4~5)天/(28~30)天,LMP(末次月经)2019 年 1 月 8 日,现停经 48 天。近一周自觉乏力,嗜睡,食欲不振,近 5 天出现恶心,晨起呕吐,呕吐物清水样,量少,遂来院就诊。孕产史:0-0-0-0。既往史:以往体健,无慢性病史、外伤手术史、药物过敏史。家属史:丈夫无肝炎、结核病、性病史。家族中无高血压、糖尿病及遗传病史。职业:国企员工。平时生活方式良好,无不良环境接触史。

即问即答

病史主要从哪几个方面进行收集?

3-1-2
病史收集

(2) 体格检查。血压 105/65mmHg,身高 160cm,体重 52kg,BMI 为 20.3kg/m^2。妇科检查:见阴道壁及宫颈充血,软,呈紫蓝色,宫颈外口圆形未产式,光滑,双合诊检查子宫颈软,黑加征阳性,宫体增大如鸭蛋大小,软,两侧附件未触及。

即问即答

体格检查项目包括哪些?

3-1-3
体格检查

(3) 心理社会状态。患者及家属对妊娠过程了解不多,比较担忧出现妊娠并发症,有医疗保险。

(4) 辅助检查。尿妊娠试验(+);B超检查提示:宫内见 37mm×38mm×27mm 大小孕囊。阴道分泌物查各病原体均为阴性,宫颈刮片未查见癌细胞;血常规、肝肾功能检测指标均在正常范围,乙型肝炎抗原抗体阴性;A 型血型,Rh(+);尿常规检查正常,尿蛋白(−),尿糖(−);传播性疾病检测(−)。

即问即答

应做哪些有针对性的辅助检查?

3-1-4
辅助检查

二、判断

1. 初步判断该患者所患的疾病及其依据、发病原因。

初步判断该患者所患的疾病:早期妊娠。

依据:① 明确的停经史:停经 40 天开始出现乏力、嗜睡、恶心、呕吐等不适,均为早孕最常见的症状;② 妇科检查:阴道、宫颈、子宫变化均支持早孕诊断,子宫大小符合孕周,黑加征阳性为早孕特征性表现;③ 辅助检查:尿妊娠试验(+),B超检查见宫内 37mm×38mm×27mm 大小孕囊,符合孕周。

发病原因：在妊娠早期(停经 6 周左右)，孕妇体内人绒毛膜促性腺激素(HCG)增多，胃酸分泌减少及胃排空时间延长，导致头晕乏力、食欲不振、喜酸食物或厌恶油腻、恶心、晨起呕吐等一系列反应，统称为早孕反应。这些症状一般不需特殊处理，妊娠 12 周后随着体内 HCG 水平的下降，多自然消失，食欲恢复正常。

2. 目前患者主要存在哪些护理问题？

(1) 营养改变，低于机体需要量。与食欲不振、恶心、呕吐有关。

(2) 知识缺乏。与妊娠及早孕保健知识来源缺乏有关。

(3) 焦虑。与担心胎儿的健康有关。

三、组织

立即通知医生检查患者。

四、护理

1. 推算预产期为 2019 年 10 月 15 日。

2. 目前孕妇的首要问题是营养改变，应采取措施减少早孕反应，增加热量摄入。

(1) 告知孕妇晨吐是妊娠早期常见的反应，一般在孕 10～12 周自然消失。

(2) 应保持充足的睡眠，生活规律，心情舒畅，有利于减轻呕吐。

(3) 应采取少量多餐以保证热量摄入，避免油腻及甜食，多食清淡易消化食物。

(4) 如呕吐剧烈不能进食，应及时到医院就诊。

(5) 遵医嘱口服维生素 B_1、维生素 B_6 等缓解恶心、呕吐症状的药物。

3. 对孕妇进行保健指导。妊娠早期是胚胎各器官分化发育时期，告知孕妇早期妊娠保健应注意以下几点：

(1) 应避免到人员密集的公共场所，勿接触传染病患者，以免交叉感染；预防感染性疾病，尤其是风疹病毒、巨细胞病毒、单纯疱疹病毒感染。

(2) 尽量不使用药物，如因疾病必须用药则应在医生指导下选择对胚胎、胎儿无害的药物。

(3) 避免接触有害因素，吸烟和饮酒已被证明对胎儿有害；铅、汞等化学物质，放射性物质，高温和噪声等物理刺激也会对胎儿造成损害。

(4) 注意孕期卫生，保持外阴清洁，勤换内裤；孕 3 个月内避免性生活，以免机械性刺激引起盆腔充血、子宫收缩而造成流产。

4. 预约孕妇于妊娠 20 周到产科就诊，开始接受产科系列检查。

 任务描述 2

病史详见前，孕妇自觉扪及下腹逐渐增大的子宫，1 周前开始感到胎动，于妊娠 20 周到产科门诊就诊。

任务实施

一、接诊及评估

1. 接诊及时,态度热情。

2. 收集资料。

(1)病史。孕早期恶心、呕吐等不适于 2 个半月时自然消失。近日阴道分泌物稍增多,无阴道出血。孕 18 周开始自觉胎动。

即问即答

孕 20 周病史主要从哪几个方面进行收集?

3-1-5
病史收集

(2)体格检查。血压 110/60mmHg,身高 160cm,体重 58kg。产科检查:腹部扪及增大子宫,宫底达脐下一指。腹围 92cm,宫高 18cm,胎心率 126 次/分。

即问即答

孕 20 周体格检查项目包括哪些?

3-1-6
体格检查

(3)心理社会状态。患者对妊娠过程有所了解,但非常担忧胎儿发育畸形、会出现妊娠并发症,有医疗保险。

(4)辅助检查。

腹部 B 超。单胎妊娠,胎心率 126 次/分,双顶径 51mm,未发现胎儿明显畸形。血常规、尿常规正常。

即问即答

孕 20 周辅助检查包括哪些?

3-1-7
辅助检查

二、判断

1. 初步判断该孕妇的诊断及其依据。

初步判断该孕妇的诊断:孕 1 产 0（G_1P_0),孕 20 周,活胎。

依据:(1)停经 20 周及早孕反应时间,胎动出现时间,提示孕周为 20 周;(2)孕妇宫高 18cm,B 超检查示胎儿双顶径 51mm,符合 20 孕周。

2. 目前孕妇主要存在哪些护理问题?

(1)知识缺乏。与知识来源缺乏有关。

(2)舒适改变。与阴道分泌物增多有关。

三、组织

立即通知医生检查患者。

四、护理

1. 体位。建议孕妇取左侧卧位。

2. 加强自我监护。每日早、中、晚各数胎动1小时,3次之和乘以4即得12小时胎动,12小时大于10次为正常。妊娠期若有头昏、眼花、胸闷、阴道流血、阴道流水、发热等症状应及时到医院就诊。

3. 注意清洁卫生,尤其是外阴清洁,避免盆浴,以淋浴为宜。注意休息和适当活动,每日保证8～10小时睡眠。采取平衡膳食,增加热量和各营养素的摄入。

4. 定期产前检查。妊娠28周以前每4周检查1次,孕30周以后每2周检查1次,孕36周后每周检查1次,一般产前检查不应少于9次。若发现异常,应增加检查次数。

5. 孕期变化与护理

（1）该孕妇孕30周主述小腿肌肉痉挛,常发生于夜间,护士应告知孕妇小腿肌肉痉挛是妊娠期缺钙的表现。妊娠期母体及胎儿生长发育均需钙的储积,尤其妊娠7～8个月是胎儿骨骼生长发育最迅速的时期,对钙的需求急剧增加,孕中期应摄入钙1000mg/d。告知孕妇痉挛发作时,可将痉挛的下肢伸直并局部按摩,痉挛常可迅速缓解。应遵医嘱补充钙剂,多食含钙丰富的食品。还应该常进行户外活动,多晒太阳以利于钙的吸收利用。

（2）该孕妇自孕32周起出现便秘。护士可告知该孕妇便秘是妊娠期常见的症状之一,尤其是妊娠前即有便秘者。可嘱孕妇养成每日定时排便的习惯,多吃水果、蔬菜等含纤维素多的食物,同时增加每日饮水量,注意适当的活动。未经医生允许,不可随意用药。

任务描述 3

病史详见前。该孕妇定期接受产前检查,现孕39^{+5}周,腹痛1天加剧2小时伴阴道见红,来院急诊。

任务实施

一、接诊及评估

1. 接诊及时,态度热情。

2. 收集资料。

（1）病史。孕妇今晨起下腹阵痛,0.5～1小时一次,持续时间长,阴道有少量血性分泌物,少于月经量。之后,腹痛逐渐增强,近2小时表现为腹痛,间隔5～6分钟,每次持续约半分钟。

3-1-8
病史收集

即问即答

病史主要从哪几个方面进行收集?

（2）体格检查。血压119/75mmHg,体重65kg,孕期体重增加13kg,水肿（—）。产科检查:胎方位LOA,胎心146次/分,宫缩持续时间30～35秒,间隔时间5～6分钟,强度中等。

阴查:宫颈管消失,宫口扩张 2cm,胎先露棘上 2cm。未破膜。

3-1-9
体格检查

即问即答

临产以后体格检查项目包括哪些?

(3)辅助检查。胎心监护评分 10 分。

二、判断

1. 初步判断该产妇的产科诊断及其依据。还需进行哪些评估?

产科诊断:G_1P_0,孕 39^{+5} 周,LOA,活胎。

依据:(1)孕周、胎次、产次如前述;(2)腹部检查胎方位 LOA;(3)出现规律并逐渐增强的子宫收缩,阴查示宫颈管消失,宫口开大 2cm,符合临产标准。

还需对产力、产道、胎儿、精神心理因素进行评估。

(1)产力评估。宫缩持续时间 30~35 秒,间隔时间 5~6 分,强度中等,为潜伏期正常宫缩。

(2)产道的评估。骨盆外测量骨产道正常,软产道在孕期检查无畸形、无异常。

(3)胎儿的评估。孕期 B 超提示胎儿无畸形,现双顶径 9.2cm,估计胎儿约 3000g,胎方位 LOA,先露头,下降位置棘上 2cm,均正常。

(4)精神心理因素评估。由于初次妊娠,产妇情绪紧张,希望有丈夫陪伴,担心难产或胎儿畸形。

2. 目前产妇主要存在哪些护理问题?

(1)疼痛。与逐渐增强的宫缩有关。

(2)焦虑。与缺乏分娩经验,担心发生难产有关。

(3)有受伤的危险。与分娩时会阴裂伤有关。

三、组织

立即通知医生和助产士检查患者。

四、护理

1. 体位。让产妇取舒适体位。

2. 产妇目前的首要问题是疼痛,故应围绕疼痛进行护理。① 提供休息放松的环境,介绍产房环境,讲解分娩过程及产程进展情况,可有丈夫陪伴分娩。② 宫缩时指导产妇做深呼吸,并全身放松。③ 运用按摩法,按压腰骶部的酸胀处或按摩子宫下部,以减轻产妇的疼痛感。

3. 在整个产程中,尤其第 1 产程,应鼓励产妇进食高热量、易消化食物,并注意摄入足够的水分,以保证精力和体力充沛。

4. 严密观察产程。① 观察子宫收缩的强度、频率和持续时间。② 每小时听胎心 1次。③ 阴查,潜伏期每 2~4 小时 1 次,活跃期每 1~2 小时 1 次,了解宫口扩张及先露部下降程度。④ 注意有无破膜,记录破膜的时间,羊水色、性状和量。⑤ 监测血压每 4 小时 1 次。

5. 鼓励产妇每 2～4 小时排尿一次,防止尿潴留。

6. 产程的进展与护理。

(1) 产妇第 1 产程经历 16 小时后宫口开全,应如何判断和护理?

该产妇现进入第 2 产程,应采取以下措施:① 密切观察胎心,每 5～10 分钟听胎心 1 次;② 接产准备,送产妇至产床,给予外阴消毒;③ 指导产妇自主屏气;④ 配合接生者上台接生,帮助胎儿娩出。

(2) 宫口开全后 1 小时,胎头着冠后,胎儿缓慢娩出,重 3200g,阿普加(Apgar)评分 10 分,此时应如何配合和护理?

该产妇现进入第 3 产程(胎盘娩出期),应采取以下措施:

1) 产妇护理。① 助产者协助胎盘娩出,检查胎盘胎膜,检查软产道。② 预防产后出血:胎头娩出后宫底注射缩宫素 10U,胎盘娩出后注意按摩子宫,促进子宫收缩。胎盘娩出后第 3 产程结束。③ 产妇应在产房留观 2 小时,预防产后出血。

2) 新生儿护理。① 身体外观评估:测新生儿身长和体重,检查有无畸形等。② 脐带处理:晚断脐。③ 注意保暖。④ 胎儿娩出后,协助母婴互动,鼓励早吸吮、早接触。

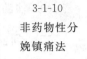

3-1-10
非药物性分
娩镇痛法

五、观察

1. 胎心监护。观察胎儿有无缺氧。胎儿正常的心率是 110～160 次/分,若胎心率持续 10 分钟以上都低于 110 次/分或高于 160 次/分,表明胎心率是异常的。胎心异常大多数情况下代表胎儿窘迫,胎心异常的程度越严重,常意味着胎儿窘迫也越重。如确实有胎儿缺氧存在,应尽早娩出胎儿。

2. 生命体征。注意心率、心律和血压的变化。

3. 产后 2 小时观察。观察子宫收缩情况、宫底的高度、阴道出血量、血压、心率和氧饱和度等。

六、健康教育

1. 新生儿。新生儿的卧位:采取左侧或右侧卧位。新生儿喂奶时间:喂奶间隔时间不定,按需哺乳。观察新生儿的面色、精神、呼吸、哭声、皮肤、脐部、大小便的性质和次数。

2. 产妇。

(1) 产妇的饮食。产妇回病房后即可饮食,多食营养丰富的汤水,禁食活血食物。

(2) 喂奶。婴儿张大嘴含住乳头及大部分乳晕吸吮即可。喂奶前洗手,先吸空一侧乳房,再吸另一侧乳房。如果婴儿未吸吮完,可用吸奶器将乳汁吸净,最后挤出几滴奶汁涂抹在乳头上,预防乳头皲裂。初乳尽量让婴儿食用。喂哺完毕,竖抱着新生儿,轻拍背部使其嗳气,然后放于床上侧卧。

(3) 产后个人卫生。每晚用温开水清洗外阴,勤换护垫、内衣裤。夏天可用温水擦洗全身、洗澡,但注意保暖。每日用软毛刷、温水刷牙,每天梳头。

(4) 产妇休息与活动。休息:会阴伤口健侧卧位。活动:产后第 2 天下床活动,活动时间长短以不劳累为宜,也可以在床上做保健体操,如增强腹肌张力的抬腿、仰卧起坐、能锻炼盆底肌群及筋膜的缩肛动作。以后逐日增加运动量,对产后恢复十分有益。

(5) 产后避孕措施。禁止性生活 6～8 周,待恶露干净后可采用工具方法避孕。

【任务实施流程图】

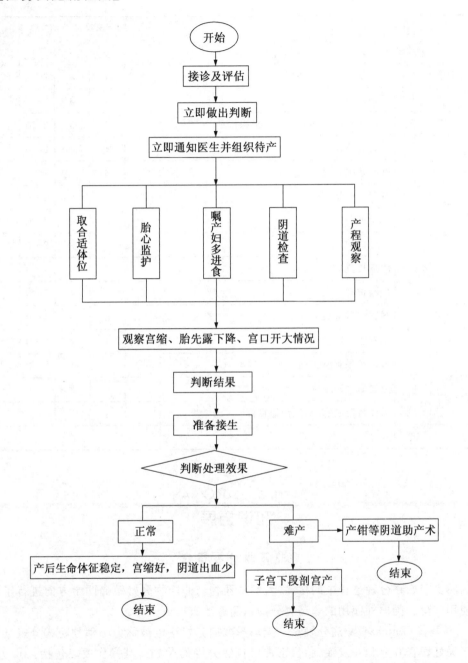

【评价标准】

项目		项目总分	要求	评分等级及分值				实际得分
				A	B	C	D	
护理过程	接诊	5	接诊及时,态度热情	5	4	3	2—0	
	评估	5	评估及时,判断正确	5	4	3	2—0	
	组织	5	立即通知医生和助产士并组织待产	5	4	3	2—0	
	护理	55	取合适体位	5	4	3	2—0	
			判断接生时机	8	6	4	2—0	
			减轻产妇疼痛	8	6	4	2—0	
			接生准备	8	6	4	2—0	
			胎心监护	8	6	4	2—0	
			阴道检查	10	8	6	4—0	
			生活护理	8	6	4	2—0	
	观察	15	观察产程进展	10	8	6	4—0	
			观察胎心监护	5	4	3	2—0	
质量控制		15	分娩结果判断正确	5	4	3	2—0	
			分娩后处理正确	5	4	3	2—0	
			操作规范熟练,护患沟通良好	5	4	3	2—0	
总计		100						

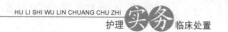

ZHI SHI TUO ZHAN

知识拓展

非 药 物 分 娩 镇 痛

为减少产妇在分娩过程中的疼痛,人们从药物与非药物分娩镇痛两个方向进行了研究,后者使用广泛。国内外使用的非药物分娩镇痛方法有以下几种:

1. 拉玛泽(Lamaze)减痛分娩法。拉玛泽减痛分娩法也被称为心理预防式分娩准备法,适用于无妊娠合并症和并发症、胎位正常可自然分娩的孕妇。其操作要点包括:① 妊娠及分娩的相关知识讲解;② 练习前准备;③ 神经与肌肉控制运动;④ 呼吸技巧训练(廓清式呼吸、胸式呼吸、浅而慢加速呼吸、浅呼吸、闭气用力呼吸、哈气呼吸、吹蜡烛呼吸)。

2. 导乐陪伴分娩。导乐陪伴分娩法是心理疗法最重要的模式。通过安慰产妇,消除疑虑,解除紧张与孤独,暗示或鼓励产妇增强信心,从而提高痛阈,减轻产痛。给产妇做按摩压迫,第1产程时取自由体位,第2产程时多解释、多鼓励,给予体力上的支持,使产妇在热情关怀、充满希望中度过产程。

3. 穴位刺激。① 针刺麻醉镇痛法：传统针灸镇痛、耳针分娩镇痛、水针分娩镇痛；② 无痛分娩仪；③ 经皮电神经刺激法。

4. 穴位按摩。当产程临近或进入活跃期且明显感觉腰骶部胀痛时，助产士根据产妇宫缩时自述的疼痛部位，用双手大拇指进行腧穴以及阿是穴痛点按摩。穴位按摩可有效缓解分娩疼痛，缩短第 1 产程，一定程度上降低剖宫产率。

5. 水疗。有两种方式：① 水中待产，指在第 1 产程将热水浸浴覆盖至孕妇腹部，时间通常为数分钟至数小时，使产妇放松，从而减轻产痛，促进产程进展；② 水中分娩，指浸浴直至水中娩出新生儿。

6. 音乐减痛法。由音乐治疗师协助产妇选择适当的音乐，从第 1 产程发动进入待产室开始播放平缓、轻柔、优美的轻音乐。音量掌握在 70dB 以下，直至宫口开全。

7. 催眠疗法。常采用自我催眠，催眠时大脑产生 α 波，产妇深睡易接受暗示。方法有：① "手套式感觉缺失"，孕妇先想象其手麻木，再将手置于产痛区域，想象麻木传递该处；② "时间错觉"，孕妇想象宫缩期变短，而无痛的宫缩间期变长；③ "想象转化"，想象疼痛无害并可承受，宫缩仅是能量起伏，具有轻微的压力感。催眠镇痛不宜用于精神病患者。

【小结】

完成该任务必须了解正常妊娠分娩的生理，熟悉正常妊娠的临床表现、辅助检查，能有针对性地收集资料，并做出正确的病情和护理问题的判断，按照轻重缓急护理先后次序进行相应的处置。

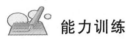 能力训练

刘女士，25 岁，已婚，个体户。孕 38 周，腹痛 2 天，阴道见红 1 小时，由门诊收治入院。

作为接诊护士，应该从哪些方面收集患者的资料并进行评估？患者有哪些护理问题？

【练习题】

1. 早期妊娠主要有哪些临床表现？

2. 如何推算预产期？

3. 正常分娩第 1 产程潜伏期主要有哪些护理问题？简述护理要点。

4. 如何对自然分娩的产妇及其家人进行健康教育？

（孙　丽）

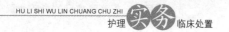
任务二　异位妊娠患者的临床处置

预习推送

■ 概述

■ 病因

■ 临床表现

■ 辅助检查

3-2-1
预习推送

学习目标

知识目标

1. 能列出异位妊娠的主要护理问题及护理要点。

2. 能概括异位妊娠的病因、临床表现和治疗原则。

技能目标

1. 能熟练收集异位妊娠患者的资料。

2. 根据收集到的具体资料初步判断病情和存在的护理问题。

3. 根据所做的判断熟练进行相应处置。

4. 学会异位妊娠健康宣教。

任务描述

　　王某,女,26岁,已婚。停经55天,不规则阴道出血3天,剧烈右下腹痛2小时,由急诊收治入院。

　　作为接诊护士(或责任护士),请对新患者进行接诊和临床处置。

任务实施

一、接诊及评估

1. 接诊及时,态度热情。

2. 收集资料。

(1)病史。患者为已婚生育期妇女;起病急,有停经史;主要症状为不规则阴道出血3天,剧烈右下腹痛2小时;月经史:患者既往月经规律,14岁初潮,5天/(28~30)天,末次月经(LMP)2019年8月5日。孕产史:0-0-1-0。既往体健。

即问即答

病史主要从哪几个方面进行收集？

（2）体格检查。体温 37℃，心率 110 次/分，呼吸 20 次/分，血压80/50 mmHg。下腹有明显压痛及反跳痛，但肌紧张稍轻。叩诊：移动性浊音（＋）。盆腔检查：阴道内有少量血液，来自宫腔；子宫略大，软；后穹隆饱满，有触痛；将宫颈轻轻上抬可引起右下腹剧烈疼痛；子宫右侧可触及肿块，边界不清。

3-2-2
病史收集

即问即答

体格检查项目包括哪些？

（3）心理社会状态。患者大学本科文化程度，教师，性格开朗，对疾病知识有一定了解，担心预后；已婚，丈夫体健，家庭支持好，享有职工医疗保险。

3-2-3
体格检查

即问即答

心理社会评估应主要从哪几个方面进行？

（4）辅助检查。WBC 7×10^9/L，Hb 100g/L，尿妊娠试验（＋）；B超检查结果示，右侧附件低回声区，其内有妊娠囊；阴道后穹隆穿刺结果示，抽出暗红色不凝固血液。

3-2-4 心理
社会评估

即问即答

应做哪些有针对性的辅助检查？

3-2-5
辅助检查

二、判断

1. 初步判断该患者所患的疾病及其依据、发病原因。

初步判断该患者所患的疾病：右侧输卵管妊娠。

依据：① 患者为已婚生育期妇女，停经 55 天；② 阴道不规则出血 3 天，突然出现剧烈下腹痛 2 小时，右下腹压痛明显，叩诊为移动性浊音阳性；③ 面色苍白，血压 80/50mmHg，心率 110 次/分；④ 宫颈举痛明显，阴道后穹隆穿刺抽出暗红色不凝固血液，说明患者存在腹腔内出血；⑤ B超检查显示，右侧附件低回声区，内有妊娠囊；⑥ 尿妊娠试验（＋）。

发病原因：可能与输卵管慢性炎症有关。

2. 目前患者主要存在哪些护理问题？

（1）体液不足。与右侧输卵管妊娠破裂导致腹腔内出血有关。

（2）疼痛。与右侧输卵管妊娠破裂刺激局部有关。

（3）知识缺乏。与缺乏指导有关。

三、组织

立即通知医生并组织救护。

四、护理

1. 体位。取休克体位,头和躯干抬高 20°,下肢(床脚)抬高 30°,此体位可使膈肌和腹肌器官下移,有利于气体交换,增加回心血量,改善组织的血液灌注。

2. 迅速建立静脉通道,必要时采取两路静脉通道。

3. 绝对卧床休息,避免随意搬动患者及按压患者下腹部。

4. 严密观察意识及生命体征的变化,测血压、脉搏,每 30 分钟 1 次。

5. 给予氧气吸入,3～4L/min。

6. 做好术前准备,如备皮、配血、皮试等。腹腔镜手术备皮除了手术区域需要用肥皂水洗净刮毛外,特别还要将脐孔清洁干净。

7. 注意保暖。

8. 严禁在腹痛时使用止痛剂,以免掩盖病情而延误治疗。

9. 心理护理,消除患者紧张情绪。

10. 送手术室进行腹腔镜手术。

11. 术后去枕平卧 6 小时,观察生命体征的变化,注意留置导尿管是否通畅,术后一天记录 24 小时出入量。

12. 术后 6 小时进食流质,术后 24 小时拔出导尿管。注意全麻后的不良反应,如咽喉部不适,主要原因为全麻插管损伤咽喉部所致,可予雾化吸入改善。

13. 常规补液 3～5 天。

五、观察

1. 密切观察病情变化。监测生命体征,特别是血压及心律的变化,观察意识神志,进行交叉配血试验,注意凝血功能、红细胞、血象等的变化。

2. 术后记录 24 小时出入量。

3. 注意腹痛、阴道出血情况,一旦出现异常情况,应立即报告医生及时处理。

六、健康教育

1. 疾病知识指导。待术后患者清醒,使其了解什么是异位妊娠、发生异位妊娠的原因、治疗方法及护理措施。

2. 出院指导。告知患者异位妊娠是妇科急症,大部分有停经史,发病急,病情发展迅速,表现为腹痛、下坠感、面色苍白等,常引起出血等严重并发症,如不及时治疗可危及生命。术后 1 个月复查,禁性生活 1 个月,加强自我保健,采取有效的避孕方法,保持良好的卫生习惯,预防盆腔感染。计划怀孕时最好先向医生咨询,若有停经史,须尽早检查,及时就医,即使非计划妊娠,也不宜轻易终止妊娠。

【任务实施流程图】

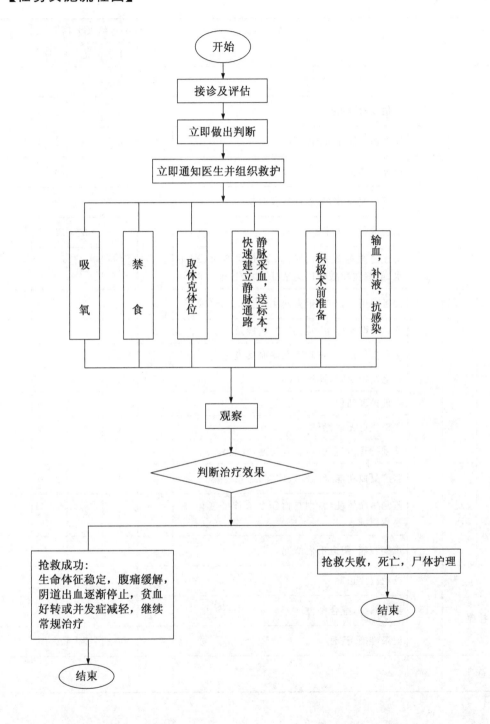

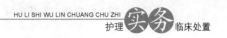

【评价标准】

项　　目		项目总分	要　　求	评分等级及分值				实际得分
				A	B	C	D	
护理过程	接诊	5	接诊及时,态度热情	5	4	3	2—0	
	评估	5	评估及时,判断正确	5	4	3	2—0	
	组织	5	立即通知医生并组织救护	5	4	3	2—0	
	护理	55	取休克体位	5	4	3	2—0	
			吸氧迅速有效,禁食宣教及时	5	4	3	2—0	
			术前准备方法正确、及时	5	4	3	2—0	
			迅速建立有效静脉通路,补充血容量,纠正水、电解质和酸碱代谢紊乱,输液速度合理	5	4	3	2—0	
			按医嘱用药,如抗生素使用,用药安全有效	5	4	3	2—0	
			静脉采取血标本一次成功,送检及时	5	4	3	2—0	
			输血操作正确,观察有无输血反应	5	4	3	2—0	
			心电监护及时、连接正确	5	4	3	2—0	
			心理护理到位	5	4	3	2—0	
			严格执行无菌操作	5	4	3	2—0	
			基础护理措施到位,有效沟通,宣教到位	5	4	3	2—0	
	观察	15	监测凝血功能、红细胞、体温、血象变化	5	4	3	2—0	
			监测生命体征,特别是血压及心律的变化,观察意识神志	5	4	3	2—0	
			观察腹痛、阴道出血情况	5	4	3	2—0	
质量控制		15	抢救程序正确	5	4	3	2—0	
			操作熟练,配合到位	5	4	3	2—0	
			记录准确、及时	5	4	3	2—0	
总计		100						

ZHI SHI TUO ZHAN

知识拓展

单孔腹腔镜下输卵管切开取胚术

　　经脐单孔腹腔镜手术是国际上最前沿的微创技术,术中手术器械及设备经脐孔进入腹腔,利用脐部皱襞遮挡手术切口。经脐单孔腹腔镜技术是将传统腹腔镜手术由四孔、三孔、两孔改为一孔后,角度变为零,这对主刀医生在经验和技巧上提出了新挑战,在全国只有少数几家医院能够成熟使用这种技术。

　　单孔腹腔镜下输卵管切开取胚术是针对输卵管未破裂或输卵管破口不大的宫外孕,通过腹腔镜手术,切开输卵管处的异位妊娠病灶,去除胚胎终止妊娠,然后缝合输卵管以保留其功能。该技术损伤小、感染机会少、康复快,将异位妊娠对女性的伤害减到了最低限度,是如今提倡的最好的宫外孕治疗方法。

　　同时,还可以联合宫腔镜,全面彻底地探查宫腔与盆腔状态,并对发现的本次异位妊娠的可能原因(如输卵管不通畅、宫腔粘连、盆腔炎症、子宫肌瘤、卵巢囊肿、子宫内膜异位症等)当即予以处理,避免重蹈覆辙。

【小结】

　　完成该任务必须了解异位妊娠的病因,熟悉异位妊娠的临床表现、特异性的辅助检查,能有针对性地收集资料,并做出正确的病情和护理问题的判断,按照轻重缓急护理先后次序进行相应的处置。

 能力训练

　　患者王某,女,32岁,孕1产1,现停经56天,3天前开始有少量断续阴道流血,昨日始右下腹轻痛,今晨加强,呕吐两次。急诊收入院,诊断为异位妊娠。

　　作为值班护士应从哪些方面对王某进行资料收集?患者现存的主要护理问题是什么?说出主要的护理措施。

【练习题】

1. 输卵管妊娠主要有哪些临床表现?
2. 异位妊娠主要有哪些辅助检查?
3. 输卵管妊娠内出血多出现休克时如何配合医生抢救?
4. 如何对异位妊娠患者进行健康教育?

(张凤云)

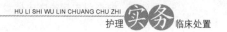

任务三　产后出血患者的临床处置

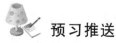 **预习推送**

■概述

■病因

■临床表现

■辅助检查

3-3-1
预习推送

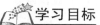 **学习目标**

知识目标

1. 说出产后出血的主要护理问题和护理要点、急救措施和失血量的估计方法。

2. 列出产后出血的病因、临床表现和治疗原则。

技能目标

1. 熟练掌握产后出血患者的资料收集。

2. 根据收集到的具体资料初步判断疾病和存在的护理问题。

3. 根据所做的判断熟练进行相应处置。

4. 学会会阴护理。

 任务描述

　　张某,女,29岁,因产后6小时感头昏、口渴、下腹胀痛,家属呼叫护士。

　　作为责任护士,请对产妇张某进行临床处置。

 任务实施

一、接诊及评估

1. 接诊及时,态度热情。

2. 收集资料。

（1）病史。妊娠期未出现异常症状。分娩第1产程活跃期子宫收缩持续时间25～30秒,间隔时间5～6分钟（宫缩乏力）,活跃期时程14小时;第2产程3小时15分钟。产钳助产术后常规检查软产道,宫颈、阴道无损伤,检查知胎盘胎膜完整。产时导尿一次200ml,产后未排尿。

即问即答

病史主要从哪几个方面进行收集？

3-3-2
病史收集

（2）体格检查。体温 36.2℃，心率 105 次/分，呼吸 22 次/分，血压85/50 mmHg。神智清楚，面色苍白，有冷汗。下腹部隆起，子宫软、轮廓不清，阴道流血多。

即问即答

体格检查项目包括哪些？

3-3-3
体格检查

（3）心理社会状态。产妇及家属对孕产期知识了解不多，担忧预后，有城镇居民医疗保险。

（4）实验室检查。血红蛋白（Hb）100g/L，血小板计数（PLT）135×10⁹/L，凝血酶原时间 11 秒，活化部分凝血活酶时间 33 秒。

即问即答

应做哪些有针对性的辅助检查？

3-3-4
辅助检查

二、判断

1. 初步判断该患者所患的疾病及其依据、发病原因。

初步判断该患者所患的疾病：产后出血合并出血性休克。

依据：① 有宫缩乏力史；② 检查下腹隆起，子宫软、轮廓不清，阴道出血不多，提示子宫收缩不良并有宫腔内积血；③ 血压 85/50mmHg，心率 105 次/分，面色苍白，有冷汗，提示血容量不足，有休克存在；④ 膀胱区充盈，产后 6 小时未排尿，有因膀胱过度充盈而影响子宫收缩的可能。

发病病因：根据上述病史和临床表现的特点，可初步确定该产妇为子宫收缩乏力引起产后出血合并出血性休克。同时应全面考虑是否有其他原因引起产后出血的可能或有数种原因并存的可能。进一步分析病史，该产妇产前实验室检查红细胞及凝血功能均在正常范围，产后检查胎盘胎膜完整、软产道无损伤，据此，不支持该产妇为胎盘残留、软产道损伤或凝血功能障碍引起的产后出血。所以，应判断为子宫收缩乏力引起的产后出血。

2. 目前产妇主要存在哪些护理问题？

（1）有效血容量不足。与出血性休克有关。

（2）尿潴留。与第 2 产程延长、产后会阴伤口疼痛和卧床有关。

（3）恐惧。与头晕、冷汗、心慌及担心预后有关。

三、组织

立即通知医生并组织救护。

四、护理

1. 体位。予平卧位，注意保暖。

2. 迅速建立两条静脉通道,抽血以备做交叉配血试验,立即吸氧。

3. 立即导尿。

4. 按摩子宫并按医嘱应用子宫收缩药物,促进子宫收缩。按摩子宫时注意子宫收缩是否改善,应持续按摩至子宫收缩恢复正常。

5. 配合抗休克治疗。

6. 观察并准确估计阴道出血量并予以记录。

7. 严密监测血压、心率、面色并予以记录。

8. 救治过程中应注意减轻产妇的恐惧,护理操作中镇静、迅速、有序,保持环境安静,以平静的语言给予患者及其家属关心和安慰。

五、观察

1. 密切观察出血量并准确估算。胎儿娩出 24 小时内阴道出血达到或超过 500ml 为产后出血。阴道分娩者胎儿娩出后,立即放置一有刻度的聚血盆于产妇臀部,读取 2 小时数据;产妇回病房后 24 小时内出血量通过称重会阴垫来进行估算。

2. 观察生命体征。注意心率、心律和血压的变化。

3. 观察药物效果。子宫是否收缩;出血有无缓解;血压是否稳定。

六、健康教育

1. 疾病知识指导。待出血性休克纠正后,告知引起出血的原因、主要的治疗和护理措施等,使之积极配合治疗和护理。

2. 指导产妇出院后注意休息,加强营养,纠正贫血,增强抵抗力,预防晚期产后出血和感染的发生。

【任务实施流程图】

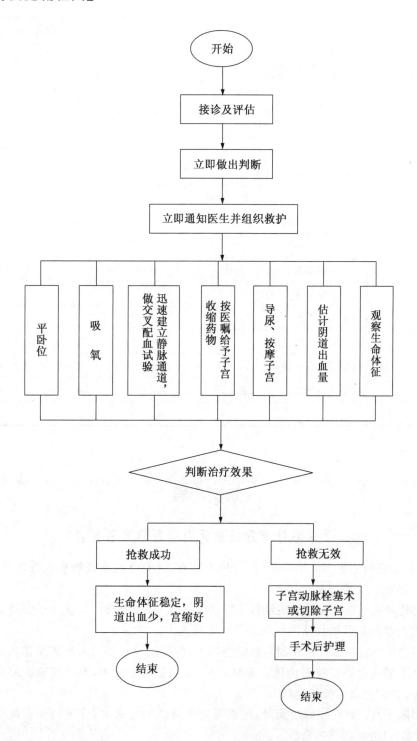

【评价标准】

项 目		项目总分	要 求	评分等级及分值				实际得分
				A	B	C	D	
护理过程	应答	5	应答及时,态度热情	5	4	3	2—0	
	评估	5	评估及时,判断正确	5	4	3	2—0	
	组织	5	立即通知医生并组织救护	5	4	3	2—0	
	护理	55	取合适体位	5	4	3	2—0	
			吸氧方法正确,及时熟练	10	8	6	4—0	
			建立静脉通路,做交叉配血试验	10	8	6	4—0	
			按医嘱注射缩宫药	10	8	6	4—0	
			导尿,按摩子宫	10	8	6	4—0	
			估计阴道出血量	10	8	6	4—0	
	观察	15	观察生命体征	10	8	6	4—0	
			观察用药效果	5	4	3	2—0	
质量控制		15	抢救结果判断正确	5	4	3	2—0	
			抢救后处理正确	5	4	3	2—0	
			操作规范熟练,护患沟通良好	5	4	3	2—0	
总计		100						

ZHI SHI TUO ZHAN

知识拓展

手术治疗子宫收缩乏力引起的产后出血

若产妇子宫收缩乏力经按摩子宫、应用缩宫素、宫腔纱条填塞等积极处理后,出血仍不止,可为产妇进行手术止血。

1. 结扎盆腔血管。可经阴道结扎子宫动脉上行支,如无效可经腹做子宫动脉上行支结扎,必要时行髂内动脉结扎及卵巢动脉子宫支结扎术。

2. 髂内动脉栓塞术。在放射科医师协助下,行股动脉穿刺插入导管至髂内动脉或子宫动脉,注入明胶海绵颗粒栓塞动脉。栓塞剂2~3周后可被吸收,血管复通。髂内动脉栓塞术仅适用于产妇生命体征稳定时。

3. 切除子宫。经积极治疗无效,出血可能危及产妇生命时,应进行子宫次全切术或子宫全切除术,以挽救产妇生命。

【小结】

完成该任务必须熟悉产后出血的病因、临床表现,能针对实际情况熟练收集资料,并做出正确的护理诊断,按照护理问题的轻重缓急先后次序进行相应的处置。

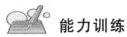

能力训练

周女士,29 岁,公司职员。于凌晨两点产钳助产一女婴,重 4050g,胎盘胎膜完整,产后 1 小时出血约 400ml。

作为值班护士,还应收集哪些方面的资料? 如何对该产妇进行护理评估? 应实施怎样的护理措施?

【练习题】

1. 产后 2 小时的观察内容有哪些?
2. 引起产后出血的病因有哪些?
3. 如何正确估算阴道流血量?
4. 怎样配合医生抢救产后出血合并休克患者?

(孙　丽)

任务四　子宫肌瘤患者的临床处置

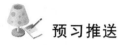

预习推送

■ 概述
■ 病因
■ 临床表现
■ 辅助检查

3-4-1
预习推送

学习目标

知识目标

1. 能列出子宫肌瘤的主要护理问题及护理要点。
2. 能概括子宫肌瘤的临床表现和治疗原则。

技能目标

1. 能熟练收集子宫肌瘤患者的资料。
2. 根据收集到的具体资料初步判断病情和存在的护理问题。
3. 根据所做的判断熟练进行相应处置。
4. 学会阴道冲洗和擦洗。

任务描述

　　患者刘某,女,43 岁。因月经量增多 2 年,发现下腹包块 1 个月,由门诊收治入院。作为主管护士,请对新患者刘某进行接诊和临床处置。

任务实施

一、接诊及评估

1. 接诊及时,态度热情。
2. 收集资料。

（1）病史。患者两年前月经量增多,较既往月经量增加一倍以上,有血块。近半年来经期延长至 10 天左右,有时有月经间期出血。1 个月前洗澡时自觉下腹有一肿块如儿头大小。1 年前体检时发现子宫前壁肌瘤,直径 3cm,未随诊。

即问即答

病史主要从哪几个方面进行收集？

（2）体格检查。体温 36.8℃，脉搏 78 次/分，呼吸 18 次/分，血压128/80 mmHg。贫血貌，腹部膨隆。妇科检查：外阴（－），阴道通畅，宫颈肥大，质中，子宫前位，增大如孕 5 月大小，质硬，无压痛，双侧附件未及明显增厚与压痛。

3-4-2
病史收集

即问即答

体格检查项目包括哪些？

（3）心理社会状态。患者初中文化程度，农民，性格开朗，对疾病知识了解不多，担心预后；已婚，父母健在，丈夫体健，有一女，体健；家庭支持好，享有农村合作医疗保险。

3-4-3
体格检查

即问即答

心理社会评估应主要从哪几个方面进行？

（4）辅助检查。Hb 70g/L；宫颈癌细胞学检查（TCT）阴性；B 超检查示子宫增大，形态失常，肌壁间多发中低回声，最大者直径 10cm，子宫内膜厚 1.7cm。

3-4-4　心理
社会评估

即问即答

应做哪些有针对性的辅助检查？

3-4-5
辅助检查

二、判断

1. 初步判断该患者所患的疾病及其依据、发病原因。

初步判断该患者所患的疾病：子宫肌瘤、中度贫血。

依据：① 典型的临床表现：月经量增多 2 年，经期延长半年，发现下腹包块 1 个月；② 特征性的 B 超改变：子宫增大，形态失常，肌壁间多发中低回声，最大者直径 10cm；③ Hb 70g/L。

发病原因：子宫肌瘤好发于生育年龄妇女，绝经后肌瘤可停止生长，甚至萎缩、消失等，这提示子宫肌瘤的发生可能与雌激素有关。雌激素能使子宫肌细胞增生肥大，肌层变厚，子宫增大。患者 1 年前体检时发现子宫前壁肌瘤，直径 3cm，未随诊，故子宫肌瘤增大并发中度贫血。

2. 目前患者主要存在哪些护理问题？

（1）营养失调。与月经改变、长期出血有关。

（2）焦虑。与环境变化、疾病相关知识缺乏、疾病困扰有关。

（3）有感染的危险。与失血过多、体质虚弱、机体抵抗力降低有关。

（4）知识缺乏。缺乏有关子宫肌瘤治疗及保健知识。

三、组织

立即通知医生并组织救护。

四、护理

1. 体位。绝对卧床休息,协助患者选择舒适体位,注意保暖。

2. 吸氧。给予高流量吸氧 2～3 天。

3. 按医嘱输血 400ml。

(1) 输血前护理。① 了解受血者健康状况,输血的目的,血液的品种,受血者有无心、肺、肾功能衰竭等。② 要充分估计输血过程中可能发生的潜在危险,如大量输库存血易引起凝血因子稀释、血小板减少、枸橼酸钠中毒等,应严密观察。③ 执行输血操作时,要反复查对受血者与供血者记录、血袋等各种资料,杜绝一切意外发生。一旦出现意外,应立即停止输血,严格观察病情变化,立即通知医生和输血科,保留余血以便查找原因,给予对症处置。

(2) 输血过程中的护理。输血时,护士不能立即离开,必须密切观察有无输血反应,倾听患者主诉,注意观察受血者的变化,发现异常立即查找原因。不要惊慌,以免影响患者的心态,待观察 15 分钟后若无任何异常方可离去,但必须每隔 15 分钟巡视一次输血情况,以确保安全有效输血。

4. 生命体征监测。监测 2～3 天。

5. 建立静脉通路。给予补液、止血、抗炎、对症治疗。

6. 急诊手术准备。常规备皮,会阴消毒,阴道准备,做皮试,做交叉配血试验。

7. 按医嘱复查血象变化。观察血象的变化,了解患者有无继发感染。

8. 诊断性刮宫术。既可止血又可用刮出物做病理检查,排除子宫内膜病变。

9. 准备全子宫切除术。

(1) 手术前一般准备。① 营养及饮食:术前一天晚饭减量,进软食,午夜后禁食;② 化验检查:检查血、尿、大便常规、肝肾功能、心电图等;③ 讨论术后可能出现的护理问题,如疼痛、排尿方式、腹胀等;④ 签手术同意书;⑤ 生命体征观察。

(2) 皮肤准备。术前沐浴,更衣,剪指甲,手术区备皮。

(3) 肠道准备。手术前一日灌肠 2 次或口服缓泻剂。

(4) 阴道准备。子宫全切患者术前 1 天用消毒液冲洗、擦洗阴道,手术日晨再次阴道冲洗、擦洗,冲洗、擦洗后用棉球拭干,在宫颈和穹隆部涂 1% 甲紫。

阴道冲洗:用窥阴器扩开阴道,将盛有温度适宜(38～43℃)的药液冲洗筒挂在高于床面 60～70cm 的支架上,松开夹子,排出灌洗管内空气,用手试温一次,先用灌洗液冲洗外阴,然后将冲洗头插入阴道。灌洗压力不宜太大,以避免冲洗液直冲子宫颈口。一边冲洗一边轻轻旋转窥阴器,特别注意穹隆部及阴道皱襞处,充分冲洗阴道壁各部分。一般用药液 500～1000ml,当冲洗液剩下 100ml 时,抽出冲洗头,再次冲洗外阴部。冲洗完毕,用已消毒的干棉球或纱布擦净阴道、穹隆和外阴的液体。需上药者即可上药,然后取出窥阴器。如是未婚妇女,可用导尿管冲洗。

(5) 休息与睡眠。必要时术前一日晚按医嘱睡前给予镇静安眠药。

（6）环境准备。床边有监护仪、负压吸引器、输液装置等。

10．手术后护理。

（1）密切观察病情。① 生命体征：手术后每15～30分钟监测一次血压、脉搏和呼吸，连续监测6次以后改为每4～6小时1次；24小时以后，每日2次；② 切口：注意有无出血、渗血及红、肿、热、痛等；③ 麻醉的恢复：全麻患者应观察意识的恢复情况，腰麻及硬膜外麻醉患者观察下肢感觉恢复情况；④ 留置管的观察：一般负压引流液24小时不超过200ml，留置导尿管一般保留12～48小时；⑤ 肠道功能恢复情况的观察：一般2～3天恢复肠道功能。

（2）环境。术后24小时一般住术后复苏室。

（3）卧位。全麻手术者尚未清醒前应有专人守护，去枕平卧，头侧向一旁；蛛网膜下腔麻醉者，去枕平卧12小时；硬膜外麻醉者，去枕平卧6～8小时；术后次晨取半卧位。

（4）心理护理。缓解患者焦虑与恐惧的心理。

（5）疼痛的护理。在评估患者疼痛的基础上及时给予止痛。

（6）营养及饮食。要考虑到肠道的恢复功能。

（7）休息与活动。

（8）协助患者提高自我护理能力。

五、观察

1．观察输血反应。倾听患者主诉，注意观察受血者的变化，一旦出现发热反应和过敏反应（发热反应往往发生于输液、输血后1～2小时，表现为突然寒战、高热，伴皮肤潮红、头痛、恶心、呕吐，甚至谵妄、昏迷。过敏反应表现为皮肤瘙痒，出现局限性或广泛性荨麻疹，还可能发生血管神经性水肿、支气管痉挛，严重者可导致过敏性休克），立即查找原因，不要惊慌，以免影响患者的心态。待观察15分钟后若无任何异常，方可离去，但必须每隔15分钟巡视一次输血情况，以确保安全有效输血。

2．观察感染征象。注意体温和血象的变化。

3．观察药物效果。阴道出血是否停止，血红蛋白是否上升，体温是否稳定。

六、健康教育

1．疾病知识指导。为患者讲解子宫肌瘤的治疗方法、护理措施及预后，缓解患者紧张焦虑情绪。

2．出院指导。子宫全切除术者，一般需要休息3个月；术后2周内严密观察阴道流血量，一般不超过月经量，如超过月经量应及时来院检查，查明出血原因；行子宫全切除术后3个月内禁止盆浴及性生活；行子宫次全切除术1个月内禁止盆浴及性生活，以免影响组织愈合；避免重体力劳动；加强营养，饮食以清淡、易消化、高蛋白、高维生素、营养丰富的食物为主；饮食中应有粗纤维素，以防发生便秘；保证按时复诊，术后1个月来门诊复查；保持外阴清洁，及时更换内衣裤及卫生护垫。

【任务实施流程图】

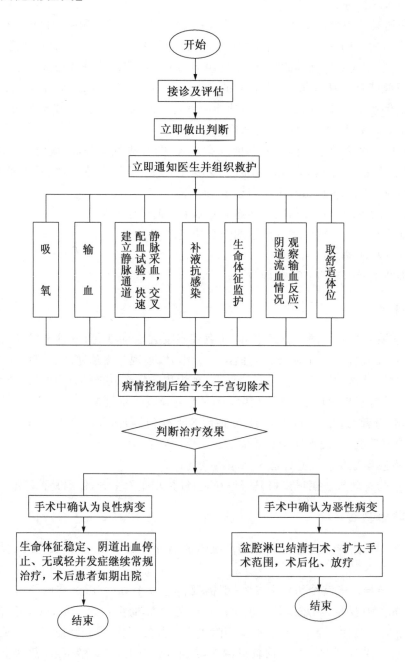

```
                        开始

                      接诊及评估

                      立即做出判断

                  立即通知医生并组织救护

    ┌────┬────┬────┬────┬────┬────┬────┬────┐
    吸   输   建   静   补   生   观   取
    氧   血   立   脉   液   命   察   舒
              静   采   抗   体   输   适
              脉   血   感   征   血   体
              通   ，   染   监   反   位
              道   交        护   应、
                  叉             阴
                  配             道
                  血             流
                  试             血
                  验             情
                  ，             况
                  快
                  速

                 病情控制后给予全子宫切除术

                    判断治疗效果

    ┌─────────────────────┬─────────────────────┐
    手术中确认为良性病变          手术中确认为恶性病变

    生命体征稳定、阴道出血停        盆腔淋巴结清扫术、扩大手
    止、无或轻并发症继续常规        术范围，术后化、放疗
    治疗，术后患者如期出院

         结束                      结束
```

【评价标准】

项　　目		项目总分	要　　求	评分等级及分值				实际得分
				A	B	C	D	
护理过程	接诊	5	接诊及时,态度热情	5	4	3	2—0	
	评估	5	评估及时,判断正确	5	4	3	2—0	
	组织	5	立即通知医生并组织救护	5	4	3	2—0	
	护理	55	取合适体位	5	4	3	2—0	
			吸氧迅速有效,禁食宣教及时	5	4	3	2—0	
			急诊术前准备正确	5	4	3	2—0	
			迅速建立有效静脉通路,补充血容量,输液速度合理	5	4	3	2—0	
			按医嘱用药,如激素、抗生素,及时做好阴道出血评估,用药安全有效	5	4	3	2—0	
			静脉采取血标本一次成功,送检及时	5	4	3	2—0	
			进行输血治疗及时,无输血反应发生	5	4	3	2—0	
			心电监护及时、连接正确	5	4	3	2—0	
			心理护理到位	5	4	3	2—0	
			严格执行无菌操作	5	4	3	2—0	
			基础护理措施到位、有效沟通、宣教到位	5	4	3	2—0	
	观察	15	监测红细胞、血象,有无输血反应	5	4	3	2—0	
			监测生命体征,特别是体温和血压变化,观察神志	5	4	3	2—0	
			观察止血效果,观察阴道出血有无减少或者停止,其性质和特点有无改变	5	4	3	2—0	
质量控制		15	抢救程序正确	5	4	3	2—0	
			操作熟练,配合到位	5	4	3	2—0	
			记录准确、及时	5	4	3	2—0	
总　计		100						

ZHI SHI TUO ZHAN

知识拓展

妊娠合并子宫肌瘤

妊娠合并子宫肌瘤的发生率为 $0.1\%\sim3.9\%$。随着我国"二孩政策"的实施,估计妊娠合并子宫肌瘤的孕妇会越来越多。这些孕妇多数孕期平稳,不过,据文献报道也有一些会出现并发症。妊娠对子宫肌瘤的影响,主要表现在两个方面。

(1) 妊娠期间,雌、孕激素水平明显增高、子宫平滑肌细胞肥大、血液循环增多等因素,引起子宫肌瘤体积增大。超声监测发现,子宫肌瘤体积增大在孕 20 周内约占 45%;之后子宫肌瘤体积增大仅占约 25%,而约 75% 的肌瘤体积缩小。

(2) 由于妊娠期间子宫肌瘤快速增大,肌瘤内血液循环障碍,容易引起子宫肌瘤变性。子宫肌瘤确实增加了难产率、剖宫产率和早产率,尤其是大的黏膜下肌瘤和胎盘附着处的肌瘤会导致并发症,例如疼痛(肌瘤变性)、阴道出血、胎盘早剥、胎儿生长受限和早产。妊娠合并子宫肌瘤应按高危孕妇进行管理。绝大多数孕妇无需特殊处理,但应定期监测肌瘤大小、与胎盘的关系及母儿状况。当发生子宫收缩时,应卧床休息并应用宫缩抑制剂。

妊娠期肌瘤性疼痛综合征是妊娠合并子宫肌瘤最常见的并发症,包括肌瘤红色变性、无菌性坏死、恶变及出血梗死。子宫肌瘤红色变性,首选保守治疗,包括卧床休息、补液及一般支持治疗,应用抗生素预防感染,有宫缩者予宫缩抑制剂,必要时予镇静剂、止痛剂。国内也有报道,小剂量肝素(25mg)治疗妊娠期子宫肌瘤红色变性取得良好疗效,用药 3 天后有效率达 95%。若保守治疗失败或诊断不清楚,可考虑手术探查。妊娠期子宫肌瘤手术的适应证如下:

(1) 肌瘤短期增长迅速,高度怀疑恶变者;

(2) 肌瘤红色变性,经保守治疗无效;

(3) 浆膜下子宫肌瘤发生蒂扭转、继发感染等,经保守治疗无效;

(4) 肌瘤压迫邻近器官,出现严重症状。

术前应告知孕妇手术的相关风险,做到充分知情同意。手术宜在孕 24 周前进行,并根据孕妇及胎儿情况决定是否终止妊娠。术后给予宫缩抑制剂和抗生素,加强胎儿监护。须注意,无论是开腹手术还是腹腔镜手术对妊娠结局的影响均缺乏循证医学证据。

妊娠合并子宫肌瘤的分娩方式,应视肌瘤大小、部位及母儿情况而定。如子宫肌瘤小,不影响产程进展,可选择阴道分娩;如子宫肌瘤位于子宫下段、子宫颈等位置,影响胎先露衔接和入盆,阻碍胎儿下降及娩出,应在足月后择期行剖宫产术。关于剖宫产术中是否行子宫肌瘤剔除术的问题,目前尚存争议,应根据肌瘤大小、部位、孕妇情况、术者的技术熟练程度、医院的输血急救条件等综合考虑。对于直径>8cm、多发性肌瘤、不易暴露的肌瘤(如子宫下段、子宫颈肌瘤、黏膜下肌瘤)以及靠近子宫动静脉、输卵管间质部的大肌瘤应谨慎对待。对危重孕妇,不主张在剖宫产术时行子宫肌瘤剔除术。

【小结】

完成该任务必须熟悉子宫肌瘤的临床表现、分类,能有针对性地收集资料,并做出正确的疾病和护理问题的判断,按照轻重缓急护理先后次序进行相应的处置。

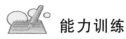 能力训练

患者高某,女,36 岁,待业,家庭经济情况尚可。因月经量增多 5 年,门诊以"子宫肌瘤,中度贫血"收治入院。

作为高某的主管护士,请问还应从哪些方面收集患者的资料?提出患者术前的主

要护理问题并写出相应的护理措施。

【练习题】

1. 子宫肌瘤怎样分类?
2. 子宫肌瘤患者有哪些常见症状?
3. 遵医嘱为患者输血时有哪些注意事项?
4. 如何对子宫肌瘤患者行子宫全切术后进行健康教育?

（张凤云）

项目四　儿科疾病的临床处置

任务一　先天性心脏病患者的临床处置

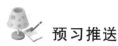

预习推送

■概述
■病因
■临床表现
■辅助检查

4-1-1
预习推送

学习目标

知识目标

1. 阐述先天性心脏病的临床表现、体征。
2. 列出先天性心脏病的主要护理问题,并阐述其护理要点。
3. 会进行先天性心脏病的健康教育。

技能目标

1. 熟练收集先天性心脏病患者的资料。
2. 根据收集到的具体资料初步判断先天性心脏病及其存在的护理问题。
3. 根据所做的判断熟练进行相应处置。
4. 学会先天性心脏病的常规护理操作,如小儿约束法。

任务描述

　　患儿,女,2岁半。足月顺产,出生时体重 3.3kg,母乳喂养,每次吃奶时间约需 0.5～1 小时。出生 2 个月左右发现患儿哭吵时有唇周发绀,平时容易感冒,曾因肺炎三次住院治疗。今以"吃奶困难伴唇周发绀加重一天"入院。

　　作为接诊护士,请对患儿进行接诊和临床处置。

任务实施

一、接诊及评估

1. 接诊及时,态度热情。

2. 收集资料。

(1) 病史。患儿,女,2 岁半,因唇周发绀、喂养困难 2 年入院。

即问即答

病史主要从哪几个方面进行收集?

4-1-2
病史收集

(2) 体格检查。体温 36.7℃,呼吸 30 次/分,体重 10kg,唇周发绀,神清。心率 120 次/分,律齐,胸骨左缘第 3～4 肋间可闻 3 级全收缩期杂音,向心尖区传导,伴震颤,肺动脉瓣区第二音亢进。

即问即答

体格检查项目包括哪些?

4-1-3
体格检查

(3) 心理社会状态。家属对疾病认知缺乏,恐惧。

即问即答

心理社会评估应主要从哪几个方面进行?

4-1-4　心理
社会评估

(4) 辅助检查。

即问即答

应做哪些有针对性的辅助检查?

4-1-5
辅助检查

二、判断

1. 初步判断该患者所患的疾病及其依据、发病原因。

初步判断该患者所患的疾病:先天性心脏病(室间隔缺损)。

依据:① 有长期缺氧的表现,如唇周发绀及喂养困难 2 年。起病较早,出生 2 个月左右发现患儿哭吵时有唇周发绀;母乳喂养困难,每次吃奶时间约需 0.5～1 小时,体重 10kg,较同龄儿落后;② 体质差,平时容易感冒,曾因肺炎三次住院治疗;③ 心脏杂音的性质:胸骨左缘第 3～4 肋间可闻 3 级全收缩期杂音,向心尖区传导,伴震颤,肺动脉瓣区第二音亢进。

发病原因:先天性心脏病,与病毒、药物、孕母疾病、放射性物质等有关。

2. 目前患者主要存在哪些护理问题?

(1) 活动无耐力。与氧的供需失调有关。

(2) 有感染的危险。与机体免疫力低下有关。

(3) 营养失调,低于机体需要量。与心脏结构缺损导致体循环血流量减少,组织氧及营养缺乏有关。

（4）先天性心脏病潜在并发症。

脑血栓、脑脓肿：与红细胞增多，血液黏稠度增高有关；

心力衰竭：与心脏结构缺损，肺充血有关；

感染性心内膜炎：与心内膜损伤及感染有关；

肺部感染：与肺部充血有关。

（5）恐惧。与疾病的威胁及陌生环境有关。

三、组织

立即通知医生并组织救护。

四、护理

1. 体位。卧床休息。

2. 密切观察药物反应，密切注意心率，防止发生意外。

3. 做好心理护理。关心患儿，建立良好护患关系，充分理解家长及患儿对检查、治疗、预后的期望心理，介绍疾病的有关知识、诊疗计划、检查过程、病室环境，消除恐惧心理，说服家长和患儿主动配合各项检查和治疗，使诊疗工作顺利进行。

4. 制定适合患儿活动量的生活制度。根据患儿的病情区别对待。轻型无症状者应与正常儿童一样生活；有症状患儿应限制活动，避免情绪激动和大哭，以免加重心脏负担；重型患儿应卧床休息，给予妥善的生活照顾。

5. 预防感染。向患儿及家长介绍自我保护和防止感染的知识，避免与感染性疾病患者接触。病室要空气新鲜，穿着衣服冷热要适中，防止受凉。一旦发生感染应积极治疗。

6. 供给营养需要。给予高蛋白、高热量、高维生素饮食，以增强体质。适当限制食盐摄入，还要给予适量的蔬菜类粗纤维食品，以保证大便通畅。重型患儿喂养困难，应特别细心、耐心、少食多餐，以免导致呛咳、气促、呼吸困难等，必要时从静脉补充营养。

五、观察

1. 观察病情变化，防止发生并发症。

2. 注意心率、心律、脉搏、呼吸、血压及心杂音变化，必要时使用监护仪监测。

六、健康教育

1. 指导患儿及家长根据病情建立合理的生活制度和活动量，维持营养，增强抵抗力，防止各种感染，掌握观察病情变化的知识。

2. 行扁桃体摘除术与拔牙时，给予足量的抗生素。

3. 防止发生感染性心内膜炎。

4. 心功能较好者可按时预防接种。

5. 定期到医院就诊检查，使患儿能安全达到适合手术的年龄。

【任务实施流程图】

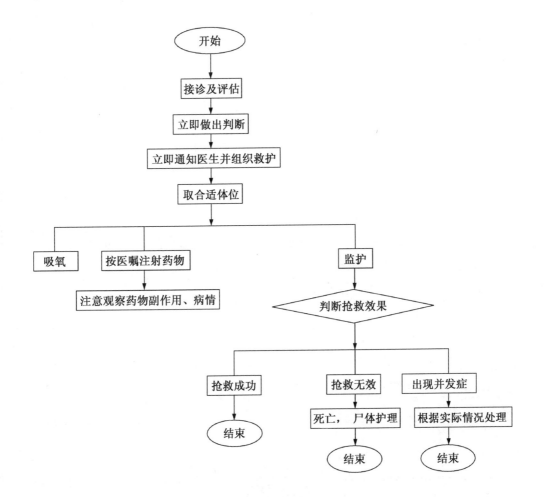

【评价标准】

项 目		项目总分	要 求	评分等级及分值				实际得分
				A	B	C	D	
护理过程	接诊	5	接诊及时,态度热情	5	4	3	2—0	
	评估	5	评估及时,判断正确	5	4	3	2—0	
	组织	5	立即通知医生并组织救护	5	4	3	2—0	
	护理	55	取合适体位	5	4	3	2—0	
			吸氧方法正确,及时熟练	10	8	6	4—0	
			监护	10	8	6	4—0	
			按医嘱注射镇静药	10	8	6	4—0	
			准备抢救药物和建立两路静脉通路	10	8	6	4—0	
			按医嘱给抗感染药物	10	8	6	4—0	
	观察	15	观察心电图和生命体征	10	8	6	4—0	
			观察用药效果	5	4	3	2—0	
质量控制		15	抢救结果判断正确	5	4	3	2—0	
			抢救后处理正确	5	4	3	2—0	
			操作规范熟练,护患沟通良好	5	4	3	2—0	
总计		100						

ZHI SHI TUO ZHAN

知识拓展

先天性心脏病的治疗方法

1. 仅有少数类型的先天性心脏病(简称先心病)可以自然恢复,有的则随着年龄的增大,并发症会渐渐增多,病情也逐渐加重。

选择何种治疗方法主要取决于先天性心脏畸形的范围及程度。简单而轻微的畸形(如房间隔缺损、单纯肺动脉瓣狭窄),如缺损直径小,则对血流动力学无明显影响,可以终身不需任何治疗。严重的先天性心脏病,如完全性大动脉转位或左心发育不良综合征,在出生后必须立即手术,否则患儿将无法生存。

2. 保守观察的先天性心脏病病例。

(1)直径较小、无肺高压倾向的继发孔型房间隔缺损者,可观察到3~5岁再手术。

(2)直径小于4mm的膜部室间隔缺损,对心功能影响轻,并且有自动闭合的可能,所以也可以观察到3~5岁,如3~5岁后室间隔缺损仍未能闭合则应考虑手术治疗。由于小室缺有诱发细菌性心内膜炎的可能,而目前外科手术安全性已非常高,所以目前多不主张较长时间等待。

（3）跨瓣压差小于 40mmHg 的主动脉瓣、小于 60mmHg 的肺动脉瓣狭窄的患者采用保守治疗的前提是，必须在有较高先心外科治疗水平的医院检查心脏超声两次以上，另外在观察期间需定期进行随访观察和必要的检查，以免造成误诊而贻误治疗时机。

3. 选择合适的手术时机是先心病手术成功并取得良好预后的关键。

目前，确定手术时机需考虑以下几个主要因素：

（1）先心病自身的病理特征及对血流动力学的影响程度。一般来讲，畸形越复杂，对血流动力学影响越大，越应尽早手术治疗。

（2）继发性病理改变的进展情况。左向右分流类先心病，应争取在发生肺血管阻塞性改变之前进行手术矫治。发绀性、梗阻性先心病应争取在发生严重心肌肥厚、纤维变性前手术。

4. 先天性心脏病的治疗方法，有介入治疗、手术治疗和药物治疗等多种。选择何种治疗方法以及什么时候最适宜手术应根据病情，由心脏专科医生针对患儿的具体情况提出建议。无分流类或者左到右分流类，经过及时手术，效果良好，预后较佳。右至左分流或复合畸形者，病情较重，手术复杂困难，部分患者由于某些心脏结构发育不完善而无法完全矫正，只能行姑息性手术减轻症状，改善生活质量。

介入治疗大致分为两大类：一类为用球囊扩张的方法解除血管及瓣膜的狭窄，如主动脉瓣狭窄、肺动脉瓣狭窄、主动脉缩窄等；另一类为利用各种记忆金属材质的特种封堵器堵闭不应有的缺损，如房间隔缺损、室间隔缺损、动脉导管未闭等。随着医学技术的进步和材料及工艺的不断研究与完善，介入治疗目前在国内外临床应用得到进一步的发展，不仅可避免开胸手术的风险及创伤，而且住院时间短、恢复快，是非常有效的治疗方法。介入治疗可部分代替但还不能完全替代外科开胸手术，该技术有严格的适应证。

先心病的外科手术方法主要根据心脏畸形的种类和病理生理改变的程度等综合因素来确定，手术方法可分为根治手术、姑息手术、心脏移植三类。

（1）根治手术：可以使患者的心脏解剖结构回到正常人的结构。

（2）姑息手术：仅能起到改善症状的作用而不能起到根治效果，主要用于目前尚无根治方法的复杂先心病，如改良 Glenn、Fontan 手术，或者作为一种预备手术，促使原来未发育完善的结构生长发育，为根治手术创造条件，如体-肺分流术等。

（3）心脏移植：主要用于终末性心脏病及无法用目前的手术方法治疗的复杂先心病。

【小结】

完成该任务必须了解先天性心脏病的病因、临床表现、特异性的辅助检查，能有针对性地收集资料，并做出正确的疾病和护理问题的判断，按照轻重缓急护理先后次序进行相应的处置。

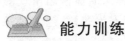 能力训练

患儿，男，5 周岁。与小伙伴玩耍时突然晕倒，口唇发绀，呼吸急促，家长发现后送来急诊。

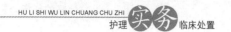

值班护士应从哪些方面对急诊入院的患儿进行护理评估,根据目前的评估资料说明患者存在哪些护理问题,还应从哪些方面进行护理评估?

【练习题】

1. 先天性心脏病有哪些常见的护理问题?
2. 怎样配合医生抢救先天性心脏病患儿?
3. 如何对先天性心脏病患儿进行保健指导?

(盛　蕾)

任务二　小儿腹泻患者的临床处置

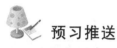 预习推送

■概述
■病因及发病机制
■临床表现
■辅助检查

4-2-1
预习推送

 学习目标

知识目标

1. 阐述小儿腹泻的临床表现。
2. 列出小儿腹泻的主要护理问题,并阐述其护理要点。

技能目标

1. 熟练掌握收集小儿腹泻患者的资料。
2. 根据收集到的具体资料初步判断疾病和存在的护理问题。
3. 学会小儿脱水程度的判断;学会代谢紊乱的观察;学会低血钾的观察。
4. 学会记录 24 小时出入量。
5. 学会操作小儿头皮静脉注射。

任务描述

患儿,女,4 个月,因腹泻伴发热 3 天入院。患儿于入院前 3 天无明显诱因出现腹泻,大便每日数十次,呈黄色蛋花汤样便,有时呈稀水便,量多;伴有发热,体温波动于 38.5～40.0℃;进食易吐,吐出胃内容物量少,呈非喷射状,每日 3～4 次;伴咳嗽、咳痰、流涕。发病后患儿精神差,食少,口渴,6 小时内未排尿。

作为接诊护士(或主管护士),请对患儿进行接诊和临床处置。

任务实施

一、接诊及评估

1. 接诊及时,态度热情。

2. 收集资料。

(1) 病史。患儿,女,4 个月,因腹泻伴发热 3 天入院。

即问即答

病史主要从哪几个方面进行收集?

4-2-2
病史收集

(2) 体检。体温 39.8℃,脉搏 130 次/分,呼吸 40 次/分,体重 5kg,昏睡,皮肤干燥,弹性极差,前囟约 2.5cm×2.5cm,深凹陷,眼不能闭合,口唇及口腔黏膜极干燥,口唇呈樱桃红,咽红,双肺呼吸音清,心率 130 次/分,律齐,无杂音,腹胀,肝脾肋下未及,肠鸣音 1 次/分,四肢凉,膝腱反射减弱。

即问即答

体格检查项目包括哪些?

4-2-3
体格检查

(3) 心理社会状态。家属对疾病认知缺乏,恐惧。

即问即答

心理社会评估应主要从哪几个方面进行?

4-2-4　心理
社会评估

(4) 实验室辅助检查。血钠 135mmol/L,血钾 3.0mmol/L,血 HCO_3^- 12mmol/L。

即问即答

应做哪些有针对性的辅助检查?

4-2-5
辅助检查

二、判断

1. 初步判断该患者所患的疾病及其依据、发病原因。

初步判断该患者所患的疾病:感染性腹泻(急性、重型)。

依据:① 发病急,典型的胃肠道症状:大便每日数十次,呈黄色蛋花汤样便,有时呈稀水便,量多,伴呕吐。② 有脱水的表现:患儿精神差,食少,口渴,6 小时内未排尿。

发病原因:疑进食不洁食物。

2. 目前患者主要存在哪些护理问题?

(1) 腹泻。与喂养不当、感染导致肠道功能紊乱有关。

(2) 体液不足。与腹泻、呕吐丢失过多体液和摄入量不足有关。

(3) 体温过高。与肠道感染有关。

(4) 有皮肤完整性受损的危险。与大便次数增多刺激臀部皮肤有关。

三、组织

立即通知医生并组织救护。

四、护理

1. 严格消毒隔离，防止感染传播。按肠道传染病隔离，做好床边隔离。护理患儿前后要认真洗手，防止交叉感染。

2. 根据病情，补充液体。

（1）口服补液。用于轻、中度脱水及无呕吐或呕吐不剧烈且能口服的患儿，鼓励患儿少量多次口服补液盐（ORS）。

（2）静脉补液。

1）建立静脉通路，保证液体按计划输入，特别是重度脱水者，必须尽快（30分钟内）补充血容量。

2）按照先盐后糖、先浓后淡、先快后慢、见尿补钾原则。补钾浓度应小于0.3%，每日补钾静脉点滴时间不应短于6小时，严禁直接静脉推注。

3）每小时巡回记录输液量，必须根据病情调整输液速度。了解补液后第1次排尿时间，以估计疗效。

（3）正确记录24小时出入量。

五、观察

1. 监测体温变化。若体温过高，应给予患儿多喝水、擦干汗液、减少衣服、头枕冰袋等物理降温措施，做好口腔及皮肤护理。

2. 监测代谢性酸中毒表现。当患儿出现呼吸深快、精神萎靡、口唇樱桃红，血 pH 及 CO_2CP 下降时，应及时报告医师，使用碱性药物纠正。

3. 观察低血钾表现。常发生于输液后脱水纠正时，当发现患儿全身乏力、不哭或哭声低下、吃奶无力、肌张力低下、反应迟钝、恶心呕吐、腹胀，听诊发现肠鸣音减弱或消失、心音低钝，心电图检查显示 T 波平坦或倒置、U 波明显、ST 段下移和（或）心律失常，提示存在低血钾，应及时补充钾盐。

六、健康教育

1. 提倡母乳喂养，合理添加辅食，避免在夏季和婴儿患病时断奶。人工喂养要注意餐具卫生，定时定量喂养。

2. 培养孩子良好的卫生习惯，饭前、便后洗手，不吃存放过久的饮料、食品。

3. 做好便器、尿布、玩具等物品的清洁与消毒工作。

4. 注意气候变化对婴幼儿的影响。适时给孩子增减衣服，避免过热或受凉；加强身体锻炼，增强抵抗力。

5. 避免滥用广谱抗生素，以免肠道菌群失调。

6. 对腹泻患儿要调整饮食，不需禁食。母乳喂养者暂停添加辅食，人工喂养者可喂以稀饭、牛奶、米汤、面条等易消化食物，逐渐过渡到正常饮食。对有脱水的患儿，可采用世界卫生组织推荐的口服补液盐溶液,健康安全,疗效好,或其他饮料,如白开水、胡萝卜汤、菜汤等。鼓励患儿进食。

7.腹泻患儿的护理。每次大便后,用温开水由前向后擦洗肛门及周围,并用干净软布揩干,如有红臀,可局部涂抹植物油。

【任务实施流程图】

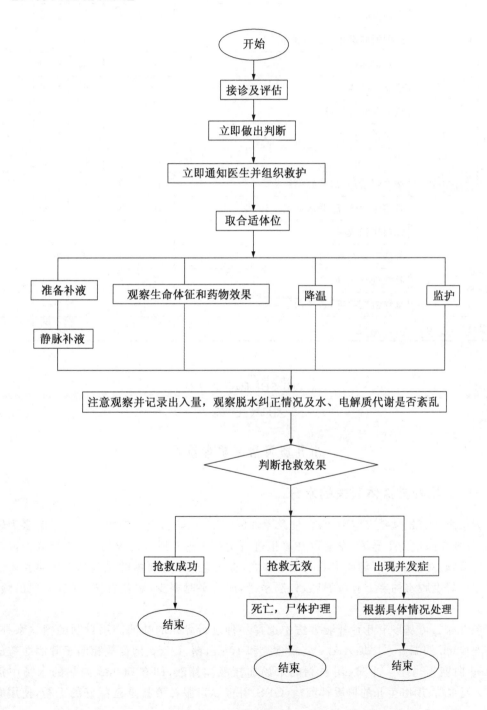

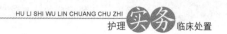
【评价标准】

项　　目		项目总分	要　　求	评分等级及分值				实际得分
				A	B	C	D	
护理过程	接诊	5	接诊及时,态度热情	5	4	3	2—0	
	评估	5	评估及时,判断正确	5	4	3	2—0	
	组织	5	立即通知医生并组织救护	5	4	3	2—0	
	护理	55	取合适体位	5	4	3	2—0	
			建立静脉通路	10	8	6	4—0	
			按医嘱注射镇静药	10	8	6	4—0	
			准备抢救药物	10	8	6	4—0	
			监护	10	8	6	4—0	
			按医嘱给药,如抗感染药物	10	8	6	4—0	
	观察	15	观察生命体征、脱水情况、出入量	10	8	6	4—0	
			观察用药效果	5	4	3	2—0	
质量控制		15	补液效果判断正确	5	4	3	2—0	
			补液处理正确	5	4	3	2—0	
			操作规范熟练,护患沟通良好	5	4	3	2—0	
总计		100						

ZHI SHI TUO ZHAN

知识拓展

小儿腹泻居家护理重点

一、及早补充身体丢失的水分

很多患儿家长只要宝宝一腹泻,便急着往医院跑。其实,宝宝在腹泻一开始时多为轻度脱水,只要在医生的指导下,完全可在家里进行治疗。这样既及时又方便,还能减少很多不必要的麻烦,对宝宝恢复健康很有利处。那么,患儿家长首先要做的是判断宝宝是否属于轻度脱水。轻度脱水的宝宝有口渴感,口唇稍干,尿比平时要少,颜色发黄,并且表现出烦躁、爱哭。

患儿家长可从以下几种补液方法中选择一种进行患儿的补液。用自制的糖盐水补液,即在5000ml的温开水中加入1.75g精食盐和10g白糖,1.75g精食盐相当于啤酒瓶盖的一半,10g白糖相当于2小勺;用自制的米汤加盐液体补液,即在500ml温热的米汤中加入1.75g精食盐;用医生开的口服补液盐(ORS)补液。口服补液盐是已配好的干粉,使用时按说明书配成液体即可。

然后,在最初 4 小时里,按每千克体重给予 20～40ml 液体。此后,随时口服,能喝多少就喝多少。2 岁以下的宝宝可每隔 1～2 分钟便喂上一小勺,大一点的宝宝则可用小杯子喝。如果宝宝呕吐,待 10 分钟后再慢慢地喂;一旦宝宝出现眼睑浮肿,表明补液有些过量,应暂时改喝白开水或母乳。

温馨提示:不要把口服补液盐加在奶、米汤、果汁或其他饮料中,并且按说明书配制完成之后不能再往里加糖,否则影响补液效果。

二、给宝宝丰富的食物以防止营养不良

传统的腹泻治疗方法,主张让患儿禁食一段时间,然而,这样有碍于身体的营养补充,容易发生营养不良。现在主张不要让腹泻的宝宝禁食,但需遵循少量多餐的原则,每日至少进食 6 次。母乳喂养的宝宝继续吃母乳,但患儿家长的饮食含脂量要低些,否则会使患儿腹泻加重;6 个月以内人工喂养的宝宝,可按平时量喝奶;6 个月以上已经添加离乳食品的宝宝,可进食一些易消化的食物,如稀粥、烂面条、鱼肉末、少量蔬菜泥、新鲜水果汁或香蕉泥,直至腹泻停止后 2 周。

三、对宝宝的臀部要倍加呵护

由于宝宝排便的次数增加了许多,所以会不断地污染臀部,而且腹泻时排出的粪便对皮肤刺激较大。因此,宝宝每次排便后,患儿家长都要用温水清洗臀部,特别要注意肛门和会阴部的清洁,最好用柔软、清洁的棉尿布,且要勤换洗,以免发生红臀及尿路感染。如果臀部发红了,应将它暴露在空气中自然干燥,然后涂抹一些尿布疹膏。

四、严密观察宝宝病情的发展

如果宝宝烦躁不安加重,囟门和眼窝出现凹陷,哭时眼泪少,看上去口干舌燥,并且用手捏起大腿内侧皮肤后马上松手时皮肤皱褶变平的时间超过 2 秒,这种情况表明宝宝的身体脱水已经较重;或在家已经治疗了 3 天,但病情总不见好转,出现频繁的大量水样便,呕吐、口渴加剧,不能正常进食进水,补液后尿仍很少,宝宝发烧及便中带血等症状,则需赶快带宝宝去医院进行诊治。

【小结】

完成该任务必须了解小儿腹泻的病因、临床表现、特异性的辅助检查,能有针对性地收集资料,并做出正确的疾病和护理问题的判断,按照轻重缓急护理先后次序进行相应的处置。

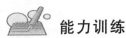 能力训练

患儿,男,12 个月。腹泻伴发热 2 天,精神状态差,皮肤干燥,弹性极差,尿少,急诊入院。发病季节是夏季,疑进食不洁食物。

值班护士已从哪些方面对腹泻急诊入院的患儿进行护理评估? 根据目前的评估资

料说明患者存在哪些护理问题,还应从哪些方面进行护理评估?

【练习题】

1. 小儿腹泻的常见护理问题有哪些?
2. 怎样配合医生护理患小儿腹泻的患儿?
3. 如何对患小儿腹泻的患儿进行保健指导?

(盛 蕾)

任务三 小儿重症肺炎患者的临床处置

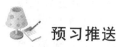

预习推送

■ 概述
■ 病因
■ 临床表现
■ 辅助检查

4-3-1
预习推送

学习目标

知识目标

1. 阐述小儿重症肺炎并发心力衰竭的临床表现。
2. 列出小儿重症肺炎并发心力衰竭的主要护理问题,并阐述其护理要点。
3. 说出小儿重症肺炎并发心力衰竭的病情观察要点。

技能目标

1. 熟练掌握小儿重症肺炎患者的资料收集方法。
2. 根据收集到的具体资料初步判断疾病和存在的护理问题。
3. 根据所做的判断熟练进行相应处置。
4. 学会小儿重症肺炎并发心力衰竭的急救护理。
5. 学会小儿雾化吸入操作。

任务描述

患儿,男,8个月,因发热、咳嗽5天,加重1天入院。
作为接诊护士,请对患儿进行接诊和临床处置。

任务实施

一、接诊及评估

1. 接诊及时,态度热情。

2. 收集资料。

(1) 病史。患儿,男,8个月,因发热、咳嗽5天,加重1天,由门诊收治入院。

即问即答

病史主要从哪几个方面进行收集?

4-3-2
病史收集

(2) 体格检查。体温38.5℃,脉搏180次/分,呼吸65次/分。精神萎靡,口周发绀,鼻翼扇动,轻度三凹征,心音稍低钝,双肺可闻及中、小湿啰音。腹软,肝肋下3cm,质软。神经系统无异常。

即问即答

体格检查项目包括哪些?

4-3-3
体格检查

(3) 心理社会状态。家属对疾病认知缺乏,恐惧。

即问即答

心理社会评估应主要从哪几个方面进行?

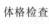

(4) 辅助检查。

即问即答

应做哪些有针对性的辅助检查?

4-3-4　心理
社会评估

二、判断

1. 初步判断该患者所患的疾病及其依据、发病原因。

初步判断该患者所患的疾病:小儿重症肺炎并发心力衰竭。

4-3-5
辅助检查

依据:发热、咳嗽5天,加重1天入院。起病急骤,病情进展快,以右心衰竭为主。体格检查有重症肺炎合并心力衰竭的表现:体温38.5℃,脉搏180次/分,呼吸65次/分。精神萎靡,口周发绀,鼻翼扇动,轻度三凹征,心音稍低钝,双肺可闻及中、小湿啰音。腹软,肝肋下3cm。

发病原因:发热、咳嗽5天。

2. 目前患者主要存在哪些护理问题?

(1) 心力衰竭。与重症肺炎有关。

(2) 清理呼吸道无效。与呼吸道阻塞有关。

(3) 气体交换受损。与肺泡壁增厚,弥散阻力增加或支气管黏膜充血、水肿有关。

(4) 体温过高。与肺部感染有关。

（5）有潜在的并发症。脓胸。

三、组织

立即通知医生并组织救护。

四、护理

1. 体位。婴幼儿取头高斜坡位，以减少回心血液，可减轻呼吸困难。

2. 做好各项护理工作。

（1）给洋地黄类药物时，给药前后均应数心率，如发现婴幼儿心率低于 90～100 次/分，并有恶心、视力改变、头痛、头昏等，应暂停使用。如出现二联律或三联律、突发心动过速或过缓，应立即抢救。

（2）给利尿剂时，应观察有无水、电解质紊乱症状，如恶心、呕吐、腹胀、肌肉软弱无力、嗜睡、心律不齐等为低钾症状，可给患儿饮用些橘汁，必要时补钾。

（3）由静脉给氨茶碱，速度不宜过快，药物浓度不要过高。

（4）雾化吸入。

3. 休息。休息是极重要的治疗措施，卧床休息可减轻心脏负担，应采取各种办法避免患儿烦躁、哭闹，必要时，可适当应用镇静药物。

4. 饮食。给予易消化和富有营养的食物，避免食用刺激性和易产气食物。因心衰患儿易疲劳，每次进食量应少些，尤其是晚餐应少食，以免因过饱影响睡眠。婴儿喂奶宜少量多次。年长儿钠盐应限制在 0.5g/d 以下，这对有水肿和呼吸困难者尤为重要。当心衰症状消失，水肿消退可先给低盐饮食，再过渡到正常饮食。

5. 各种护理、检查及治疗等都应有计划地集中进行。

五、观察

1. 认真观察病情，注意呼吸及神志的变化，一旦发现异常，应及时处理。
2. 密切观察药物反应，密切注意心率，防止意外发生。

六、健康教育

1. 加强婴幼儿护理，定期健康检查。
2. 保证合理饮食，积极治疗佝偻病、小儿贫血等疾病，增强抵抗力。
3. 保持室内空气新鲜，增强户外活动，随气候变化为婴儿加减衣服。
4. 少去公共场所，尽可能避免接触呼吸道感染患者。
5. 儿童一旦患病应及早治疗。患儿宜少活动，要保持室内空气清新，饮食宜清淡。加强护理，注意观察病情变化。当发生新的症状或原有症状加重时，要立即去医院诊治，防止出现危及生命的情况。

【任务实施流程图】

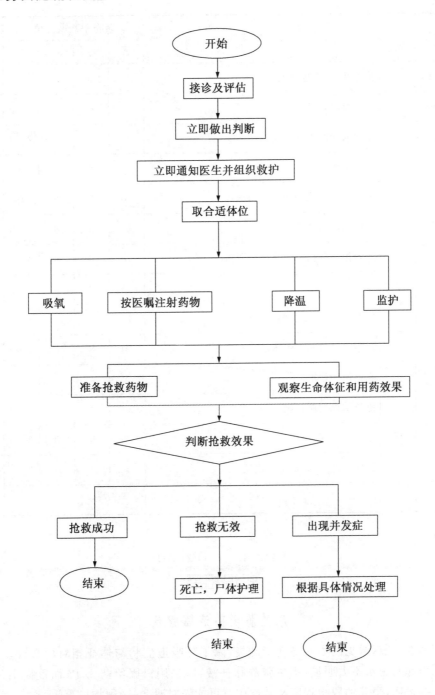

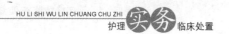
【评价标准】

项目		项目总分	要求	评分等级及分值				实际得分
				A	B	C	D	
护理过程	接诊	5	接诊及时,态度热情	5	4	3	2—0	
	评估	5	评估及时,判断正确	5	4	3	2—0	
	组织	5	立即通知医生并组织救护	5	4	3	2—0	
	护理	55	取合适体位	5	4	3	2—0	
			吸氧方法正确、及时,操作熟练	10	8	6	4—0	
			按医嘱注射镇静药	10	8	6	4—0	
			准备抢救药物和两路静脉通路	10	8	6	4—0	
			监护	10	8	6	4—0	
			按医嘱给药,如抗感染药物	10	8	6	4—0	
	观察	15	观察心电图和生命体征	10	8	6	4—0	
			观察用药效果	5	4	3	2—0	
质量控制		15	抢救结果判断正确	5	4	3	2—0	
			抢救后处理正确	5	4	3	2—0	
			操作规范熟练,护患沟通良好	5	4	3	2—0	
总计		100						

ZHI SHI TUO ZHAN

知识拓展

小儿肺炎的液体疗法

每到冬春季节,常见的小儿支气管肺炎,除了呼吸道症状与体征相对明显外,一般轻症肺炎患儿引起的脱水不太明显,不主张静脉补液,以采用口服给药为主;而重症小儿肺炎患儿常伴有并发症,患儿的脱水程度及其性质就可能随时改变,必须加以重视。

据临床观察,造成患儿脱水的原因很多,如在病程中患儿发烧,有时伴有呕吐、腹泻,食欲不振或不能进食,再加上心率增快、缺氧,以及病程的延长,都能直接引起患儿体内需要热量增加,导致水、电解质代谢失调。以上情况都是需要考虑补液的。

患儿如果可以经口保持液体出入量,则不需静脉补液。

　　患儿如果不可以经口维持液体出入量平衡,同时没有间断进食,可按生理需要进行静脉输液,但总量不宜过多,速度应较慢,婴幼儿总补液量以 $60\sim80ml/(kg\cdot d)$ 为宜,一般选 1/4 张溶液,速度应控制在 $5ml/(kg\cdot h)$ 以下。

　　对于小儿肺炎,如果补液的主要目的在于通过静脉途径滴注药物,则一次量以不超过 $20ml/(kg\cdot d)$ 为宜,通常选用 10% 葡萄糖液。

　　若小儿肺炎伴重症腹泻,出现脱水和代谢性酸中毒,可按消化不良的补液原则处理,但液体总量及电解质量均应较同等脱水者减少约 1/4,输液速度应较慢。

【小结】

　　完成该任务必须了解小儿重症肺炎的病因、临床表现、特异性的辅助检查,能有针对性地收集资料,并做出正确的疾病和护理问题的判断,按照轻重缓急护理先后次序进行相应的处置。

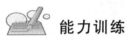 能力训练

　　患儿,女,10 个月,因发热、咳嗽 3 天,气促 1 天,由门诊收治入院。体格检查:体温 39.5℃,脉搏 160 次/分,呼吸 60 次/分。精神萎靡,口周发绀,鼻翼扇动,轻度三凹征,心音稍低钝,双肺可闻及中、小湿啰音。

　　值班护士应从哪些方面对患儿进行护理评估? 根据目前的评估资料说明患者存在的护理问题。还应从哪些方面进行护理评估?

【练习题】

1. 小儿重症肺炎的常见护理问题有哪些?
2. 怎样配合医生对小儿重症肺炎患儿进行护理?
3. 如何对小儿重症肺炎患儿进行保健指导?

(盛　蕾)

任务四　小儿高热惊厥患者的临床处置

预习推送

■ 概述

■ 病因

■ 临床表现

■ 辅助检查

4-4-1
预习推送

学习目标

知识目标

1. 阐述小儿高热惊厥的临床表现。

2. 列出小儿高热惊厥的主要护理问题,并阐述其护理要点。

3. 说出小儿高热惊厥的急救护理。

技能目标

1. 熟练收集小儿高热惊厥患者的资料。

2. 根据收集到的具体资料初步判断疾病和存在的护理问题。

3. 根据所做的判断熟练进行相应处置。

4. 学会小儿高热惊厥的急救护理。

5. 学会小儿口服给药法。

任务描述

患儿,男,9 个月,高热 1 天,10 分钟前开始神志不清,伴口吐白沫,急诊入院。

作为接诊护士,请对患儿进行接诊和临床处置。

任务实施

一、接诊及评估

1. 接诊及时,态度热情。

2. 收集资料。

(1)病史。患儿,男,9 个月。急性上呼吸道感染 2 天,高热 1 天,半年前高热惊厥 1 次。

即问即答

病史主要从哪几个方面进行收集？

4-4-2
病史收集

（2）体格检查。体温 39.5℃，脉搏 145 次/分，呼吸 25 次/分。神志不清，牙关紧闭，两眼球固定，凝视，面色苍白。胸廓对称，双肺呼吸音清。腹软。四肢抽搐，肌张力高。

即问即答

体格检查项目包括哪些？

4-4-3
体格检查

（3）心理社会状态。家属对疾病认知缺乏，恐惧。

即问即答

心理社会评估应主要从哪几个方面进行？

4-4-4　心理
社会评估

（4）辅助检查。

即问即答

应做哪些有针对性的辅助检查？

4-4-5
辅助检查

二、判断

1. 初步判断该患者所患的疾病及其依据、发病原因。

初步判断该患者所患的疾病：高热惊厥。

依据：高热，突然发作，全身或局部肌群强直性或阵挛性抽搐，意识丧失，口吐白沫，牙关紧闭，两眼球固定或上翻，凝视或斜视，呼吸节律不规则或暂停。有时可伴有小便失禁，持续时间短。

发病原因：高热。

2. 目前患者主要存在哪些护理问题？

（1）体温过高。与感染或惊厥持续状态有关。

（2）有窒息的危险。与惊厥发作、意识障碍、咳嗽反射和呕吐反射减弱有关。

（3）有损伤的危险。与抽搐有关。

（4）有潜在并发症。脑水肿、颅内高压等。

三、组织

立即通知医生并组织救护。

四、护理

1. 体位。绝对卧床休息。取侧卧位或仰卧位，头偏一侧，立即松解患儿颈部衣扣，清除口鼻分泌物，保持呼吸道通畅，防止因分泌物吸入而窒息，保持皮肤清洁干燥，用清洁纱布包裹压舌板插入臼齿之间，防止咬伤舌头。

2. 及时予以吸氧。躁狂、神志不清、抽搐连续发作伴缺氧、发绀者，及时给予氧吸入。

3. 止惊措施。惊厥时医护人员要沉着冷静,首先尽快控制惊厥,以免抽搐过久而引起脑损伤。抽搐发作时,用拇指指甲压按或针刺人中、合谷、涌泉穴,以开窍醒神,直至抽搐缓解,并尽快使用止惊药。

4. 高热时应采取退热措施,力求将患儿体温控制在 38.5℃ 以下。

(1) 物理降温。可用温水或 25%～30% 温乙醇擦浴,也可采用头部冰敷,或将冰袋置入颈部、腋下及腹股沟等大血管处。

(2) 药物降温。可给服小儿回春丹 3～5 粒/次,或用安乃近滴鼻。如用亚冬眠疗法全身降温,需注意定时吸痰,因氯丙嗪可使呼吸道分泌物增多,易致呼吸道阻塞。

(3) 针刺降温。针刺大椎、曲池、合谷等穴。

(4) 夏季高温季节,室内要有降温措施,以助退热定惊。

5. 抽搐时要专人护理,以防坠床或碰伤。若四肢抽搐或颈项强直,切忌强行按压,以免造成脱臼或骨折。加强巡视,每 15～30 分钟巡视 1 次。在做完各种治疗后应扣紧床栏。

6. 按时监测生命体征及神志、面色、瞳孔、二便等,准备好抢救药品、器械及各种用药放于床旁备用。如有异常,及时报告医生,并配合抢救。

7. 医护人员应用非语言性行为给予家属及患儿以安慰与关心,并提供信息,使患儿及家属产生好感,以配合后续治疗。

8. 注意事项。

(1) 保持室内空气新鲜、流通,卫生清洁,温、湿度适宜,并保持环境安静,避免大声喧哗和噪声等不良刺激。

(2) 进食清淡、富有营养、易消化的高蛋白及高热量流质或半流质食物。禁食生冷辛辣刺激食物,不能进食患儿可给予鼻饲。

(3) 认真观察病情,注意呼吸及神志的变化,一旦发现抽搐先兆,及时处理。

(4) 各种护理、检查及治疗等都应有计划地集中进行。

五、观察

1. 观察患儿口腔黏膜、牙齿、牙龈、舌、唇的异常情况及机械性损伤的变化,并及时采取措施。做好口腔护理,3 次/天。口唇开裂,可涂麻油,若出血,可给予鲜藕汁饮服以止血。鼓励患儿多饮水或清凉饮料,如西瓜汁、藕汁等,以补充体液。

2. 注意观察抽搐发作次数、部位、程度及诱发因素,每次发作时的持续时间等,做好记录,以了解疾病过程及脑损伤程度。

3. 患儿退热后,要观察体温、出汗情况。若汗出热退,则病情好转,及时为患儿擦干净汗液,更换衣服及被褥,以防感风寒。若体温升高,应及时做好降温处理。

六、健康教育

1. 平时加强锻炼,多晒太阳,增强体质。

2. 注意饮食卫生。

3. 患儿发热时及时处理,尤其对有发热惊厥病史的患儿,应注意防止高热惊厥的再次发生。

4. 避免惊恐,注意季节变化,减少及控制上呼吸道感染,防止发生惊厥。

【任务实施流程图】

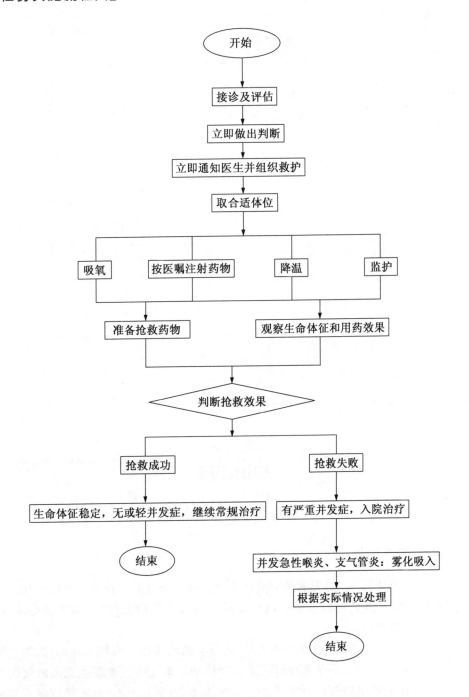

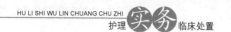

【评价标准】

项 目		项目总分	要 求	评分等级及分值				实际得分
				A	B	C	D	
护理过程	接诊	5	接诊及时,态度热情	5	4	3	2—0	
	评估	5	评估及时,判断正确	5	4	3	2—0	
	组织	5	立即通知医生并组织救护	5	4	3	2—0	
	护理	55	取合适体位	5	4	3	2—0	
			吸氧方法正确,及时熟练	10	8	6	4—0	
			按医嘱注射镇静剂	10	8	6	4—0	
			准备抢救药物和两路静脉通路	10	8	6	4—0	
			监护	10	8	6	4—0	
			按医嘱给药,如抗感染药物	10	8	6	4—0	
	观察	15	观察心电图和生命体征	10	8	6	4—0	
			观察用药效果	5	4	3	2—0	
质量控制		15	抢救结果判断正确	5	4	3	2—0	
			抢救后处理正确	5	4	3	2—0	
			操作规范熟练,护患沟通良好	5	4	3	2—0	
总计		100						

ZHI SHI TUO ZHAN

知识拓展

小儿惊厥的家庭急救

一、小儿惊厥的鉴别

判断新生儿尤其是早产儿是否惊厥有时很难。任何奇异的一过性现象或细微的抽动反复性、周期性出现,尤其是伴眼球上翻或活动异常又有惊厥的原因时,应考虑是惊厥发作。惊厥应与下列现象鉴别:

1. 新生儿惊跳。为幅度较大、频率较高、有节奏的肢体抖动或阵挛样动作,将肢体被动屈曲或变换体位可以消除,不伴眼球运动或口颊运动。常见于正常新生儿由睡眠转为清醒时、受到外界刺激时或饥饿时。而惊厥为无节奏抽动,幅度大小不一,不受刺激或屈曲肢体影响,按压抽动的肢体试图制止发作仍感到肌肉收缩,常伴有异常眼、口颊运动。

2. 非惊厥性呼吸暂停。此发作的频率,足月儿为 10～15 秒/次,早产儿为 10～20 秒/次,伴心率减慢 40% 以上。而惊厥性呼吸暂停发作,足月儿为 15 秒/次,早产儿为 20 秒/次,不伴心率改变,但伴有其他部位抽搐和脑电图改变。

3. 快速眼运动睡眠相。有眼部颤动、短暂呼吸暂停、有节奏咀嚼动作、面部怪相、微笑、身体扭动等,但清醒后即消失。

二、小儿惊厥的家庭急救

那么,一旦小儿发生惊厥,家长该怎么办呢?

首先要立即将小儿侧卧或头偏向一侧,解开衣领,用软布或手帕包裹压舌板或筷子放在上、下磨牙之间,防止咬伤舌头,保持呼吸道通畅。用手指捏、按压小儿的人中、合谷、内关等穴位两三分钟,并保持周围环境的安静,尽量少搬动患儿,减少不必要的刺激。

加强看护。防止小儿撞跌头部引起脑外伤,不能随意用手打小儿头部。

有条件的话及时测量体温,这对疾病的诊断很有帮助。待惊厥缓解后及时送医院进一步治疗。

如果是高热引起的惊厥一般出现在高烧(体温 39℃以上)出现不久,或体温突然升高之时,一次发热过程中发作次数仅一次者为多,高热惊厥时需要给小儿紧急降温,打开房间的窗户,使室内空气新鲜。出汗多时用毛巾擦干身体,换一套贴身衣服。必要时口服退烧药,如美林、泰洛林等。

若小儿抽搐 5 分钟以上不能缓解,或短时间内反复发作,预示病情较重,必须急送医院。就医途中,让小儿暴露在外,伸直颈部保持气道通畅。切勿将小儿包裹太紧,使口鼻受堵,造成呼吸道不通畅,甚至窒息死亡。

小儿高热时常处于嗜睡状态,此时父母要注意变换小儿体位,并经常按摩背部、臀部,促进血液循环。

如果小儿能够进食,要及时哺喂母乳,较大儿童可给予流食,并鼓励多饮水,多喝白开水或果汁,避免脱水。

【小结】

完成该任务必须了解小儿惊厥的病因、临床表现、特异性的辅助检查,能有针对性地收集资料,并做出正确的疾病和护理问题的判断,按照轻重缓急护理先后次序进行相应的处置。

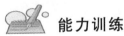 能力训练

患儿,女,18 个月。晚上高热 2 小时,半小时前开始神志不清,伴有两眼上翻,口吐白沫,急诊入院。

值班护士应从哪些方面对急诊入院的患儿进行护理评估? 根据目前的评估资料说明患者存在哪些护理问题,还应从哪些方面进行护理评估。

【练习题】

1. 小儿惊厥的常见护理问题有哪些?

2. 怎样配合医生抢救小儿惊厥患儿?

3. 如何对小儿惊厥患儿进行保健指导?

（盛　蕾）

项目五　急诊科疾病的临床处置

任务一　多发伤、休克患者的临床处置

预习推送

- 概述
- 病因与发病机制
- 伤情评估

5-1-1
预习推送

学习目标

知识目标

1. 阐述多发伤的定义、救护要点,休克的定义、病情评估、救治原则与护理要点。
2. 列出多发伤的伤情评估,休克的病因、分类、病理生理、病情判断。

技能目标

1. 熟练掌握动脉置管行有创血压监测、呼吸机使用的护理及多参数监护仪的使用。
2. 学会静脉留置、留置导尿、输液泵使用。

任务描述

　　患者,男,42 岁,车祸致昏迷伴多处出血 12 小时,急诊来院。
　　作为急诊科接诊护士,请对患者进行接诊和临床处置。

任务实施

一、接诊及评估

1. 接诊及时,态度热情。
2. 收集资料。
(1)病史。患者 12 小时前因车祸致昏迷伴全身多处出血,被送往当地医院急诊抢救,

经输液(具体不详)及右下肢清创缝合后收住院。时有躁动,呕吐多次,呕吐物为胃内容物,排尿 1 次,量少,色淡红。而后出现血压下降,腹胀加重而转送入院。既往体健,不吸烟,不喝酒。

(2)体格检查。体温低于 35℃,脉搏 120 次/分,血压 54/25mmHg,呼吸 62 次/分(予机械通气),血氧饱和度 97%。昏迷,双侧瞳孔散大、固定,直径 5mm;头面部肿胀,左眼周淤血;人工呼吸,两肺呼吸音清,对称;腹部饱胀明显,移动性浊音(+),腹腔穿刺抽出不凝固血液;右下肢广泛皮肤裂伤。小便失禁。

即问即答

体格检查项目包括哪些?

5-1-2
体格检查

(3)辅助检查。

1)实验室检查:血红蛋白 4.6g/L,血小板计数 $17×10^9$/L,凝血酶原时间 33.0 秒。

2)B 超检查显示:腹腔积液(少到中等量);脾实质回声不均,脾破裂可能;左肾挫裂伤伴肾周积液。

3)CT 检查显示:脑挫裂伤(右额叶),硬膜下血肿,腰 1 椎体爆裂骨折。

5-1-3
辅助检查

即问即答

应做哪些有针对性的辅助检查?

二、判断

1. 初步判断该患者所患的疾病及其依据、发病原因。

初步判断该患者所患的疾病:多发伤、创伤性失血性休克、脾破裂、颅脑损伤、硬膜下血肿、左肾挫裂伤、右下肢软组织挫裂伤、腰椎骨折、脊髓损伤。

依据有以下几点:

(1)病史。车祸致昏迷。

(2)典型的临床表现。体温不升,脉搏 120 次/分,血压 54/25mmHg,呼吸 62 次/分(予机械通气)。昏迷,双侧瞳孔散大、固定;头面部肿胀,左眼周淤血,腹部饱胀明显,移动性浊音(+),腹腔穿刺抽出不凝固血液;右下肢广泛皮肤裂伤。双下肢瘫痪,小便失禁。

(3)辅助检查。B 超检查示腹腔积液(少到中等量);脾实质回声不均,脾破裂可能;左肾挫裂伤伴肾周积液。CT 检查显示脑挫裂伤(右额叶),硬膜下血肿,腰 1 椎体爆裂骨折。

发病原因:车祸后引起各个脏器损伤,失血引起有效循环血量不足,微循环障碍,发生休克。

2. 目前患者主要存在哪些护理问题?

(1)意识障碍。与颅脑损伤、休克有关。

(2)体液不足。与出血有关。

(3)组织灌注量改变。与有效循环血量减少有关。

(4)颅内压增高。与脑挫裂伤、硬膜下血肿有关。

(5)清理呼吸道无效。与患者昏迷、气道分泌物增多而无法咳出有关。

（6）自理缺陷。与患者昏迷有关。

三、组织

立即通知医生并组织救护。

四、护理

1. 体位。休克卧位，下肢抬高 15～20cm，以利静脉回流，防止脑缺血。注意保暖，避免不必要的搬动。

2. 给予多参数监护。

（1）心电监护。正确粘贴电极片，选择导联，调整波形，选择波速，并设置相应合理的报警界限。

（2）呼吸监护。正确选择呼吸监护的来源和呼吸的波速。

（3）氧饱和度监测。将氧饱和度传感器正确安放于患者手指、足趾或者耳郭处，使其光源透过局部组织，保证接触良好，根据患者病情调整波幅及报警界限。

（4）无创血压监测。正确放置袖带，选择测量模式，根据患者病情调整报警界限。

（5）肛温监测。正确放置温度探头至直肠内，调整报警界限。

3. 保证呼吸道通畅，给予有效的机械通气。因此患者已在外院行气管插管，故连接呼吸机，遵医嘱调节各参数，并注意报警情况。

4. 建立两条静脉通路，有条件时可协助医生开通一条深静脉通路，一路输血，一路快速补液。

（1）补液原则。失血补血、失液补液，需多少补多少。

（2）一般大量补充晶体液，适量补充胶体液。常用的晶体液是等渗生理盐水或乳酸钠林格液，胶体液可用中分子右旋糖酐、血浆、全血。右旋糖酐具有高渗透性，能提高血容量，抑制红细胞和血小板聚集，降低血液黏稠度，以每日 500～1000ml 为宜，大量输入易引起出血。

（3）测定中心静脉压，并根据中心静脉压、血压调整输液速度和输液量。

5. 按医嘱使用止血药物、血管活性药物、抗生素。

（1）常用的止血药物为血凝酶（立止血、巴曲停）、对氨甲基苯甲酸（止血芳酸）、酚磺乙胺（止血敏）等。

（2）血管活性药物包括血管收缩剂（如肾上腺素、去甲肾上腺素、间羟胺）和血管扩张剂（如酚妥拉明）等，临床常用多巴胺、去甲肾上腺素。在使用血管扩张剂时应注意，在补足有效血容量基础上使用，由低浓度、慢速度开始，切忌忽快忽慢，必要时与血管收缩药联合使用。

（3）预防性应用抗生素。

6. 急诊抽血复查血气、电解质，结果显示：pH 7.1，$PaCO_2$ 40mmHg，HCO_3^- 16mmol/L。

7. 纠正酸中毒：根本措施是恢复有效循环血量，改善组织灌注。患者 pH＜7.2，遵医嘱静脉滴注 5％碳酸氢钠溶液 250ml。

8. 协助医生进行桡动脉穿刺，行有创血压监测并做好相应护理。医生经皮桡动脉穿刺置管后，正确连接压力连接管、压力换能器，连续冲洗装置和监护仪，调零（患者仰卧，换能器位置平右心房,即腋中线第四肋间,换能器通大气→按监护仪上"调零"键→换能器通患者)。根据患者病情调整报警界限,监测血压,准确记录,并注意以下几点:

(1) 严格无菌操作。

(2) 保持动脉管路通畅,固定妥当。

(3) 密切观察压力波形和数值,测压时换能器位置平右心房。

(4) 体位改变、波形异常、动脉采血后均需重新调零。

(5) 每 24 小时更换肝素生理盐水冲洗液。

(6) 观察穿刺点有无渗血、发红等情况,观察穿刺侧肢体的血运情况。

(7) 一旦敷贴潮湿、松动、渗血应及时更换。

9. 紧急术前准备。备血,备皮,心电图检查,胸片检查,CT 检查,留取血、尿标本,留置导尿。

10. 送手术室,急诊全麻下行剖腹探查、脾切除术、硬膜下血肿清除术。

五、观察

1. 观察心电监护。观察有无严重心律失常发生。

2. 监测生命体征、意识、瞳孔和出入量。病情危重时每 15 分钟记录 1 次,如有特殊用药或剂量调整应立即记录。

3. 监测重要脏器的功能。注意观察出血现象,观察有无 DIC 的发生。快速补液时应注意有无肺水肿的发生。

六、健康教育

1. 疾病知识指导。跟患者家属解释疾病的相应知识,让其明白病情的严重性,并积极配合治疗和护理。

2. 术前指导。跟患者家属解释手术的必要性,取得理解与支持并签署知情同意书。

【任务实施流程图】

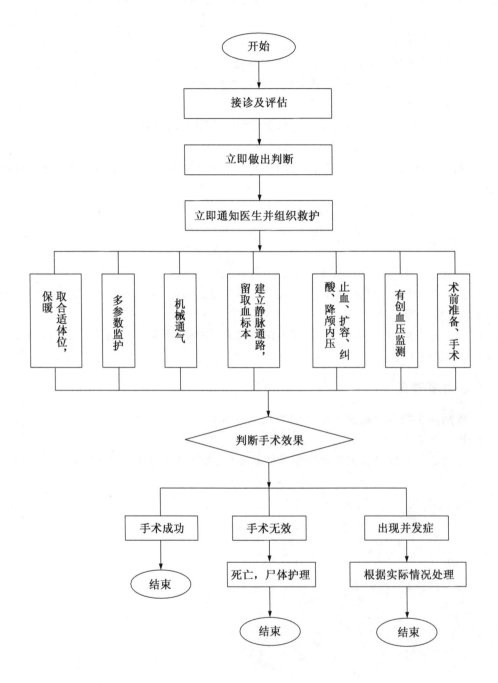

【评价标准】

项　　　目		项目总分	要　　求	评分等级及分值				实际得分
				A	B	C	D	
护理过程	接诊	5	接诊及时,态度热情	5	4	3	2—0	
	评估	5	评估及时,判断正确	5	4	3	2—0	
	组织	5	立即通知医生并组织救护	5	4	3	2—0	
	护理	55	取合适体位、保暖	5	4	3	2—0	
			多参数监护	5	4	3	2—0	
			机械通气,气道管理	5	4	3	2—0	
			留取血标本	5	4	3	2—0	
			按医嘱使用抢救药物	5	4	3	2—0	
			输液泵使用	5	4	3	2—0	
			有创血压监测	10	8	6	4—0	
			留置导尿	5	4	3	2—0	
			术前宣教	5	4	3	2—0	
			备皮	5	4	3	2—0	
	观察	15	观察心电监护、生命体征、意识、瞳孔、出入量	5	4	3	2—0	
			观察用药效果	5	4	3	2—0	
			观察重要脏器功能	5	4	3	2—0	
质量控制		15	抢救结果判断正确	5	4	3	2—0	
			抢救后处理正确	5	4	3	2—0	
			操作规范熟练,护患沟通良好	5	4	3	2—0	
总计		100						

ZHI SHI TUO ZHAN

知识拓展

急诊多发伤的多学科治疗团队

20 世纪 90 年代,美国医学界开始探索多学科治疗团队(multidisciplinary team,MDT)并逐渐向全世界推广,目前以肿瘤 MDT 的发展最为完善。急诊多学科治疗团队(emergency multidisciplinary team,EMDT)是以应对急性疑难危重患者创建的新型 MDT。

多发伤是临床常见危急重症,尤其是交通伤导致的多发伤发生率呈明显上升趋势,是导致青壮年致死致残的主要因素,及时有效救治可明显改善多发伤患者的预后。传统的多发伤救治模式处理过程不够规范,具有一定的局限性且耗时较长。

EMDT 由医院医务部牵头,由急救创伤中心外科、神经外科、骨创伤科、胸外科、颌面创伤科、麻醉科、创伤 ICU 等科室组成,医院总值班作为总指挥,重大事件由相关院领导指挥;所有应急人员均为当天值班二线人员。多发伤患者由"120"接诊后立即电话告知医院创伤中心,医院调动相应 EMDT 成员于创伤中心待命,患者到达后立即评估病情并完善相应术前检查,通知手术室准备手术,EMDT 可同台手术,术后转往创伤 ICU 继续治疗。

据统计,创伤是美国 45 岁以下人群的主要死亡原因,早期抢救是创伤救治成功的关键。创伤患者死亡多发生于早期,最大限度缩短抢救时间,可有效提高抢救成功率。MDT 已成功应用于其他疾病,尤其是肿瘤患者的救治,临床效果良好,有较大拓展空间。既往的创伤救治多受限于会诊科室的意见,常出现病情判断失误等情况。将 MDT 应用于创伤急诊抢救中,各专业创伤急救人员可及时沟通,突破单一科室和专业在诊疗疑难复杂多发伤方面的局限,为患者制定最优治疗方案,简化就诊流程,缩短抢救时间,使者的收益最大化。

EMDT 中参与创伤救治的医师较为固定,并定期参与中国创伤救治培训学习班的培训,提高自身业务素质,规范操作,熟悉创伤救治流程,可以大大减少术前会诊时间。多学科同台手术综合救治,减少手术次数,可有效改善患者预后,减少术后并发症的发生和非计划择期再手术率。

【小结】

完成该任务必须了解多发伤的病因、临床表现,能有针对性地收集资料,并做出正确的疾病和护理问题的判断,按照轻重缓急护理先后次序进行相应的处置。

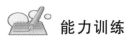 能力训练

患者,男,32 岁,建筑工人。从五层楼高建筑工地上坠落后被人救起,急诊来院。

作为急诊护士,应从哪些方面对急诊来院的患者进行护理评估?根据评估结果给予相应临床处置。

【练习题】

1. 多发伤、复合伤的区别是什么?
2. 如何对多发伤患者进行伤情评估?
3. 多发伤患者现场紧急处理的关键是什么?

(张玲芝)

任务二　有机磷杀虫剂中毒患者的临床处置

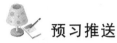 预习推送

■病因
■临床表现
■辅助检查

5-2-1
预习推送

学习目标

知识目标

1. 阐述有机磷杀虫剂中毒的机制、临床表现、病情判断、急救原则、护理措施。
2. 列出有机磷杀虫剂的中毒途径、辅助检查。
3. 说出有机磷杀虫剂的种类。

技能目标

1. 能熟练收集有机磷杀虫剂中毒患者的资料。
2. 根据收集到的具体资料初步判断所患疾病、病情状况以及存在的护理问题。
3. 根据所做的判断熟练进行相应处置。
4. 熟练进行洗胃。

 任务描述

　　患者,女,40岁。自服家中杀虫剂后2小时急诊来院。
　　作为急诊科的接诊护士,请对新患者进行接诊和临床处置。

 任务实施

一、接诊及评估

1. 接诊及时,态度热情。
2. 收集资料。

（1）病史。因与丈夫争吵而服用"1605"杀虫剂约200ml,被家人发现后紧急送入医院。既往体健,育有一儿一女。

（2）体格检查。体温37℃,脉搏90次/分,呼吸30次/分,血压160/82mmHg。患者神志不清,身上、呕吐物中有大蒜味,大汗淋漓,口吐白沫,瞳孔呈针尖样改变。肌肉震颤,两肺可闻及湿性啰音。生理、病理反射均未引出,小便失禁。

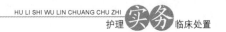

即问即答

体格检查项目包括哪些?

（3）心理社会状况。患者已婚,与丈夫不合,家庭关系较紧张。较少参加社会活动,经济收入较少,生活拮据。

（4）辅助检查

即问即答

应做哪些有针对性的辅助检查?

5-2-2
体格检查

5-2-3
辅助检查

二、判断

1. 初步判断该患者所患的疾病及其依据、发病原因。

初步判断该患者所患的疾病:重度有机磷杀虫剂中毒。

依据如下:

（1）病史。有明确的口服有机磷杀虫剂史,身上、呕吐物中有大蒜味。

（2）典型的临床表现。患者出现毒蕈碱样症状,如呼吸增快、大汗淋漓、口吐白沫、瞳孔呈针尖样改变、两肺可闻及湿性啰音等;患者出现烟碱样症状,如肌肉震颤;患者出现中枢神经系统症状,如神志不清,生理、病理反射均未引出,小便失禁等。

发病原因:患者口服有机磷杀虫剂约 200ml。有机磷杀虫剂是一种强烈的胆碱酯酶抑制剂,进入体内的有机磷化合物可以与胆碱酯酶结合形成磷酰化胆碱酯酶,使胆碱酯酶失去分解乙酰胆碱的能力,造成乙酰胆碱积聚,引起胆碱能神经先兴奋后抑制。

2. 目前患者主要存在哪些护理问题?

（1）急性意识障碍。与有机磷杀虫药对中枢神经的毒性作用有关。

（2）不能维持自主呼吸。与有机磷杀虫药对呼吸中枢的抑制作用有关。

（3）清理呼吸道无效。与患者昏迷、气道分泌物增多有关。

（4）自理缺陷。与患者昏迷有关。

三、组织

立即通知医生并组织救护。

四、护理

1. 迅速清除毒物。脱去污染衣服,用清水彻底清洗被污染的皮肤、毛发、外耳道、手部。

2. 体位。患者平卧,头偏向一侧,避免呕吐物误吸引起窒息。

3. 留置胃管并洗胃,阻止毒物吸收,留取毒物送检。

（1）洗胃液的选择。选用 2‰碳酸氢钠解毒剂。

（2）洗胃的方法。留置胃管后使用电动洗胃机洗胃。

（3）洗胃的注意事项。① 选择合适的洗胃管:口径大、硬度适宜,头端有多个侧孔;② 插管动作轻柔;③ 胃管插好后,判断是否在胃内;④ 洗胃液的温度以微温为宜;⑤ 严格掌握洗胃原则:先出后进,快进快出,出入基本平衡,每次灌洗量为 300～500ml,至洗胃液变清、无色无味为止；⑥ 严密观察病情,首次抽吸物送检,洗胃过程中防止误吸,有出血、窒息、抽搐及胃管堵塞时应立即停止洗胃并查找原因；⑦ 注意吸引负压,防止空吸、空洗；⑧ 洗胃完毕,保留胃管一段时间,便于反复洗胃。

4. 多参数监护。

5. 留取血标本,检测血常规、血生化、血气、全血胆碱酯酶活力(CHE)。结果显示 CHE 为 20%。

6. 建立两路静脉通路,一路补液,一路使用解毒剂。

(1)使用阿托品。

1)机制:与乙酰胆碱竞争胆碱受体,起到阻断乙酰胆碱作用。只拮抗毒蕈碱样和中枢神经症状,改善呼吸中枢。

2)原则:早期,足量,反复,减量和停药不能太快。

3)用法:遵医嘱阿托品 10mg 静推,每 10～30 分钟给药一次,直到出现阿托品化表现,再逐渐减量或延长间隔时间。

4)阿托品化表现:瞳孔较前扩大,面部潮红,口干,皮肤干燥,心率增快,肺部啰音消失。

5)阿托品中毒表现:若患者病情好转,又出现高热,烦躁,谵妄,皮肤干燥紫红,瞳孔明显散大,常超过 5mm,心动过速或室颤,则考虑阿托品中毒。处理方法为停用阿托品,至中毒症状不明显时,再小剂量应用。

(2)使用胆碱酯酶复能剂,临床常用氯磷定。早期使用,首次足量,与阿托品合并用药,注意有无呼吸抑制、室性早搏的发生;注意配伍禁忌,避免与碱性药物合用;其刺激性强,避免肌注。

(3)使用解磷注射液。

7. 在简易呼吸皮囊使用下配合医生进行气管插管,并注意相应护理。

(1)机械通气的吸氧浓度在 30%～40%,根据血气分析、氧饱和度等监测指标及时调整潮气量、每分钟通气量、呼吸频率、吸气时间、吸氧浓度等各通气参数。

(2)气管插管必须确切固定,以防移位。

(3)调节湿化器,使人工气道吸入气体温度在 32～37℃,相对湿度为 100%。

(4)检测插管的气囊压力,避免漏气而压力不足或压力过大压迫气管损伤黏膜。

(5)重视口腔护理。及时检查口腔黏膜有无损伤,并给予清洗。

(6)防止套管堵塞,及时吸痰。采用适当的吸引压力,吸痰前后给予纯氧吸入 2 分钟,吸痰时间每次不超过 15 秒。

(7)管道处置。呼吸机管道一般应 48～72 小时更换消毒,包括所有送气回路、测压系统管路及湿化瓶。

(8)及时准确处理各报警情况。

8. 留置导尿。

9. 心理护理。待病情平稳后,鼓励其多与家人沟通,多交朋友,保持乐观开朗的心态。

五、观察

1. 生命体征观察。

2. 神志、瞳孔变化的观察,评估意识障碍的程度。

3. 应用阿托品的观察与护理。导致阿托品化和阿托品中毒的剂量接近,注意区别,使患者达到阿托品化但避免阿托品中毒。

4. 观察应用胆碱酯酶复能剂后的情况及护理。

5. 密切观察,防止"反跳"与猝死的发生。"反跳"现象常因首次洗胃不彻底、毒物重新从血中弥散到胃液中、胃皱襞内残留的毒物入胃腔或停药过早过快所致,所以必须反复洗胃,药物减量不宜过快,停药不宜过早,若出现"反跳"先兆即迅速阿托品化。

六、健康教育

全面了解患者服毒的原因,相关社会、家庭背景,根据不同的心理特点给予相应的心理疏导,去除患者自杀念头,并避免患者独处,移去床旁的危险品,防止患者再次自杀。同时做好患者家属的思想工作。

【任务实施流程图】

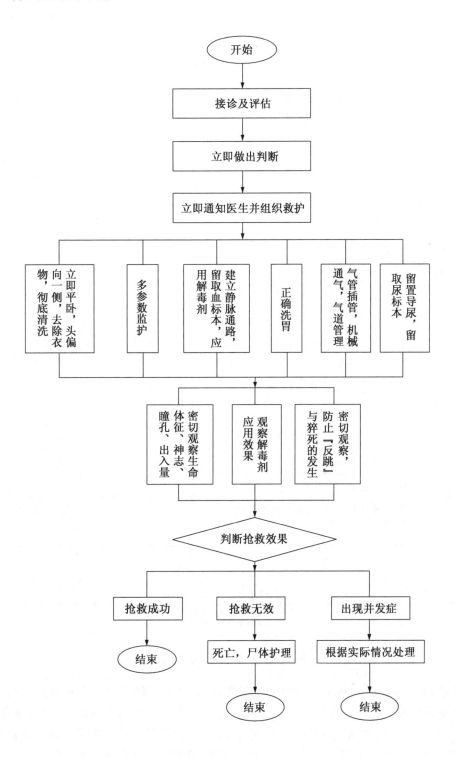

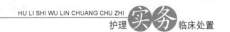

【评价标准】

项 目		项目总分	要 求	评分等级及分值				实际得分
				A	B	C	D	
护理过程	接诊	5	接诊及时,态度热情	5	4	3	2—0	
	评估	5	评估及时,判断正确	5	4	3	2—0	
	组织	5	立即通知医生并组织救护	5	4	3	2—0	
	护理	55	取合适体位	5	4	3	2—0	
			脱去衣服,清洗皮肤、毛发	5	4	3	2—0	
			多参数监护	5	4	3	2—0	
			留置胃管方法正确	5	4	3	2—0	
			洗胃方法正确	5	4	3	2—0	
			留取血标本	5	4	3	2—0	
			建立静脉通路,正确应用解毒剂	5	4	3	2—0	
			简易呼吸皮囊使用方法正确	5	4	3	2—0	
			机械通气,气道管理良好	10	8	6	4—0	
			留置导尿	5	4	3	2—0	
	观察	15	观察生命体征、意识、瞳孔	5	4	3	2—0	
			观察用药效果	5	4	3	2—0	
			观察有无"反跳"与猝死发生	5	4	3	2—0	
质量控制		15	抢救结果判断正确	5	4	3	2—0	
			抢救后处理正确	5	4	3	2—0	
			操作规范熟练,护患沟通良好	5	4	3	2—0	
总计		100						

ZHI SHI TUO ZHAN

知识拓展

中间综合征的观察与护理

中间综合征(intermediate syndrome,IMS)是急性有机磷杀虫剂中毒所引起的、发生在急性胆碱能危象和迟发性神经病变之间的一组以肌无力为突出表现的综合征,患者多因呼吸肌麻痹而死亡,据文献报道其病死率为 23.52%～42.0%。以往医护人员对此认识不足,把患者病情变化误认为是"反跳"而盲目加大阿托品用量,使病情进一步恶化。

急性有机磷杀虫剂中毒致呼吸肌麻痹是中间综合征中最有临床意义的危象。对 IMS

呼吸衰竭的及时识别并积极建立人工通气,做好人工气道的护理,是抢救成功的关键。机械通气过程中加强呼吸道管理,防止痰栓窒息以及预防呼吸道感染对有机磷农药中毒患者极为重要。患者无力排痰、机械通气后气道湿化不够或补液不足、液体丢失过多等因素都可使痰液黏稠形成痰栓堵塞管口而造成窒息。因此,在加强物理排痰的基础上还应使用呼吸机的加温湿化系统,对气体进行有效湿化。吸入气体温度控制在 30～35℃,以减少气道干燥和肺感染。

【小结】

完成该任务必须了解急性有机磷杀虫剂中毒的病因、临床表现、特异性的辅助检查,能有针对性地收集资料,并做出正确的疾病和护理问题的判断,按照轻重缓急护理先后次序进行相应的处置。

 能力训练

患者,33 岁,农民。在田间喷洒农药后感恶心、胸闷,休息后仍未缓解,遂于下午 4 时急诊来院。

作为急诊护士,应从哪些方面对急诊来院的患者进行护理评估? 根据评估结果给予相应临床处置。

【练习题】

1. 有机磷杀虫剂中毒的常见临床表现有哪些?
2. 有机磷杀虫剂中毒的救治原则是什么?
3. 简述解毒剂阿托品的机制、使用方法。
4. 如何判断患者阿托品化或阿托品中毒?

(张玲芝)

任务三　淹溺、心搏骤停患者的临床处置

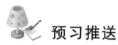 **预习推送**

■病因
■临床表现
■辅助检查

5-3-1
预习推送

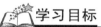 **学习目标**

知识目标

1. 阐述心肺脑复苏不同阶段的抢救重点和淹溺患者的主要急救措施及护理要点。
2. 列出心搏骤停的病因、类型、临床表现和淹溺的发病机制与病情评估。
3. 说出复苏后的监测与护理要点。

技能目标

1. 学会初步判断所患疾病、病情状况以及存在的护理问题。
2. 根据所做的判断熟练进行相应处置。
3. 熟练进行淹溺患者的徒手心肺复苏技术。

 任务描述

　　患者,男,19岁。在河中游泳不慎溺水15分钟而来院急诊。

　　作为急诊科的接诊护士,请对新患者进行接诊和临床处置。

 任务实施

一、接诊及评估

1. 接诊及时,立即开放绿色通道。

2. 收集资料。

(1)病史。患者游泳溺水,同伴发现后立即救出水面。此时意识丧失,呼之不应,呼吸停止,现场予以简单倒水、脱去湿冷衣服并用被褥裹好身体后立即送往医院。既往体健。

(2)体格检查。面部青紫、肿胀,全身湿冷,体温36℃,呼吸、心跳停止,颈动脉搏动无法触及,双侧瞳孔散大,对光反射消失,腹部膨隆、胃扩张。

即问即答

体格检查项目包括哪些?

（3）心理社会状况。患者意识丧失,无法评估。

（4）辅助检查。

5-3-2

体格检查

即问即答

应做哪些有针对性的辅助检查?

5-3-3

辅助检查

二、判断

1. 初步判断该患者所患的疾病及其依据、发病原因。

初步判断该患者所患的疾病:淹溺伴心搏骤停。

依据如下:

（1）明确的淹溺史。

（2）典型的临床表现。面部青紫、肿胀,腹部膨隆、胃扩张,意识丧失,呼吸、心跳停止,大动脉搏动消失,双侧瞳孔散大,对光反射消失。

发病原因:患者游泳不慎发生溺水,氧气不能进入体内,引起严重缺氧和代谢性酸中毒。进入呼吸道的水属低渗液体,迅速通过肺泡壁毛细血管进入血循环引起肺水肿和心力衰竭。淡水进入血液循环,稀释血液,引起低钠、低氯及低蛋白血症。红细胞在低渗血浆中被破坏而发生血管内溶血,引起高钾血症甚至心搏骤停。

2. 目前患者主要存在哪些护理问题?

（1）意识障碍。与心脏停搏致脑组织缺血缺氧有关。

（2）血液灌注不足。与心脏停搏有关。

（3）气体交换受损。与窒息、肺水肿有关。

三、组织

立即通知医生并组织救护。

四、护理

1. 体位。复苏体位,即患者平卧在硬板上,头、颈部、躯干在同一轴线上,双上肢放置在身体两侧。

2. ABC_s 评估,进行院内心肺复苏(cardio pulmonary resuscitation,CPR)。

（1）清理口、鼻、咽腔内异物和分泌物,迅速开放气道。

（2）迅速、准确连接简易呼吸器,固定面罩手法正确(EC 手法),挤压深度适宜(送气量约 600~800ml),频率正确(与胸外按压比例为 2∶30)。

（3）胸外心脏按压。按压部位为胸骨下半段,两乳头连线的中点。按压手法为一手掌跟放在按压部位,另一手平行掌跟重叠,双肘部伸直用力,利用上身重量垂直下压,连续而又规则,按压深度约 4~5cm,按压频率为 100 次/分。

3. 多参数监护。迅速正确连接监护仪。当心电监护显示从直线变为粗颤性室颤时,行电击除颤。选择非同步除颤,选择能量(成人单相波 360J,双相波 150J),均匀涂抹导电糊,充电,电极板放置于除颤部位后清场,双手同时放电。

4. 抽取血标本,送检。血气分析:pH 值为 7.1,HCO_3^- 17mmol/L;血常规:RBC 2.44×10^{12}/L,Hb 66g/L;电解质:血钠 116mmol/L,血氯66mmol/L,血钾7.6mmol/L。

5. 建立两路及以上静脉通路。使用静脉留置针建立肘前或颈外静脉通道,若人员充足,配合医生行中心静脉置管。其中一路补液治疗并注意严格控制输液速度,另一路则使用常用复苏药物。

(1) 肾上腺素。可增快心率,增加心肌收缩力和外周血管阻力,根据医嘱使用标准剂量或较大剂量。

(2) 5%碳酸氢钠溶液。根据医嘱静脉滴注。

(3) 阿托品。首剂 1.0mg 静注,根据医嘱调整。

6. 麻醉师或医生气管插管后连接呼吸机,进行气道管理。

7. 有创血压监测护理。医生经皮桡动脉穿刺置管后,正确连接压力连接管、压力换能器、连续冲洗装置和监护仪,调零(患者仰卧,换能器位置平右心房,即腋中线第四肋间)。根据患者病情调整报警界限,监测血压,准确记录,并注意以下事项:

(1) 严格无菌操作。

(2) 保持动脉管路通畅,固定妥当。

(3) 密切观察压力波形和数值,测压时换能器位置平右心房。

(4) 体位改变、波形异常、动脉采血后均需重新调零。

(5) 每 24 小时更换肝素生理盐水冲洗液。

(6) 观察穿刺点有无渗血、发红等情况,观察穿刺侧肢体的血运情况。

(7) 一旦敷贴潮湿、松动、渗血应及时更换。

8. 留置导尿。

五、观察

1. 评估复苏效果。患者是否具有自主呼吸以及呼吸的频率、节律;自主心跳是否恢复(心音、大动脉搏动);瞳孔变化(大小、对光反射);脑功能是否有开始好转的迹象(意识、肌张力、自主呼吸等)。

2. 有创血压监测。注意压力及各波形变化,保持测压管路通畅,定时校对零点,保证换能器平右心房,注意有无并发症的出现,如远端肢体缺血、局部出血、血肿和感染。

3. 心电监护。观察有无严重心律失常。如心脏停搏时心电图上房室均无激动波可见,呈一直线;室颤时心电图表现为 QRS 波群消失,代之以大小不等、形态各异的颤动波,频率为 200～400 次/分。

4. 用药观察。

(1) 肾上腺素。复苏成功后立即控制使用,避免使用过量引起脑出血。

(2) 5%碳酸氢钠溶液。严密监测血气,避免造成碱中毒,诱发低钾血症。

(3) 阿托品。避免用药过量后发生高热、面色紫红、瞳孔散大、心动过速、中枢抑制等阿托品中毒现象。

【任务实施流程图】

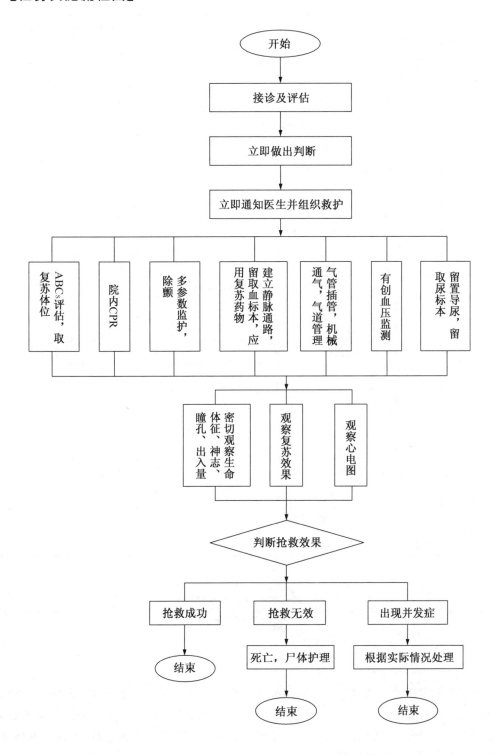

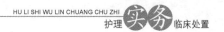

【评价标准】

项　　目		项目总分	要　　求	评分等级及分值				实际得分
				A	B	C	D	
护理过程	接诊	5	接诊及时,态度热情	5	4	3	2—0	
	评估	5	评估及时,判断正确	5	4	3	2—0	
	组织	5	立即通知医生并组织救护	5	4	3	2—0	
	护理	55	ABC_s 评估,复苏体位	5	4	3	2—0	
			清除衣物,开放气道	5	4	3	2—0	
			简易呼吸皮囊	5	4	3	2—0	
			胸外心脏按压	5	4	3	2—0	
			多参数监护	5	4	3	2—0	
			电击除颤	10	8	6	4—0	
			建立静脉通路,留取血标本,正确应用复苏药物	5	4	3	2—0	
			呼吸机使用的护理,气道管理	5	4	3	2—0	
			有创血压监测	5	4	3	2—0	
			留置导尿	5	4	3	2—0	
	观察	15	评估复苏是否有效	5	4	3	2—0	
			观察心电监护	5	4	3	2—0	
			观察用药效果	5	4	3	2—0	
质量控制		15	抢救结果判断正确	5	4	3	2—0	
			抢救后处理正确	5	4	3	2—0	
			操作规范熟练,护患沟通良好	5	4	3	2—0	
总　计		100						

ZHI SHI TUO ZHAN

知识拓展

生命链

　　将对突然发生的心搏骤停患者所采取的一系列规律有序的步骤和规范有效的救护措施以环链形式连接起来,就构成了一个挽救生命的"生命链"(chain of survival)。美国心脏协会于 1992 年 10 月在《美国医学杂志》上正式发表该"生命链"。现代急救,尤其是现场救护,挽救生命的程序通常以此来叙述。

　　第一环称为早期通路,即"快打电话"或者"先打电话",早期启动急诊医疗服务体系

(emergency medical service system，EMSS)。一旦发生心搏骤停，现场"第一目击者"具有识别猝死的基本知识，立即拨打"120"电话或当地社区的急救电话，寻找救援。

第二环为早期心肺复苏(CPR)，是指呼救现场人员对患者实施 CPR。如果"第一目击者"缺乏 CPR 知识技能，急诊医疗服务体系的通信指挥系统在接到呼救后，在电话中给予技术指导，即抓住"救命的黄金时间"进行 CPR，直到专业人员赶到现场进行救治。

第三环为早期电复律。心搏骤停初始以节律性心室纤颤(85%～92%)最多见，CPR 并不能使室颤转变为正常节律，治疗心室纤颤最有效的措施为电击除颤。除颤愈早预后愈好，成功的可能性随时间延长而减少，每延误 1 分钟，室颤性心搏骤停患者的存活率便降低 7%～10%，如在 15 分钟后实施，则抢救几乎不能成功。心律如为室上性心动过速、室性心动过速或室颤均为电复律指征。自动体外除颤仪(automated external defibrillator，AED)是进行早期除颤的简便易学、效果可靠的仪器，现已被大力推荐并迅速普及。不仅救护车、巡逻车、消防车需要配置，有严重冠心病患者的家庭中也可配置。其 4 个基本步骤如下：打开电源；正确粘贴电击片(避免汗、胸部多毛影响)；分析心律(5～15 秒)；离开患者和按"电击"按钮。

第四环是早期进一步生命支持，指早期对生命支持给予相应的高级复苏措施，诸如气管插管、静脉输液、使用药物等。

【小结】

完成该任务必须了解淹溺的病理生理变化、临床表现，能有针对性地收集资料。做出正确的疾病和护理问题的判断，按照轻重缓急护理先后次序进行相应的处置。

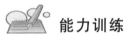 能力训练

患者，女，23 岁，工人。投河后 5 分钟被人救起急诊来院。

作为急诊护士，应从哪些方面进行护理评估？根据评估结果给予相应临床处置。

【练习题】

1. 淹溺患者的水、电解质和酸碱代谢紊乱有哪些？
2. 如何对淹溺患者进行现场救护？
3. 心搏骤停患者的常见心电图改变有哪些？
4. 简述 CPR 中的 ABCs 及注意事项。

(张玲芝、章徐洁)

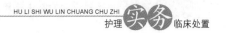

任务四　中暑患者的临床处置

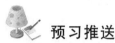 **预习推送**

■病因
■临床表现
■辅助检查

5-4-1
预习推送

学习目标

知识目标

1. 阐述中暑的病情评估、急救护理措施。

2. 说出中暑的定义。

3. 说出中暑的病因、发病机制。

技能目标

1. 能熟练收集中暑患者的资料。

2. 根据收集到的具体资料初步判断所患疾病、病情状况以及存在的护理问题。

3. 根据所做的判断熟练进行相应处置。

4. 熟练应用物理降温方法：头部降温、冰水或酒精擦浴、降温毯降温。

5. 学会多功能监护仪的使用、口腔护理、皮肤护理。

 任务描述

患者,男,30 岁。夏天在烈日下的建筑工地上施工 4 小时后晕倒而来院急诊。作为接诊护士,请对患者进行接诊和临床处置。

 任务实施

一、接诊及评估

1. 接诊及时,态度热情。

2. 收集资料。

(1)病史。高温下劳作,无防暑降温措施,穿着不透风。既往体健。

(2)体格检查。体温 41.7℃,脉搏 120 次/分,呼吸 32 次/分,血压90/60mmHg,神志不清,皮肤干热无汗,双侧瞳孔等大等圆,对光反射迟钝,其余检查未见异常。

即问即答

体格检查项目包括哪些?

5-4-2
体格检查

（3）心理社会状况。患者神志不清,无法评估。

（4）辅助检查。尚未做。

即问即答

应做哪些有针对性的辅助检查?

5-4-3
辅助检查

二、判断

1. 初步判断该患者所患的疾病及其依据、发病原因。

初步判断该患者所患的疾病:重度中暑、热射病。

依据如下:

（1）典型病史。夏日高温下劳作,无防暑降温措施,穿着不透风。既往体健。

（2）典型临床表现。高热、无汗、意识障碍。

发病原因:高温环境下强体力劳动,机体产热增加,环境温度增高,机体散热绝对或相对不足,汗腺疲劳,引起体温调节中枢功能障碍,致体温急剧增高、严重的生理和生化异常而发生热射病。

2. 目前患者主要存在哪些护理问题?

（1）体温过高。与体内热量蓄积有关。

（2）意识障碍。与体内热量蓄积、中枢神经系统损伤有关。

（3）缺乏相应的防暑降温知识。与缺乏指导有关。

三、组织

立即通知医生并组织救护。

四、护理

1. 体位。卧床休息,进行生活护理。

2. 吸氧。给予高流量吸氧 2～3 天,重者可以面罩给氧。

3. 降温。使用合适的降温方法。

（1）环境降温。将患者安置在 20～25℃的房间内。

（2）头部降温。可选用橡皮冰帽、电子冰帽或颈部置冰袋。

（3）酒精擦浴。用 40%～50%的酒精拍打式擦拭背、臀及四肢,禁止擦胸部、腹部及阴囊处。

（4）体内降温。用 4℃的葡萄糖生理盐水静脉滴注,开始时速度稍慢,30～40 滴/分,持续 5～10 分钟,防止心脏因温度变化较快而诱发心律失常。

（5）使用降温毯。确认机器性能良好,正确使用降温毯。注意观察体温探头的放置位置。合理调节毯面温度,控制降温速度,使体温不至于急剧下降。

（6）药物降温。遵医嘱使用氯丙嗪、地塞米松、对乙酰氨基酚、阿司匹林、安乃近及氨基比林等。

4. 抽取血标本,送检。结果显示谷丙转氨酶、谷草转氨酶轻度增高。

5. 建立两路静脉通道,一路用于补液,输入 5‰ 葡萄糖生理盐水,一路用于药物降温。

6. 对症支持治疗。应用利尿剂,如甘露醇等,保证尿量在每小时 50~100ml,以达到保护肾功能的目的。

7. 留置导尿,并做好会阴护理,避免泌尿系统感染。

8. 口腔护理。清洁口腔,防止感染和溃疡。

9. 皮肤护理。高热大汗时及时更换衣裤及被褥,注意皮肤清洁卫生。

10. 惊厥的护理。将患者置于保护床内,防止坠床和碰伤。为防止舌咬破,床边应备开口器与舌钳。

11. 饮食护理。以清淡、易消化、半流质为主,加强多种营养,保证生理需求。

五、观察

1. 密切观察生命体征、神志、瞳孔、出入量。因为低温状态下会引起血压降低和心率减慢,配合心电监护和血氧饱和度的监测。

2. 降温效果的观察。

(1) 降温过程中密切监测肛温,每 15~30 分钟测量一次,根据肛温变化调整降温措施。

(2) 如有呼吸抑制、深昏迷、血压下降,则停用药物降温。

3. 并发症的观察。

(1) 水、电解质失衡。按医嘱查电解质,记录出入量。

(2) 急性肾功能衰竭。行导尿管留置术,正确记录尿量、尿比重,如有横纹肌溶解迹象,及时碱化尿液。

(3) 脑水肿。密切监测神志、瞳孔、呼吸、脉搏的变化,遵医嘱使用激素或利尿剂。

(4) 感染与 DIC。密切观察体温变化;监测皮肤、黏膜、穿刺部位有无出血倾向,监测凝血酶时间、血小板计数、纤维蛋白原。

(5) 压疮。由于降温毯置于患者躯干部、背部和臀部,皮肤温度较低,血循环减慢,容易产生压疮。保持床单位干燥平整,注意肢体温度和颜色,每 2 小时翻身叩背一次,经常变换体位。

4. 观察与高热同时存在的其他症状。

六、健康教育

指导患者正确预防中暑,避免在炎热的天气下进行剧烈的活动;注意自身的体能情况;穿戴合适的衣服;饮食合理,随时补充水分;避免喝含酒精、咖啡因的饮料。

【任务实施流程图】

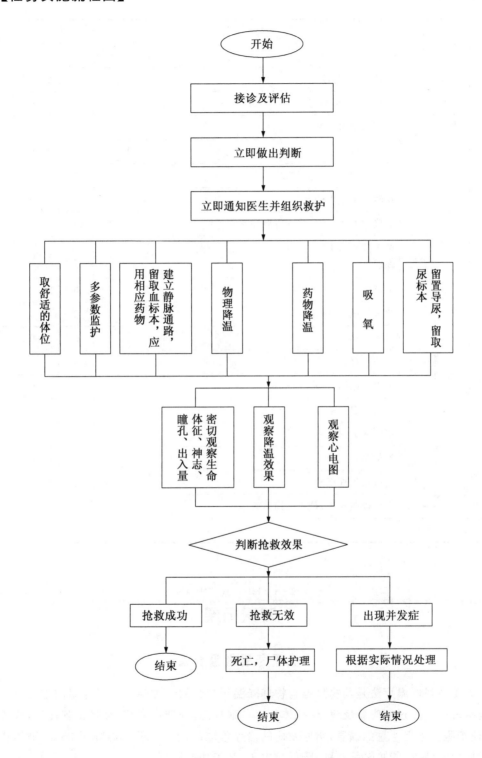

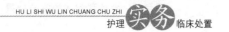

【评价标准】

项 目		项目总分	要 求	评分等级及分值				实际得分
				A	B	C	D	
护理过程	接诊	5	接诊及时,态度热情	5	4	3	2—0	
	评估	5	评估及时,判断正确	5	4	3	2—0	
	组织	5	立即通知医生并组织救护	5	4	3	2—0	
	护理	55	取合适体位	5	4	3	2—0	
			正确使用多功能监护仪	10	8	6	4—0	
			及时正确物理降温	10	8	6	4—0	
			正确留取血标本,建立静脉通路	5	4	3	2—0	
			按医嘱正确使用药物,一路补液,一路药物降温	5	4	3	2—0	
			吸氧方法正确,及时熟练	5	4	3	2—0	
			留置导尿,正确留取尿标本	5	4	3	2—0	
			口腔护理	5	4	3	2—0	
			皮肤护理	5	4	3	2—0	
	观察	15	观察心电图、生命体征	5	4	3	2—0	
			观察降温效果	5	4	3	2—0	
			观察有无并发症	5	4	3	2—0	
质量控制		15	抢救结果判断正确	5	4	3	2—0	
			抢救后处理正确	5	4	3	2—0	
			操作规范熟练,护患沟通良好	5	4	3	2—0	
总计		100						

ZHI SHI TUO ZHAN

知识拓展

人工冬眠低温疗法

人工冬眠低温疗法是药物降温与物理降温相结合的一种降低患者体温的方法。人工冬眠能减轻机体的过度应急反应,使机体处于冬眠状态,降低代谢率,减轻细胞耗氧,改善微循环,使细胞免遭更严重的损害,给原发病的治疗争取时间。一般体温降至33℃,脑体积缩小1/3,脑血流减少,能减轻脑水肿,降低颅内压,利于功能恢复。

人工冬眠的适应证有:严重感染引起的高热、中枢性高热、中暑、惊厥;各种因素引起的颅内压增高不降;其他重症脑病。

人工冬眠的方法:根据医嘱首先肌内注射或静脉滴注足量的冬眠药物,如冬眠合剂Ⅰ号(氯丙嗪、异丙嗪、哌替啶)或冬眠合剂Ⅱ号(哌替啶、异丙嗪、双氯麦角碱)。待患者自主神经被充分阻滞,御寒反射消失,进入昏睡状态后,再用物理降温措施,如头部戴冰帽,在颈动脉、腋动脉、肱动脉、股动脉等主干动脉表浅处放置冰袋或使用冰毯。停止冬眠治疗时,应先停用物理降温方法,然后撤去冬眠药物,使体温自行逐渐恢复到正常。

在应用人工冬眠方法时需要注意降温平稳、复温缓慢。

【小结】

完成该任务必须了解中暑的病理生理变化、临床表现,能有针对性地收集资料,并做出正确的疾病和护理问题的判断,按照轻重缓急护理先后次序进行相应的处置。

 能力训练

患者,女,19岁,学生。军训时晕厥5分钟后急诊来院。

作为急诊护士,应从哪些方面对该患者进行护理评估? 根据评估结果给予相应临床处置。

【练习题】

1. 重度中暑患者如何分型?
2. 中暑患者有哪些常见的临床表现?
3. 如何对中暑患者进行现场救护?

(张玲芝、章徐洁)

任务五　高血糖危象患者的临床处置

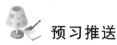

预习推送

■病因
■临床表现
■辅助检查

5-5-1
预习推送

学习目标

知识目标

1. 阐述高血糖危象的定义、类型、急救护理措施。
2. 列出高血糖危象的病因、诱因、病情评估。
3. 说出高血糖危象的发病机制。

技能目标

1. 熟练掌握指测血糖仪的使用。
2. 学会微泵使用、血气分析。

任务描述

患者,男,35 岁。因上腹痛、多饮、多尿、多食、消瘦 2 个月,昏迷 2 小时而急诊来院。作为接诊护士,请对患者进行接诊和临床处置。

任务实施

一、接诊及评估

1. 接诊及时,态度热情。
2. 收集资料。

(1)病史。患者近 2 个月来出现恶心、多饮、多尿、多食、体重下降,未引起重视,2 小时前突然出现意识丧失而入院。既往高血压病史 1 年,平时规律服用卡托普利降压药物,血压维持在 110～130/70～80mmHg,不吸烟,不喝酒。

(2)体格检查。体温 37℃,脉搏 115 次/分,呼吸 26 次/分,血压130/80mmHg。平卧位,浅昏迷,呼吸深大,无特殊气味,皮肤黏膜干燥,弹性差;双侧瞳孔等大等圆,对光反应消失。颈软,心律齐,双肺呼吸音清,腹部无异常发现。

即问即答

体格检查项目包括哪些?

（3）辅助检查。

即问即答

应做哪些有针对性的辅助检查?

5-5-2
体格检查

二、判断

1. 初步判断该患者所患的疾病及其依据、发病原因。

初步判断该患者所患的疾病:糖尿病酮症酸中毒、高钠高氯血症、高血压。

5-5-3
辅助检查

依据:

（1）典型的临床表现与既往史。出现多饮、多尿、多食、消瘦 2 个月,昏迷 2 小时,高血压病史 1 年。

（2）辅助检查。血糖、尿糖、尿酮高,二氧化碳结合率（CO_2CP）低,血氯、血钠高。

发病原因:患者胰岛素缺乏和胰岛素拮抗激素增加,糖代谢障碍,血糖增高;脂肪的动员和分解加速,生成大量酮体,当酮体生成超过组织利用和排泄的速度时,发展成酮症以致酮症酸中毒。

2. 目前患者主要存在哪些护理问题?

（1）意识障碍。与极度高血糖、高渗性利尿、脑细胞脱水有关。

（2）潜在并发症。低血糖。

三、组织

立即通知医生并组织救护。

四、护理

1. 体位。安排舒适体位。

2. 吸氧。给予高流量吸氧 2～3 天,重者可以面罩给氧。

3. 指测血糖,并急诊抽血查血气、电解质,留取尿标本。结果显示血糖 36.2mmol/L,尿糖、尿酮强阳性,钾 5.2mmol/L,钠 158mmol/L,氯 126mmol/L,pH 7.2,CO_2CP 22.2mmol/L。

4. 建立两路静脉通路,立即补液。早期静脉输入等渗盐水,以便较快扩张微循环而补充血容量,由于心肺功能正常,于最初 2 小时内快速补入液体 1000～2000ml,一般第 1 天输入 3000～5000ml,补液过程中密切观察患者心肺功能。待血糖降至 13.9mmol/L 后,改为 5%葡萄糖溶液静脉滴注,以防血糖骤降引起急性脑水肿等并发症。

5. 应用胰岛素。采用小剂量胰岛素治疗,按每千克体重每小时 0.1U 计算,给药途径首选静脉滴注和静脉推注。

6. 纠正水、电解质和酸碱代谢紊乱。应积极补钾,治疗一开始即补钾。在糖尿病酮症酸中毒时,由于酸中毒,钾离子从细胞内进入细胞外,即使血钾正常仍有失钾,故应积极补钾,以免酸中毒纠正后血钾骤降。第 1 天补钾 6～10g。由于胰岛素可抑制酮体的生成,促使酮体氧化产生碳酸氢根,可使酸中毒自行纠正,而且由于碱能使组织周围用氧障碍,二氧化碳又很容易透过血脑屏障致使脑组织 pH 下降,从而使意识障碍加重,因此酌量应用碱性药物,遵医嘱静脉滴注 5‰碳酸氢钠溶液 125ml。

7. 合理控制血压。应用降压药血管转换酶抑制剂,如卡托普利,根据血压监测情况合理调整用药剂量,并注意监测血钾浓度。

8. 多参数监护。密切观察心率、呼吸、血压、脉搏和氧饱和度的变化。

五、观察

1. 心电监护。严密观察生命体征和神志变化。

2. 及时采血、留尿,送检复查尿糖、血糖、血酮、电解质及血气等。

3. 准确记录 24 小时出入量,根据失水程度调节补液的量和速度。

4. 补液时密切观察有无肺水肿、脑水肿的发生。

六、健康教育

1. 健康教育的重点是糖尿病、高血压饮食治疗、运动治疗及服药指导。

2. 帮助患者改变不良生活习惯,如吸烟、熬夜等,建立健康生活方式。

3. 宣讲运动治疗对降低血糖的意义和运动治疗的适应证,指导进行适当的体育锻炼。

4. 宣讲患者使用的药物名称、种类、作用、用法、副作用,并要求其掌握。教会患者及其家属自测血糖、尿糖及注射胰岛素的方法,了解到血糖偏高或偏低时,应向医生请示,不可自己随意加减胰岛素剂量。定期门诊随访。讲解胰岛素使用的注意事项及低血糖的急救措施。

5. 使患者懂得高血糖危象的诱因,懂得保持清洁卫生、防感冒、防感染、控制饮食的重要性和方法,随身携带疾病卡。

【任务实施流程图】

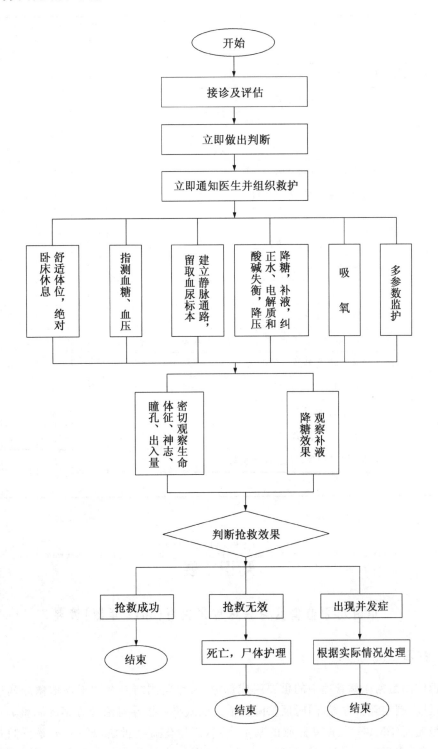

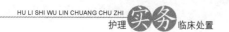
【评价标准】

项 目		项目总分	要 求	评分等级及分值				实际得分
				A	B	C	D	
护理过程	接诊	5	接诊及时,态度热情	5	4	3	2—0	
	评估	5	评估及时,判断正确	5	4	3	2—0	
	组织	5	立即通知医生并组织救护	5	4	3	2—0	
	护理	55	取合适体位	5	4	3	2—0	
			吸氧方法正确,及时、熟练	5	4	3	2—0	
			检测血糖及时,方法正确	10	8	6	4—0	
			开放两路静脉通路	5	4	3	2 0	
			应用胰岛素、微泵方法正确	10	8	6	4—0	
			正确使用抢救药物	10	8	6	4—0	
			多参数监护	5	4	3	2—0	
			正确留取血尿标本	5	4	3	2—0	
	观察	15	密切观察生命体征、神志、瞳孔、出入量	5	4	3	2—0	
			观察补液效果及有无并发症	5	4	3	2—0	
			观察降糖、纠酸效果	5	4	3	2—0	
质量控制		15	抢救结果判断正确	5	4	3	2—0	
			抢救后处理正确	5	4	3	2—0	
			操作规范熟练,护患沟通良好	5	4	3	2—0	
总计		100						

ZHI SHI TUO ZHAN

知识拓展

中国动态血糖监测临床应用指南(2012年版)摘要

一、背景

　　血糖监测是糖尿病管理中的重要组成部分,血糖监测结果有助于评估糖尿病患者糖代谢紊乱程度,制定降糖方案,同时反映降糖治疗的效果并指导对治疗方案的调整。患者进行自我血糖监测(SMBG)是血糖监测的基本形式,而糖化血红蛋白(HbA1c)是反映长期血糖控制水平的"金标准"。但无论是 HbA1c 还是 SMBG,自身都存在一定的局限性。HbA1c反映的是过去2～3个月的平均血糖水平,因此对于调整治疗后的评估存在"延迟效应",同时 HbA1c 不能反映低血糖的风险,也不能精确反映血糖波动的特征。SMBG 无法完整反映患者的全天血糖谱,存在监测的"盲区"。因此,近年发展起来的动态血糖监测(CGM)成为传统血糖监测方法的有效补充,并逐渐在临床上得到推广和应用。但这一技术的临床优势、适应证、监测数据的准确性评判、监测结果的阐释及如何指导临床实践尚未为广大临床医师熟识。

二、CGM 技术简介

CGM 是指通过葡萄糖感应器监测皮下组织间液的葡萄糖浓度而间接反映血糖水平的监测技术,可以提供连续、全面、可靠的全天血糖信息,了解血糖波动的趋势,发现不易被传统监测方法所检测到的高血糖和低血糖。

CGM 技术分为回顾性 CGM(retrospective CGM)和实时 CGM 两种。目前我国临床应用的主要是回顾性 CGM 技术,如 CGM 系统(CGMS)。CGMS 由葡萄糖感应器、线缆、血糖记录器、信息提取器和分析软件 5 部分组成。感应器由半透膜、葡萄糖氧化酶和微电极组成,借助助针器植入受检者腹部皮下,并与皮下组织间液中的葡萄糖发生化学反应产生电信号。记录器通过线缆每 10 秒接受 1 次电信号,每 5 分钟将获得的平均值转换成血糖值储存起来,每天可储存 288 个血糖值。受检者佩戴记录器 72 小时,期间每日至少输入 4 次指血血糖值进行校正,并输入可能影响血糖波动的事件,如进餐、运动、降糖药物及低血糖反应等。3 天后取下感应器,经信息提取器将数据下载到计算机,用专门的分析软件进行数据分析,可获得患者连续 3 天内血糖动态变化的信息。报告中血糖情况以曲线图、饼图及表格等形式呈现,结合所标记的各种影响血糖变化的事件及时间,在确保数据准确性的前提下定量和定性地反映受试者血糖水平及血糖波动的特征。

由于 CGM 技术监测到的"血糖值"是组织间液葡萄糖值,而非静脉血或毛细血管血糖值,故将 CGM 值与血糖值进行对照比较,以判断 CGM 技术的准确性至关重要。国内外开展的临床研究表明,回顾性 CGM 技术和实时 CGM 技术均具有较好的准确性和安全性。

三、回顾性 CGM 技术的临床应用

CGM 主要的优势在于能发现不易被传统监测方法探测到的高血糖和低血糖,尤其是餐后高血糖和夜间无症状性低血糖,因此在临床中具有较为广阔的应用空间:① 可以发现与下列因素有关的血糖变化,如食物种类、运动类型、药物品种、精神因素、生活方式等;② 了解传统血糖监测方法难以发现的餐后高血糖、夜间低血糖、"黎明现象"、Somogyi 现象等;③ 帮助制定个体化的治疗方案;④ 提高治疗依从性;⑤ 提供一种用于糖尿病教育的可视化手段。在评估血糖波动及发现低血糖方面 CGM 具有独特的优势。

1. 血糖波动的评估。血糖波动是独立于 HbA1c 的另一重要的血糖控制评价指标。CGM 能够更全面、准确地反映血糖波动的特征;而以 CGM 数据为基础的血糖波动参数已被广泛应用于临床研究。血糖波动参数通常从日内血糖波动、日间血糖波动、餐后血糖波动、严重低血糖风险等方面进行评估。日内血糖波动的评估参数包括血糖水平的标准差(SDBG)、血糖波动于某一范围的时间百分数或曲线下面积、最大血糖波动幅度(LAGE)、M-值、平均血糖波动幅度(MACE)等;日间血糖波动的评估参数包括空腹血糖变异系数和日间血糖平均绝对差(MODD)等;餐后血糖波动的评估参数包括餐后血糖的峰值与达峰时

间,以及餐后血糖波动的幅度、时间与曲线下面积增值等;严重低血糖危险的评估参数包括低血糖指数等。诸多参数中,最具代表性的是 MACE。由于 MACE 与其他评估参数相比,从设计原理到与氧化应激、糖尿病慢性并发症的关系上均具有较多的优势,因此该参数被公认为反映血糖波动的"金标准"。但人工计算 MACE 既烦琐又容易出错,因此目前已有学者开发出可自动计算的 MACE 软件,方便其在临床和科研中应用。

2. 低血糖。低血糖是糖尿病严重的急性并发症之一。CGM 可以监测低血糖,尤其是夜间低血糖的发生,评价降糖方案疗效和安全性,同时还可以进一步分析低血糖的时间分布、类型及原因。有研究结果表明,相比 SMBG,基于 CGM 制定的降糖方案能有效地减少 1 型糖尿病患者低血糖的发生频率,缩短低血糖的持续时间。

四、回顾性 CGM 技术临床应用的适应证。

1. 1 型糖尿病患者。

2. 需要胰岛素强化治疗(例如每日 3 次以上皮下胰岛素注射治疗或胰岛素泵强化治疗)的 2 型糖尿病患者。

3. 在 SMBG 的指导下使用降糖治疗的 2 型糖尿病患者,仍出现下列情况之一:① 无法解释的严重低血糖或反复低血糖、无症状性低血糖、夜间低血糖;② 无法解释的高血糖,特别是空腹高血糖;③ 血糖波动大;④ 出于对低血糖的恐惧,刻意保持高血糖状态的患者。

4. 妊娠期糖尿病或糖尿病合并妊娠。

5. 患者教育。CGM 可以帮助患者了解运动、饮食、应激、降糖治疗等导致的血糖变化,因此可以促使患者选择健康的生活方式,提高患者依从性,促进医患双方更有效地沟通。

此外,合并胃轻瘫的糖尿病患者、暴发性 1 型糖尿病患者以及特殊类型糖尿病患者等如病情需要也可进行 CGM,以了解其血糖谱的特点及变化规律。其他伴有血糖变化的内分泌代谢疾病,如胰岛素瘤等,也可应用 CGM 了解血糖变化特征。

五、实时 CGM 技术简介

目前国内实时 CGM 技术开始初步应用于临床,其血糖监测原理与回顾性 CGM 技术相同,主要特点是在提供即时血糖信息的同时提供高、低血糖报警、预警功能,协助患者进行即时血糖调节,但在决定调整治疗方案前还需应用血糖仪自测血糖以进一步证实。已有循证医学证据表明在实时 CGM 指导下进行血糖管理,可以达到更优质的降糖效果,且糖化血红蛋白的下降值与监测探头的使用频率呈正相关,即经常进行实时 CGM,血糖控制更佳。但实时 CGM 技术的受众应具有使用实时 CGMS,解读监测数据,处理高、低血糖报警的能力,且糖尿病自我管理意识和能力俱佳。

与回顾性 CGM 技术相比,实时 CGM 技术的临床定位和患者的获益有所不同。美国内分泌学会联合糖尿病技术协会及欧洲内分泌学会制定的《内分泌学会动态血糖监测临床应用指南》中提出的适应证为:① HbA1c<7% 的儿童和青少年 1 型糖尿病患者中使用实时 CGM 技术可辅助患者的 HbA1c 水平持续达标,且不增加低血糖发生风险。② HbA1c>7% 的儿童和青少年 1 型糖尿病患者,如有能力每日使用和操作仪器,也推荐使用。③ 推荐有能力接近每日使用的成人 1 型糖尿病患者使用实时 CGM 技术,无论患者血糖是否已经达标。④ 在 8 岁以下儿童中使用该项技术尚缺乏循证医学证据。⑤ 基于准确性和安全性方面循证医学证据的局限性,暂不推荐在重症监护室(ICU)或手术室中单纯采用实时 CGM 技术进行血糖监测。

【小结】

完成该任务必须了解酮症酸中毒的诱因、临床表现、特异性的辅助检查,能有针对性地收集资料,并做出正确的疾病和护理问题的判断,按照轻重缓急护理先后次序进行相应的处置。

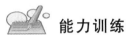 能力训练

患者,女,13 岁,学生。因恶心、呕吐、腹痛加重,突然意识丧失 15 分钟而急诊来院。

作为急诊护士,应从哪些方面对急诊来院的患者进行护理评估? 根据评估结果给予相应临床处置。

【练习题】

1. 简述糖尿病酮症酸中毒、糖尿病高渗性昏迷、低血糖昏迷的区别。
2. 糖尿病酮症酸中毒的救治原则如何?

(张玲芝、章徐洁)

参 考 文 献

[1]安力彬,陆虹.妇产科护理学[M].6版.北京:人民卫生出版社,2017.

[2]陈静,李玉婷.乳腺良性肿块微创旋切术的临床护理要点研究[J].当代护士(上旬刊),
   2018,25(11):89-91.

[3]陈璇.传染病护理学[M].2版.北京:人民卫生出版社,2016.

[4]崔焱,仰曙芬.儿科护理学[M].6版.北京:人民卫生出版社,2017.

[5]傅洲萍.冠脉造影及支架植入术围术期护理探讨[J].心血管病防治知识,2019,9(12):
   62-64.

[6]葛均波,方唯一,沈卫峰.现代心脏病学进展[M].上海:复旦大学出版社,2012.

[7]葛均波,徐永健,王辰.内科学[M].9版.北京:人民卫生出版社,2018.

[8]葛均波,徐永健.内科学[M].8版.北京:人民卫生出版社,2013.

[9]郭爱敏,周兰姝.成人护理学:上册[M].3版.北京:人民卫生出版社,2017.

[10]郭晓迪,于坤华,郭金迪.超声引导下甲状腺结节射频消融术的护理及并发症观察[J].
    国际护理学杂志,2018,37(10):1434-1436.

[11]胡大一,马长生.心脏病学实践2015[M].北京:人民卫生出版社,2015.

[12]黄志恒.小儿腹泻四误区[J].家庭用药,2018(4):59.

[13]李安敏,陈云,邹杨.心脏再同步化治疗心力衰竭围手术期的护理[J].护士进修杂志,
    2012,27(10):914-915.

[14]李春妮,焦红萍,庞珅.小儿先天性心脏病常见并发症的护理分析[J].饮食保健,2019,6
    (24):140.

[15]李乐之,路潜.外科护理学[M].6版.北京:人民卫生出版社,2017.

[16]廖清奎.儿科症状鉴别诊断学[M].3版.北京:人民卫生出版社,2016.

[17]林强.临床胸部外科学[M].北京:人民卫生出版社,2013.

[18]刘丹.小儿肺炎的临床观察与护理[J].中国保健营养,2019,29(6):285.

[19]刘海元,孙大为,张俊吉,等.妇科单孔腔镜手术技术专家共识[J].中华腔镜外科杂志
    (电子版),2017,10(1):1-6.

[20]刘莉,易翠兰,郭剑影.非药物性分娩镇痛的研究进展[J].中西医结合护理(中英文),
    2018,4(6):201-204.

[21]刘亚男.峰流速仪与IPAG问卷在COPD诊断和评估中的作用[D].北京:北京协和医
    学院,2015.

[22]马宏飞,汪永新,肖开提·依不拉音.急诊多学科治疗团队模式在多发伤患者中的应用
    [J].广西医学,2018,40(8):963-964.

[23]潘安安,韩文晖,李梅,等.改良式经脐单孔腹腔镜技术在妇科手术中的应用[J].中国临

床保健杂志,2018,21(6):815-818.

[24]彭文.肾内科疾病[M].上海:第二军医大学出版社,2015.

[25]彭彦辉.肝癌多学科综合诊疗学[M].石家庄:河北科学技术出版社,2017.

[26]唐阔海,李静雅,董建辰.泌尿生殖科疾病临床诊疗技术[M].北京:中国医药科技出版社,2016.

[27]王丽娟,夏金根,杨晓军.成人经鼻高流量氧气湿化治疗的应用进展[J].中华结核和呼吸杂志,2016,39(2):153-157.

[28]魏旭东,陈琳.急性髓系白血病的分子靶向治疗[J].白血病·淋巴瘤,2019,28(1):8-11.

[29]吴雅娟,单委.产后出血的病因、诊断及治疗研究进展[J].中华妇幼临床医学杂志(电子版),2018,14(6):740-744.

[30]夏术阶,钱雨鑫,杨博宇.良性前列腺增生症激光治疗的昨天、今天、明天[J].现代泌尿外科杂志,2019,24(4):252-255.

[31]谢幸,孔北华,段涛.妇产科学[M].9版.北京:人民卫生出版社,2018.

[32]尤黎明,吴瑛.内科护理学[M].6版.北京:人民卫生出版社,2017.

[33]张晓阳.骨科术后康复指南[M].2版.北京:人民军医出版社,2015.

[34]赵继宗,周定标.神经外科学[M].3版.北京:人民卫生出版社,2014.

[35]赵靖平.精神病学[M].北京:人民卫生出版社,2018.

[36]中国高血压防治指南修订委员会,高血压联盟(中国),中华医学会心血管病学分会,等.中国高血压防治指南:2018年修订版[J].中国心血管杂志,2019,24(1):24-56.

[37]中华医学会糖尿病学分会.中国动态血糖监测临床应用指南:2012年版[J].中华糖尿病杂志,2012,4(10):582-590.

[38]钟清玲,许虹.急危重症护理学:双语[M].2版.北京:人民卫生出版社,2019.

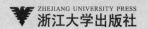
ZHEJIANG UNIVERSITY PRESS
浙江大学出版社

互联网+教育+出版

立方书

教育信息化趋势下，课堂教学的创新催生教材的创新，互联网+教育的融合创新，教材呈现全新的表现形式——教材即课堂。

 轻松备课
 分享资源
 发送通知
 作业评测
 互动讨论

"一本书"带走"一个课堂"   教学改革从"扫一扫"开始

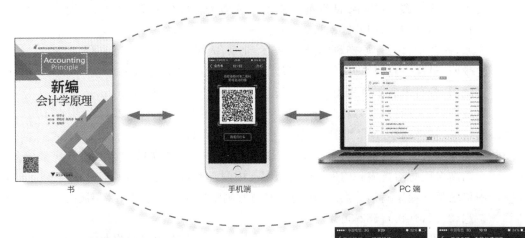

书　　　　　手机端　　　　　PC端

打造中国大学课堂新模式

【创新的教学体验】

开课教师可免费申请"立方书"开课，利用本书配套的资源及自己上传的资源进行教学。

【方便的班级管理】

教师可以轻松创建、管理自己的课堂，后台控制简便，可视化操作，一体化管理。

【完善的教学功能】

课程模块、资源内容随心排列，备课、开课、管理学生、发送通知、分享资源、布置和批改作业、组织讨论答疑、开展教学互动。

扫一扫 下载APP

教师开课流程

➡ 在APP内扫描封面二维码，申请资源
➡ 开通教师权限，登录网站
➡ 创建课堂，生成课堂二维码
➡ 学生扫码加入课堂，轻松上课

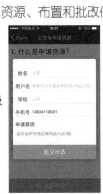

网站地址：www.lifangshu.com
技术支持：lifangshu2015@126.com；电话：0571-88273329